U0287435

肺动脉高压诊疗技术
操作规范

主　审　柳志红

主　编　罗　勤

科学出版社

北京

内 容 简 介

本书精选了14项肺动脉高压诊疗过程中的关键技术进行系统性介绍，包括问诊和体格检查、心电图、超声心动图、胸部X线和肺血管CT成像技术、磁共振成像、核素肺灌注/通气显像、肺功能和血气分析、运动耐量评估、右心导管术、肺动脉造影、经皮肺动脉球囊扩张术、经皮肺动脉支架植入术、经皮肺静脉介入治疗和房间隔造口术。诊断技术章节重点介绍操作流程、报告解读和临床具体应用，治疗技术章节则重点讲解各项技术的适应证、禁忌证、术前准备、操作步骤和术后并发症处理等。

本书内容丰富，图文并茂，简明清晰，实用性强，适合肺血管病专科医师、心内科和呼吸科医师及相关专业的医学生阅读参考。

图书在版编目 (CIP) 数据

肺动脉高压诊疗技术操作规范 / 罗勤主编 . —北京：科学出版社，2023.10
ISBN 978-7-03-076685-4

Ⅰ.①肺…　Ⅱ.①罗…　Ⅲ.①肺性高血压－诊疗－技术操作规程
Ⅳ.① R544.1-65

中国国家版本馆 CIP 数据核字（2023）第 194398 号

责任编辑：路　弘 / 责任校对：张　娟
责任印制：师艳茹 / 封面设计：龙　岩

科 学 出 版 社 出版
北京东黄城根北街 16 号
邮政编码：100717
http://www.sciencep.com

三河市春园印刷有限公司 印刷
科学出版社发行　各地新华书店经销

*

2023 年 11 月第 一 版　开本：850×1168　1/32
2023 年 11 月第一次印刷　印张：9
字数：260 000
定价：89.00 元
（如有印装质量问题，我社负责调换）

─ 作者名单 ─

主　　审　柳志红

主　　编　罗　勤

编　　者　（以姓氏笔画为序）

丁　媛　　王　岚　　方　纬　　冯　雪

刘　敏　　安辰鸿　　纪求尚　　杨　涛

杨媛华　　张刚成　　陈玉成　　罗　勤

金　旗　　周红梅　　赵　青　　逯　勇

赵智慧　　管丽华　　潘　欣

学术秘书　段安琪　　黄志华

参编人员　张　毅　　李　欣　　章思铖　　高璐阳

王一佳　　李思聪

前　言

肺动脉高压是一种常见的血流动力学异常状态，其本身并非一种独立的疾病，而是多种疾病在严重状态下的表现。肺动脉高压既可来源于肺血管自身的病变，也可继发于其他心、肺或系统性疾病，病情进展迅速，致死率、致残率高。最新研究表明，全球约 1% 的成年人有罹患肺动脉高压的风险，在 65 岁以上人群中患病风险高达 10%。由此可见，肺动脉高压已成为严重威胁人类健康的重要公共卫生问题。

肺动脉高压的临床诊疗难度大，对于规范化、科学化和精细化水平的要求极高，然而，在我国的肺动脉高压领域，临床诊治规范性欠佳、质量控制体系缺乏和专业医学培训不足等问题普遍存在。《2022 中国心血管病质量控制报告》数据显示，接受调研的医院中仅 2.6% 设立了肺动脉高压等肺血管病的专科门诊，能够开展右心导管术和核素肺灌注 / 通气显像检查的医院分别仅占 6.9% 和 2.7%，而在纳入调研的特发性肺动脉高压患者中，89.8% 的病例存在诊断不规范或诊断术语使用不规范的现象，严重影响了后续的治疗决策。

为提高肺动脉高压诊疗规范化水平、深化临床医师对肺动脉高压关键技术的理解和认识，国家心血管病专家委员会右心与肺血管病专业委员会联合国家心血管病中心肺动脉高压专科联盟共同编写了《肺动脉高压诊疗技术操作规范》。本书精选了 14 项肺动脉高压诊疗过程中的关键技术进行系统性介绍，包括问诊和体格检查、心电图、超声心动图、胸部 X 线和肺血管 CT 成像技术、磁共振成像、核素肺灌注 / 通气显像、肺功能和血气分析、运动耐量评估、右心导管术、肺动脉造影、经皮肺动脉球囊扩张术、经皮肺动脉支架植入术、经皮肺静脉介入治疗和房间隔造口术。诊断技术章节重点介绍操作流程、报告解读和临床具体应用，治疗技术章节则重点讲解各项技术的适应证、禁忌证、术前准备、操作步骤和术后并发症处理等。

此外，本书专设章节介绍了肺动脉高压患者的护理和康复。本书内容丰富，图文并茂，简明清晰，充分总结了肺动脉高压日常诊疗的理论与实践内涵。

本书由中央高水平医院临床科研业务费项目（2022-GSP-GG-35）资助出版，书中所有章节均由来自国家心血管病专家委员会右心与肺血管病专业委员会和国家心血管病中心肺动脉高压专科联盟的专家学者撰稿，并经过反复斟酌和推敲，在此向他们致以衷心感谢！

相信本书会成为肺血管病专科医师、心内科和呼吸科医师及风湿免疫科等相关专业医师的良师益友！

国家心血管病中心　中国医学科学院阜外医院

柳志红

2023 年 7 月

— 目 录 —

第1章 肺动脉高压的问诊和体格检查

　　肺动脉高压不是一个独立的疾病，临床分类有五大类，因此肺动脉高压患者的临床症状和体征错综复杂。肺动脉高压患者的临床表现包括两部分，其一是肺动脉高压引起的症状体征，其二是相关疾病的临床表现。但事实上，与肺动脉高压有关的临床表现多是非特异性的，常与相关疾病的临床表现相互叠加，难以严格区分，而且肺动脉高压与不同程度的右心功能改变更是不可分割，因此，肺动脉高压、右心功能改变、相关疾病是疾病发展的连续过程，其临床表现也不可能截然分开。

　　尽管如此，认识肺动脉高压患者的临床表现对于甄别肺动脉高压的病因、评估血流动力学状况仍有很大意义。医师在初诊肺动脉高压患者时，要把病因诊断放在首位，通过全面细致的问诊和体格检查，寻找蛛丝马迹，抽丝剥茧，才能拨云见日，守得云开。

第一节　肺动脉高压的问诊流程

一、询问肺动脉高压的症状

　　肺动脉高压患者早期无特异性症状，临床上早期诊断比较困难。从出现症状到肺动脉高压确诊平均需 2 年，出现症状就诊时肺动脉平均压多已大于 45mmHg（1mmHg=0.133kPa），其主要原因是症状的非特异性。最早的症状为劳力性呼吸困难，其他常见症状包括疲劳、乏力、活动耐量下降、胸痛、咯血、晕厥、下肢水肿等，少见症状有声音嘶哑和咯血等。

　　1.呼吸困难、气短　这是肺动脉高压患者最早出现、也是最常见的症状，常表现为活动时气短，并呈进行性加重。问诊应注意询问呼吸困难的诱因、呼吸困难发生的快与慢、与活动体位的关系及伴随症状。在美国国立卫生研究院进行的特发性肺动脉高压前瞻性、登记注册研究中，约 60% 患者以劳力性呼吸困难为首发症状。随着病程的进展，所有患者均可出现呼吸困难，严重肺动脉高压患者休息时也可出现呼吸困难。当呼吸困难无法用其他疾病解释时，应考虑到肺血管疾病。

2. 胸痛　胸痛也是肺动脉高压患者的常见症状之一。问诊胸痛时应注意询问患者胸痛部位、胸痛性质、疼痛持续时间、影响疼痛的因素及伴随症状等。胸痛是右心缺血所致，与右心肥厚和冠状动脉供血相对不足有关。

3. 晕厥　晕厥的问诊要注意询问以下内容：晕厥发作的诱因，发作与体位关系、与咳嗽及排尿关系、与用药关系，晕厥发生速度，发作持续时间，发作时面色、血压及脉搏情况，晕厥伴随症状，有无心脑血管疾病等。肺动脉高压患者晕厥往往出现在运动时或者运动后不久。晕厥是由于心排血量下降导致的脑供血不足所致。肺动脉高压患者出现晕厥表明心排血量已显著减少。

4. 咯血　首先须鉴别是咯血还是呕血。其次重点询问咯血量、咯血的颜色和性状。咯血量的标准尚无明确的界定，一般认为每日咯血量在 100ml 以内为小量，100 ～ 500ml 为中等量，500ml 以上或一次咯血 100 ～ 500ml 为大量。先天性心脏病相关肺动脉高压常见咯血，其颜色为鲜红色；左心疾病相关肺动脉高压所致咯血为浆液性粉红色泡沫痰；肺栓塞引起咯血为黏稠暗红色血痰。同时注意询问出血有无明显病因及前驱症状，以及其血中有无混合物、有无伴随症状等。

5. 心悸　肺动脉高压患者可伴发各种心动过速或心动过缓、有时也可出现心脏搏动增强，均可出现心悸。应重点询问心悸的发作诱因、时间、频率和病程等。

6. 声音嘶哑　系肺动脉扩张挤压左侧喉返神经引起左侧声带麻痹所致，临床称为 Ortner 综合征，较少见，病情好转后可消失。

二、询问肺动脉高压致右心衰竭的症状

肺动脉高压为慢性进展性疾病，如未正规诊治，患者可逐渐出现右心

功能不全、右心衰竭的表现，主要症状为下肢水肿和消化系统症状，包括食欲缺乏、恶心、呕吐、黄疸等，同时应注意相关系统疾病的排查。

1. 下肢水肿　双下肢对称的可凹性水肿提示右心功能不全，也是较常见的右心衰竭的症状。如出现双下肢不对称的水肿及肿胀要警惕下肢血栓的风险。

2. 食欲缺乏、恶心、呕吐、腹胀　肺动脉高压患者出现食欲缺乏、恶心、呕吐、腹胀，往往提示右心衰竭，主要与胃肠消化道淤血、功能减低有关。同时应警惕小量消化道出血，因为这种不易觉察的出血是晚期肺动脉高压患者贫血的重要原因。如腹胀进行性加重，伴腹围逐渐增加，应注意排查有无腹水。

3. 黄疸　肺动脉高压患者出现黄疸，多见于右心衰竭患者，因肝淤血导致血清中胆红素升高，引起皮肤、黏膜和巩膜发黄。同时也要排查肝脏相关疾病，如肝硬化、门静脉高压、自身免疫性肝病等。问诊时应重点询问黄疸的起病、黄疸的时间与波动情况，以及黄疸对全身健康的影响等。

三、询问肺动脉高压相关疾病的症状

1. 发绀　也可称发绀，常发生在皮肤较薄、色素较少和毛细血管较丰富的部位，如口唇、指（趾）、甲床等。应注意询问发病年龄、发绀部位及特点、发病诱因及病程。自出生或幼年即出现发绀者，常见于先天性心脏病。发绀伴杵状指，提示病程较长，主要见于先天性心脏病或者某些慢性肺疾病。

2. 咳嗽、咳痰　问诊时应重点询问咳嗽的性质、咳嗽的时间与规律、咳嗽的音色、痰的性质和痰量。咳嗽无痰或者痰量极少为干性咳嗽，可见于特发性肺动脉高压、肺血管炎；咳嗽伴有咳痰为湿性咳嗽，常见于慢性支气管炎、支气管扩张等慢性肺疾病；夜间咳嗽常见于左心衰竭，可能与夜间肺淤血加重及迷走神经兴奋性升高有关；粉红色泡沫痰是肺水肿的特征。

3. 结缔组织疾病相关症状　系统性红斑狼疮、干燥综合征、系统性硬化病、混合型结缔组织病是最常引起肺动脉高压的结缔组织病。肺动脉高

压患者，特别是女性患者，应注意排查结缔组织疾病，常见症状有雷诺现象、口干、眼干、猖獗龋齿、口腔溃疡会阴溃疡、脱发、不明原因的发热、皮疹、关节痛、肌肉痛、肌无力等。

4.反复鼻出血（鼻衄） 肺动脉高压患者如合并反复鼻出血，可见于遗传性出血性毛细血管扩张症患者。应注意询问有无鼻出血家族史、鼻出血的诱因、频次和出血量等，长期慢性鼻出血也会引起贫血、铁缺乏等。

四、通过询问病史排查肺动脉高压的病因

1.既往史

（1）左心系统疾病：扩张型心肌病、肥厚型心肌病、限制型心肌病、心脏瓣膜病、风湿性心脏病等左心系统疾病。

（2）心脏杂音史及先天性心脏病史：应询问有无心脏杂音，如有则高度提示先天性心脏病。如有先天性心脏病史，应询问先天性心脏病的类型及相关的手术史。

（3）风湿免疫性疾病史：应询问有无风湿免疫性疾病史和合并用药（如环磷酰胺、来氟米特等）。包括以下疾病和表现：①系统性红斑狼疮；②系统性硬化；③干燥综合征；④不明原因的血细胞减少或溶血性贫血；⑤不明原因的神经精神病变；⑥不明原因的多浆膜炎；⑦肺间质病变。

（4）特殊药物接触史：某些特殊药物直接或间接引起药物相关性肺动脉高压，包括避孕药物、含食欲抑制剂的减肥药物、冰毒等，可能与此类药物损害肺动脉内皮功能有关。

（5）肺部疾病史：慢性阻塞性肺疾病、肺纤维化、肺结核、肺间质纤维化、纵隔炎等肺部疾病史。

（6）肝脏疾病：应询问肝炎、肝硬化史，有肝硬化可导致门静脉高压，引起门静脉高压相关肺动脉高压。有肝炎史的患者应询问有无应用直接抗病毒药物治疗肝炎。

（7）血栓疾病：应询问下肢血栓史，其他部位静脉血栓史。

（8）血液系统疾病：应询问有无血液系统疾病史和合并用药（包括达沙替尼等）。

（9）代谢性疾病：应询问有无代谢性疾病史，如甲基丙二酸尿症。

2. 个人史　有无吸毒、不洁性交及同性恋史等 HIV 感染高危因素。注意有无有毒油类接触史，因食用污染菜籽油、长期接触印刷油及其他可挥发性工业油的人群，肺动脉高压发病率显著增加。

3. 婚育史　女性患者应注意有无习惯性流产史，因为习惯性流产是抗磷脂抗体综合征的重要临床特点，而抗磷脂抗体综合征可引起慢性血栓栓塞性肺动脉高压。

4. 家族史　与遗传性肺动脉高压相鉴别，应询问其直系家属有无类似疾病发作史，家族中至少有两人受累（有症状或体征或直接超声心动图检查示肺动脉高压）且并未伴发其他疾病者诊断为遗传性肺动脉高压。有无近亲结婚史。对于男性患者应询问其母亲、姐妹有无习惯性流产史。注意有无家族性静脉血栓栓塞史。

第二节　体格检查流程

一、肺动脉高压患者的体格检查

主要包括肺动脉高压和右心功能不全的表现，具体表现取决于病情的严重程度。

1. 肺动脉高压的体征　最常见的是肺动脉瓣第二心音（P2）亢进及时限不等的分裂，由肺动脉压升高导致肺动脉瓣提前关闭所致。当出现右心衰竭时 P2 分裂固定。肺动脉瓣环扩大或右心室流出道增宽时可闻及 Graham Steell 杂音。有些患者可出现发绀，是由于卵圆孔被动开放出现右向左分流、心排血量明显下降或肺内气体交换功能障碍所致。

2. 右心室肥厚和右心功能不全的体征　右心室充盈压升高可出现颈部巨大 "a" 波。右心衰竭时可见颈静脉怒张，肝脏肿大并伴搏动、心包积液（32% 的患者可发生）、腹水、双下肢水肿等体征。严重右心室肥厚的患者在胸骨左缘可触及搏动，闻及右心室第三心音（S3）奔马律提示右心衰竭严重。

患者病情较重时可出现低血压、脉压变小及肢体末端皮温降低，这是由于心排血量明显下降及外周血管收缩所致。皮肤、巩膜黄染也是右心衰竭常见的体征，主要与肝淤血、胆红素升高有关。

二、肺动脉高压相关疾病的体征

肺动脉高压并无特异性临床体征，重要的是在查体过程中注意排除可引起继发性肺动脉压升高的疾病，可按照不同系统的疾病逐一排查。

1. 先天性心脏病相关性肺动脉高压（CHD-PAH）体征 体征与原发病有关，但随着 PAH 的逐渐加重，原发病体征将逐渐消失而表现为单纯 PAH 征象，晚期可见发绀和杵状指（趾）。心房水平分流者，早期表现为肺动脉瓣区可闻及喷射性收缩期杂音，第二心音（S2）宽分裂，随着 PAH 的加重，S2 分裂逐渐缩窄，最终形成单一的 S2; S2 中的肺动脉瓣成分（P2）逐渐增强，进入阻力型 PAH 后非常亢进，部分患者可出现喀喇音。肺动脉瓣区收缩期杂音依然存在，但已非相对性狭窄所致，而系右心室强力收缩将血液射入肺动脉所致。心室水平分流的患者，随着 PAH 的加重，分流性杂音将逐渐由粗糙变得柔和，强度逐渐减弱，并最终完全消失。肺动脉水平分流者，随着 PAH 的出现和逐渐加重，典型的连续性机器样杂音将随之消失，或随后出现肺动脉瓣区收缩期或舒张期关闭不全杂音，同时 P2 亢进。

其他杂音：ASD 患者中约 50% 可闻及三尖瓣反流杂音，与 ASD 本身容易合并三尖瓣反流有关；随着 PAH 的出现，VSD 也可出现三尖瓣反流，但三尖瓣反流杂音比 ASD 少见；PDA 出现严重 PAH 后以肺动脉瓣关闭不全杂音多见，为吹风样舒张期反流性杂音，也称为 Graham Steell 杂音，有时也可闻及三尖瓣反流杂音。

中心性发绀和杵状指（趾）是 ES 特异性体征，患者一旦出现发绀，往往表示其运动耐力已明显下降。观察发绀时需要注意以下几点：①中心性发绀和杵状指（趾）并非 PAH-CHD 独有，复杂 CHD 均可能出现。②许多 ASD 患者合并肺功能损害，加上三尖瓣反流严重，可产生周围性发绀。据报道，ASD 患者周围性发绀的发生率可达 60%。③ PDA 患者由于分流位于主动脉弓偏降主动脉端，故只出现杵状趾而无杵状指出现，称之为差异性发绀。

先天性心脏病术后 PAH 患者的体征与 IPAH 相同。

2. 左心疾病相关性肺动脉高压（PH-LHD）患者体征　PH-LHD 患者的体征个体间差异较大，可因原发基础疾病、肺静脉高压等程度的不同而不同，常见的有如下表现。

（1）发绀，呼吸气促提示肺内气体交换严重下降或心排血量严重减少。

（2）颈静脉怒张、搏动性肝大、腹水及外周水肿等。

（3）胸骨左缘抬举性搏动是血流冲击肥厚高压增大的右心室造成的。

（4）心脏浊音界扩大。

（5）肺动脉瓣第二音增强，是 PAP 升高，肺动脉瓣关闭力量增强所致。

（6）肺动脉收缩早期射血喀喇音，是肺动脉瓣开放突然受阻所致。

（7）可以在胸骨左缘下部闻及肺动脉瓣反流舒张期杂音、三尖瓣反流的全收缩期杂音，吸气时增强；严重患者可出现室性奔马律（S3）或房性奔马律（S4），以及提示右心室充盈压升高的明显颈静脉 "a" 波。

（8）肺部呼吸音改变，出现肺部湿啰音、爆破音或呼吸音减低，分别提示肺充血、纤维化或渗出性等改变。PH-LHD 患者肺部呼吸音有别于第一大类 PAH，PAH 较少有肺部湿啰音，除非合并肺部感染。此外，若闻及干湿啰音、哮鸣音、辅助呼吸肌用力或呼气延长等则提示存在肺实质或气道病变。

3. 肺部疾病相关性肺动脉高压患者体征　常有发绀、心率增快，如出现颈静脉充盈，常提示存在右心功能不全，但应注意，因肺气肿胸腔内压增高，阻碍了腔静脉的回流，也可出现颈静脉充盈，如果颈静脉充盈仅在呼气过程出现，吸气时消失，应主要考虑胸内压升高的因素；颈静脉搏动也比较常见，是由增大的 "a" 波（右心房收缩波）或三尖瓣关闭不全时的 "CV" 波引起，分别提示右心房压升高和三尖瓣反流。

肺气肿患者，心尖搏动通常减弱，甚或不清，心音常变弱、遥远；肺病变以纤维化为主者，心尖搏动位置多无明显改变，心音也多正常。胸骨左缘第 2 肋间第二心音亢进，提示有肺动脉高压存在；剑突下出现右心室抬举性搏动，提示右心室肥大。如患者存在明显肺气肿，胸骨后间隙增宽，肺动脉瓣区间常难以听到第二心音增强，但在胸骨下缘或剑突附近常可听到第二心音两个成分，也提示肺动脉瓣关闭音增强。急性加重期或重症患者剑突下可听到三尖瓣收缩期反流性杂音，响度可大可小，取决于室-房压差，常占据整个收缩期，吸气时增强，轻者仅在吸气初闻及。肺动脉瓣相对性关闭不全的舒张期反流性杂音很少听到。

肺部听诊虽不能直接反映肺动脉高压和右心功能情况，但对于判断慢性肺疾病的程度和肺循环血流动力学状况有一定帮助。对 COPD 患者意义比较大的是两肺肺泡呼吸音的清晰程度和呼气时限的延长，COPD 患者多有肺气肿存在，肺泡呼吸音普遍减低，甚至不能闻及，肺泡呼吸音减弱的程度与肺气肿的严重性相关；通气功能明显受损者呼气时间明显延长或呼气顿挫。肺部闻及爆裂音，常提示存在肺纤维化。动态观察肺部啰音情况常能反映病情的变化。肥胖、脊柱侧凸及扁桃体肥大提示可能合并气道阻塞性疾病。

肝脏淤血肿大、下肢水肿常提示右心功能不全，但应注意，肺气肿时由于膈肌下移，可在肋缘下触及肝脏，但此时肝脏前后径可能并无增大，应与右心功能不全时肝脏淤血相鉴别，此时静脉压多无明显升高，肝脏也无压痛。如出现搏动性肝脏肿大，常提示存在三尖瓣关闭不全。慢性肺疾病急性加重时常有呼吸衰竭或高碳酸血症，肾脏水钠排泄障碍，即使无右心功能不全，也常出现下肢水肿。

4. 结缔组织病相关性肺动脉高压患者体征　患者的牙齿如表现为牙齿变黑、片状脱落，仅留有残根，应进一步筛查干燥综合征。系统性硬化病患者，在其手指、手部、足部和面部等部位可出现硬化、收紧、闪亮的皮肤；关节上的皮肤紧绷，会限制关节的柔韧性和活动，尤其是手部关节；由于钙沉积，皮肤下出现白块。其他体征还有皮疹、甲床下毛细血管异常、关节炎及皮肤红斑等，均提示结缔组织病。

5. 门静脉高压相关性肺动脉高压患者体征　常见于肝硬化患者，面色多较病前黝黑，手掌纹理和皮肤皱褶等处也有色素沉着，部分患者可出现黄疸，腹壁静脉怒张是由于门静脉高压和侧支循环建立与血管扩张。腹水的出现常提示肝硬化已属晚期，出现大量腹水而腹内压力显著升高时，脐可突出而形成脐疝。脾大，一般为中度肿大，有时可为巨脾。雌激素过多，可使周围毛细血管扩张而产生蜘蛛痣与肝掌。

6. 慢性血栓栓塞性肺动脉高压患者体征　慢性血栓栓塞性肺动脉高压（CTEPH）常伴有外周静脉血栓，特别是下肢深静脉血栓，应注意测量患者双侧腿围。如肺动脉高压患者伴有双侧腿围不对称肿胀，应警惕CTEPH。由于部分CTEPH患者伴有低氧血症，也会出现发绀。

7. 其他特殊类型肺动脉高压患者体征

（1）大动脉炎累及肺动脉：大动脉炎主要累及主动脉及其二级分支，也可累及肺动脉，称为肺动脉型，约占50%。肺动脉高压为一种晚期并发症，约占1/4，多为轻度或中度，重度则少见。临床上肺动脉瓣区可闻及收缩期杂音和肺动脉瓣第二心音亢进，部分患者可在后背部可闻及肺血管杂音。

（2）遗传性出血性毛细血管扩张症：皮肤和黏膜可出现毛细血管扩张表现，通常不高于皮肤表面，大小从针尖到小豌豆，颜色鲜红或紫红，压之褪色，多分布在指尖、舌根、耳后等部位。如合并肺动静脉瘘的患者，可出现发绀。

（赵　青）

第 2 章　心电图检查

自 1903 年，Einthoven 应用弦线式电流计记录比较精细的人类心电图（ECG）之后，心电图应用于临床已有百余年。作为一门独立的临床检查诊断技术自成体系，在其发展史中，涵盖了导联系统的建立、心脏特殊传导系统的发现、多种心电图现象和法则的认识、心电图概念和理论建立与发展。临床心电图记录心脏激发电场中电位的变化，而不是直接记录心肌本身电活动。心电图提供的是心脏电活动过程中产生的电位差近似值。在临床医学诊断中，心电图是应用最广泛的常规检查手段之一，也是心血管疾病最重要的检测技术之一。

肺动脉高压（PH）是一种进展性肺血管疾病，发展到晚期会导致患者死亡。其主要特点是各种原因导致肺血管病变，使肺血管阻力（PVR）和肺动脉压力（PAP）进行性升高，继续发展导致右心房及心室扩大，诱发右心衰竭。患者在发展到病程晚期之前，临床症状多不明显，而早期对其进行干预及诊疗可以提高患者的生存率，因此，对患者病情定期评估是必不可少的步骤。

心电图是一种经济实惠、应用广泛、非侵入性快速检测方法，它是有助于诊断 PH、评估治疗效果和生存预测的方法之一。例如：心脏结构的病理性改变会导致 PAP 的升高，心室内传导障碍，在心电图中被检测到 QRS 时限延长。这些心电图上测量的数值如果加入到风险分层评分中，可能是评估 PH 患者临床状况及预后的有用参数。

第一节　心电图的操作流程

心脏的功能主要是泵血，为血液提供动力，并将其运输至全身，而它的收缩和舒张频率则依赖于心脏的电活动规律。心脏的电活动起源于心肌的自律细胞，经过特殊的传导系统，最后激动整个心室。心电图通过放置在体表的电极记录到心脏电活动的图形，记录心脏电活动的每一瞬间整个心脏产生的电流向量和（矢量和），根据先后顺序，投射到特定方向上，形成特有的空间向量环，依据测量的波形振幅及时限进行诊断。为保证记录到的心电图真实可靠，除心电图机合格之外，对操作者、检查环境及检查步骤也有统一的要求和原则。

一、环境要求

1. 室温要保持在 18℃以上，避免受检者因寒冷产生肌电干扰。

2. 检查床宽度要大于 80cm，避免检查床过窄使患者肢体紧张而产生肌电干扰。

3. 使用交流电电源的心电图机应连接好地线。

4. 心电图机的电源线应尽可能远离检查床和导线电缆、床边不要放置其他电器，并避免电源线相互穿行。

二、准备工作

1. 对初次接受心电图检查的患者，要事先做好解释工作，消除患者的紧张情绪。

2. 每次进行常规心电图记录前，让受检者短时间静卧休息。检查时解开患者上衣，令其取仰卧位，并放松肢体，平静呼吸。

3. 皮肤处理：对电极放置部位的皮肤污垢或毛发过多的患者，检查前应预先清洁或处理皮肤，包括必要时备皮；连接电极的局部皮肤涂抹导电膏，不能用棉签或毛笔蘸生理盐水或自来水，否则会因皮肤接触阻抗增大，极化电位不稳而引起基线漂移或其他偏差。

三、操作要求

严格按照国际统一标准，准确安放常规 12 导联心电图电极：Ⅰ 导联正极——左上肢，Ⅰ 导联负极——右上肢，Ⅱ 导联正极——左下肢，Ⅱ 导联负极——右上肢，Ⅲ导联正极——左下肢，Ⅲ导联负极——左上肢，V_1——胸骨右缘第4肋间，V_2——胸骨左缘第4肋间，V_3——V_2和V_4连线中点，V_4——左锁骨中线第5肋间，V_5——左腋前线与V_4水平线的交点，V_6——左腋中线与V_4水平线的交点。女性乳房下垂者，应托起乳房，将V_3、V_4、V_5电极安置在乳房下缘胸壁上。必要时，可增加附加导联记录（常用V_3R——V_1与V_4R连线中点，V_4R——右锁骨中线第5肋间，V_5R——右腋前线V_4R水平线交点）。

（一）小儿心电图检测方法

与成人基本相同，但根据小儿，特别是婴幼儿特点，在检测心电图时，应注意以下几点。

1. 婴幼儿右心室占优势，胸导联应加做V_3R和（或）V_4R心电图，现代自动分析同步描记12导联心电图仪常将V_3电极改放在V_4R部位，以记录心脏右胸扩散的电流（图2-1）。

2. 电极大小要适于婴幼儿，如果不用一次性粘贴电极，四肢的金属电极面积大小应适合于婴幼儿手腕和踝部。婴儿胸廓小，肋间窄，胸电极宜小，电极不可相互重叠。如果用金属钟形吸附电极时，吸力要适中，避免吸力过大引起皮肤出血。

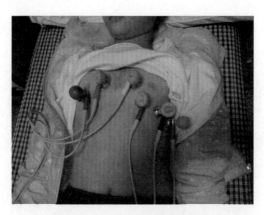

图2-1　小儿心电图导联位置

（二）右位心的心电图操作规范

1. 镜像右位心患者因具有特征性心电图改变，故操作中先按正常方式连接并记录心电图，然后再将左、右上肢反接并同时记录右胸导联。

2. 右旋心和心脏右移患者并不具有特征性心电图改变，因此按常规方式记录即可，必要时也可将左、右上肢反接并同时记录右胸导联帮助诊断和鉴别。

第二节　心电图报告及解读

一、正常心电图

（一）心率及心律

1. 正常成人窦性心律频率：60 ～ 100 次 / 分。

2. 节律规整，同导联 RR 间距相差＜ 0.12s。

（二）P 波

1. 窦性心律时，P 波在 Ⅰ、Ⅱ、aVF、V₄ ～ V₆ 导联直立，在 aVR 导联倒置。

2. 成人 P 波正常时限：0.08 ～ 0.11s。P 波高度（电压、幅度）与心房肌是否存在病理改变有关，一般情况下，肢体导联＜ 0.25mV，胸壁导联＜ 0.15mV。

（三）PR 间期

正常 PR 间期：成人 0.12 ～ 0.21s；儿童 0.11 ～ 0.18s。

（四）QRS 波群

1. QRS 波群时限的正常值　成人 0.06 ~ 0.08s，不超过 0.11s；儿童不超过 0.08s（＜ 8 岁）或不超过 0.09s（8 ~ 16 岁）。

2. QRS 波群的振幅　QRS 波群振幅除与心室肌是否有病理改变有关外，还与年龄、性别、种族、体质量及导联等因素相关。

（1）Q 波：正常 Q 波时限不应超过 0.03s，振幅不超过同导联 1/4R（Ⅲ导联和 aVR 导联除外）。

（2）R 波：①肢体导联。Ⅰ导联上限 1.5mV，Ⅱ、Ⅲ、aVF 导联 1.9mV，aVL 导联 1mV。②胸导联。R 波振幅从右胸导联（V_1、V_2）到左胸导联（V_5 ~ V_6）逐渐递增。一般会随着年龄增长逐渐减低。40 岁以上，RV_5 ＜ 2.5mV，年轻人 V_5 ＜ 3mV，$R_{V_1}+S_{V_5}$ ＜ 1.2mV，$R_{V_5}+S_{V_1}$ 男性＜ 4.0mV，女性＜ 3.5mV。

（3）S 波：成人 V_1 ~ V_3 导联 S 波＜ 2.1mV，Ⅰ、Ⅱ、aVF 导联 S 波＜ 0.5mV。

3. QRS 波群低电压　若所有肢体导联 R+S ＜ 0.5mV 和（或）胸导联 R+S ＜ 1.0mV 为低电压。

（五）ST 段

1. 肢体导联　约 75% 的正常成人 ST 段呈等电位线。ST 段抬高不超过 0.1mV，下移不超过 0.05mV。

2. 胸导联　正常 ST 段向量水平面的投影向前向左，任何胸导联出现 ST 段下移均为异常。右胸导联 V_1 ~ V_3 导取 ST 段抬高≤ 0.03mV，左胸导联 V_4 ~ V_6 导取 ST 段抬高＜ 0.1mV。

（六）T 波

1. T 波极性　由心室复极化形成，正常情况下，T 波的方向大多和 QRS 主波方向一致。Ⅰ、Ⅱ、V_4 ~ V_6 导联直立，aVR 导联倒置，Ⅲ、aVL、aVF、V_1 ~ V_3 导联可以向上、双向或向下。若 V_1 的 T 波方向向上，则 V_2 ~ V_6 导联就不应再向下。

2. T 波振幅　除Ⅲ、aVL、aVF、V_1 ~ V_3 导联外，其他导联 T 波振幅一般不应低于同导联 R 波的 1/10。T 波在胸导联一般不超过 0.6 ~ 0.8mV。

（七）QT 间期及 QTC

QT 间期的正常范围为 0.32 ~ 0.44s。由于 QT 间期受心率的影响很大，所以常用校正的 QT 间期（QTc）。目前校正公式有很多种，临床最常用的校正公式为 Bazett 公式：$QTc=QT/\sqrt{RR}$ 和 Framingham 公式：$QTc=QT+0.154$（1-RR）。2009 年心电图诊断标准化国际指南中推荐的 QT 间期延长的标准为：男性 QTc 间期＞0.45s；女性 QTc 间期≥0.46s。QT 间期同样也受种族、性别及 QRS 时限的影响，但影响程度有限。

二、肺动脉高压心电图改变

肺动脉高压（PH）是一种进展性肺血管疾病，其主要特点为肺血管压力和阻力进行性升高。肺动脉高压的诊断主要依靠超声心动图和右心导管检查，心电图对肺动脉高压的诊断作用容易被忽视。右心导管检查要求一定的技术及设备水平，许多基层医院往往不具备实施该项检查的条件，而常规十二导联心电图技术已经普及各级医院，因此，了解肺动脉高压的心电图改变对于肺动脉高压的诊断有重要意义。

肺动脉高压显著的心电图表现主要包括以下几个方面：心率及其节律改变、肺型 P 波、电轴右偏、右束支阻滞及复极化 ST-T 异常。

（一）心率改变

肺动脉高压患者因其肺血管压力和阻力进行性升高，右心后负荷增加，心排血量下降，交感神经被激活，导致心率增快。

（二）P 波改变

P 波反映的是心房的除极，右心房除极在前，左心房除极在后。肺动脉高压患者往往右心房后负荷重，右心房增大，因此右心房除极时间延长，而左心房除极时间不变，因此出现了右心房和左心房除极的部分重合，心电图表现主要为 P 波时限不延长，但波幅明显增大，P 波顶角角度变小，P 波波幅在 Ⅱ 导联大于 0.25mV，右胸导联 V_1、V_2 大于 0.15mV；并且随着右心房进行性增大，P 波波幅及顶角的变化更加显著，有研究学者提示，P 波顶角的大小对肺动脉高压的预测有重要意义，特别是顶角 < 70° 对提高肺动脉高压诊断阳性率有更加显著的意义。另有研究表明，Ⅱ 导联 P 波的振幅与肺动脉高压患者的死亡率相关。

（三）PR 间期改变

由于肺动脉高压患者右心房除极时间延长，而左心房除极不延长，因此心房总体除极时间并不延长，因此肺动脉高压患者 PR 间期并无异常改变。

（四）QRS 波改变及心电轴改变

肺动脉高压患者因继发性右心室肥大，因此心电图上呈现出右心室肥大的表现，而右心室肥大的一般心电图表现如下。

1. R 波异常升高是诊断心室肥厚的重要条件，因为心室肥厚必然产生升高的 R 波；一侧心室区的 R 波升高，意味着对侧心室区 S 波加深。肺动脉高压患者右心室肥厚，因此从心电图上可以看见 V_1 导联的 R 波升高，V_5 导联的 S 波加深，$R_{V_1}+S_{V_5}$ > 1.2mV。

2. 正常的心电轴为 −30° ~ +90°。心脏的平均心电轴总是偏向心室肥厚的一侧，肺动脉压明显升高时，心电轴呈右偏表现，电轴右偏超过 110° 是诊断右心室肥大的重要条件之一。

3. 不同的右心室肥厚 QRS 波特征

（1）A 型右心室肥厚：V_1 导联 R 波呈字母 A 形，为程度最重的右心室肥厚，表明右心室压力很高，肺动脉平均压至少 85mmHg。

（2）B 型右心室肥厚：V_1 呈 RS 型，往往提示肺动脉压力轻度升高和右心室压力升高。

（3）C 型右心室肥厚：主要表现为 Ⅰ、Ⅱ、Ⅲ 导联以 S 波为主，额面电轴 +90° ~ +180°，电轴极度右偏，通常为假性电轴左偏。心前区导联 V_1 ~ V_6 呈 rS 型，为典型的慢性阻塞性肺疾病伴显著肺气肿的心电图表现。

（五）ST-T 改变

肥厚的心室区呈现 ST 段下斜型压低，T 波呈升支缓、降支陡的曲棍样改变。

（六）右束支阻滞改变

右束支阻滞时，激动通过左束支下传，心室除极最初 0.06s 内 QRS 波群形态与正常相似；0.06s 后激动由右心室心肌缓慢除极，产生指右前运行缓慢的附加向量。心电图表现如下。

1. QRS 波群时限　大于或等于 0.12s（0.11s ＜不完全性右束支阻滞＜ 0.12s），V_1 导联室壁激动时间＞ 0.06s。

2. QRS 波形态　V_1 导联为 rsR′ 型，V_5、V_6 终末 S 波宽＞ 0.04s。

3. 继发 ST-T 改变　与 QRS 波终末向量相反，V_1、V_2 导联 ST 段下移，T 波倒置，而 V_5、V_6 导联 T 波直立。

（七）其他

肺动脉高压患者的右心房和右心室扩张重构、三尖瓣反流，在晚期往往会引起室上性心律失常，例如心房扑动或心房颤动，这往往提示患者预后不良。

第三节　心电图在肺动脉高压中的应用

病例 1

患者女，34 岁。

主诉：进行性体力下降 4 年。

查体：心界扩大，P2 亢进伴固定分裂，胸骨左缘第 2 肋间可闻及 1/6 级收缩期杂音。

诊断：先天性心脏病，房间隔缺损，二尖瓣轻 - 中度反流，三尖瓣重度反流，肺动脉高压，心功能Ⅱ级（NYHA）。

辅助检查：右心导管检查测肺动脉压力 90/30（50）mmHg；全肺阻力 696dyn·s/cm^5。

心电图如图 2-2。

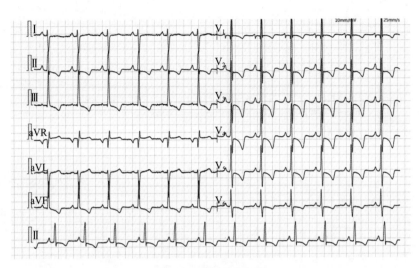

图2-2　病例1心电图

心电图表现：心率 73 次 / 分，Ⅱ导联 P 波振幅＞ 0.25mV；QRS 波 111ms，V_1 导联 R/S ＞ 1，V_5 导联 R/S ＜ 1，$R_{V_1}+S_{V_5}$ ＞ 1.2mV；Ⅱ、Ⅲ、aVF、V_2 ~ V_6 导联压低 0.05 ~ 0.15mV 伴 T 波倒置，电轴右偏。

心电图诊断：①窦性心律；②右心房异常；③室内传导延迟；④右心室肥厚；⑤ ST-T 改变。

心电图分析：患者肢体导联 P 波＞ 0.25mV；V_1 导联 R 波增高，V_5 导联 S 波加深，QRS 波增宽，电轴右偏，肢体导联及胸导联都有 ST-T 改变，符合重度肺动脉高压心电图表现。

该患者为先天性心脏病相关性肺动脉高压，完善检查后积极行全身麻醉下房间隔缺损组织补片修补术＋二尖瓣成形术＋三尖瓣瓣环成形术＋手术中心脏起搏器手术治疗心脏畸形，术后继续口服肺动脉高压靶向药物，术后1年复查右心导管示肺动脉压力 20/12（18）mmHg，肺循环阻力 199dyn·s/cm⁵；复查心电图如图 2-3 所示。

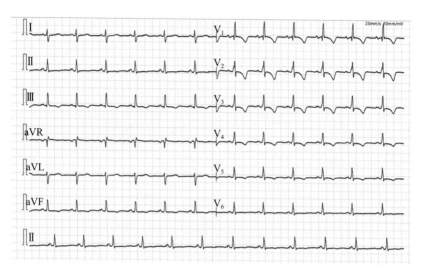

图2-3　病例1心电图（治疗后复查）

心电图表现：心率 74 次 / 分，P 波不高，有切迹，呈二尖瓣型 P 波，右心房不大；QRS 波 0.103s；$R_{V_1}+S_{V_5} < 1.2mV$，右心无明显增大，电轴无明显右偏，ST 段较前明显恢复。

心电图诊断：①窦性心律；②T 波改变。

心电图分析：患者积极治疗后右心房、右心室较前缩小，电轴无明显右偏，提示患者肺动脉压力明显下降，病情好转。

病例 2

患者男，35 岁。

主诉：活动后胸痛、气促 2 年余。

查体：P2 亢进，无明显杂音。

诊断：肺动脉高压，真性红细胞增多症，非风湿性三尖瓣关闭不全，心脏扩大，心功能Ⅱ级。

辅助检查：右心导管测肺动脉压 92/45/61mmHg；全肺阻力 1130dyn·s/cm^5。

心电图如图 2-4。

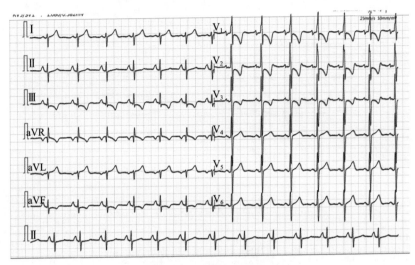

图2-4 病例2心电图

心电图表现：心率 82 次 / 分，Ⅱ 导联 P 波振幅＞ 0.25mV，时限＜ 0.12s，电轴右偏，V_1 导联 R/S ＞ 1，V_6 导联 R/S ＞ 1，R_{V_1}+S_{V_5} ＞ 2.5mV，Ⅲ、aVF、V_1 ~ V_3 导联 ST 段压低 0.10mV 左右伴 T 波倒置或负正双向。

心电图诊断：①窦性心律；②右心房异常；③右心室肥厚；④ST-T 改变。

心电图分析：患者 P 波增高，电轴右偏，R_{V_1}+S_{V_5} ＞ 1.2mV，右心房、右心室扩大，符合肺动脉高压表现。

病例3

患者女，32 岁。

主诉：体力下降 3 年余，加重半个月。

查体：心界扩大，心率 101 次 / 分，律齐，P2 亢进，A2 ＜ P2，心前区未闻及明显杂音，腹平软，无压痛及反跳痛，肝脾触诊不满意，移动性浊音阴性，双下肢重度水肿，周围血管征阴性，双侧足背动脉搏动正常。

诊断：结缔组织病相关性肺动脉高压，三尖瓣关闭不全，心脏扩大，心功能Ⅳ级。

辅助检查：右心导管检查示肺动脉压力 84/42/56mmHg，全肺阻力 1514dyn·s/cm⁵。

心电图如图 2-5 所示。

心电图表现：心率 107 次 / 分；Ⅱ 导联 P 波振幅 > 0.25mV；PtfV₁ < -0.04mm·s；有提前的异位宽大 QRS，窦性 P 波融于其升支，代偿完全；V₁ 导联呈 R 型，RaVR > 0.5mV；Ⅱ、Ⅲ、aVF、V₂ ~ V₆ 导联 ST 段水平压低 0.10mV 左右；Ⅱ、Ⅲ、aVF、V₁ ~ V₆ 导联 T 波低平或双向；电轴显著右偏。

心电图诊断：①窦性心动过速；②双房异常；③频发室性期前收缩；④右心室肥厚；⑤ ST-T 改变。

心电图分析：患者右心导管数据为 2 年前的，彼时心电图结果为窦性

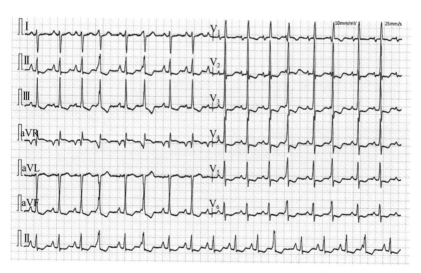

图 2-5　病例 3 心电图

心律,频发室性期前收缩,T波改变。患者目前病情加重,无法耐受导管检查。结合患者病情,患者肺动脉高压极重,右心增大,左心室受压变小,心力衰竭,心排血量下降,心率代偿性增加,心肌缺血缺氧,ST-T继发改变;同时,患者频发室性期前收缩,提示患者为肺动脉高压晚期,病情极重,预后差。

在肺动脉高压早期阶段,由于心脏的心房、心室结构并未发生明显变化,此时的心电图常常并无明显的特异性表现;随着肺动脉高压的进展,肺血管阻力、压力持续升高,右心房、右心室压力负荷会逐渐升高,心肌代偿性增厚,最终导致右心房及心室扩张,这些心脏结构的改变在心电图上的典型表现为 II 导联 P 波升高,V_1 导联 R 波振幅升高、S 波加深,QRS 波电轴明显右偏等。并且随着肺动脉高压越严重,心脏扩大越明显,P 波改变及 QRS 波变化越大,电轴偏转越明显,在肺动脉高压疾病的晚期,患者的心电图上还会出现室上性心律失常如房速、房扑、房颤及室性心律失常如室性期前收缩、室性心动过速等,往往提示患者预后不良。

值得注意的是,心电图在诊断左心房肥大或左心房负荷过重时具有很高的准确性,但在诊断右心房肥大时必须结合临床进一步考虑,往往只具有一定的参考价值;而在右心室肥大的诊断上,心电图诊断的敏感性往往不高,但特异性很高,因此心电图阴性并不能排除右心室肥大,但心电图阳性则表明右心室肥大的可能性很大。除此之外,心电图还能在一定程度上预测右心室肥大的原因,因为右心室肥大比左心室肥大能更明确地分为收缩期负荷过重和舒张期负荷过重;常见疾病如左向右分流房间隔缺损、三尖瓣关闭不全等,右心舒张期负荷过重,右心室肥厚及扩张,心电图表现为 V_1 导联呈 rSR′ 型,呈完全性或不完全性右束支阻滞图形,并伴电轴右偏;而常见疾病如特发性肺动脉高压、血栓栓塞性肺动脉高压及先天性心脏病相关性肺动脉高压,肺血管发生重构管腔变小甚至闭塞等情况下,右心室收缩期负荷过重,心电图上可表现为 V_1 导联高大 R 波,有时呈 qR 型;aVR 导联也可表现为高 R 波;右心导联 V_1、V_2 可出现 ST 段下移,T 波倒置。

总的来说,心电图能通过 P 波波幅升高、电轴右偏、QRS 波改变、ST-T 改变等提示肺动脉高压的存在,并通过合并的心律失常如房颤、房速等提示患者病情危重,预后不良,为肺动脉高压的诊断与治疗随访、评估提供一定的参考价值。但心电图诊断肺动脉高压特异性不高，不能作为主要诊断依据，需结合其他辅助检查如超声心动图、右心导管检查等检查结果来明确诊断。

（周红梅）

参 考 文 献

［1］方丕华，杨跃进. 阜外心电图图谱. 北京：人民卫生出版社，2017

［2］Kovacs G，Avian A，Foris V，et al. Use of ECG and other simple non-invasive tools to assess pulmonary hypertension. PLoS One，2016，11：e0168706.

［3］Bonderman D，Wexberg P，Martischnig AM，et al. A noninvasive algorithm to exclude pre-capillary pulmonary hypertension. Eur Respir J，2011，37：1096-1103.

［4］Humbert M，Kovacs G，Hoeper MM，et al. 2022ESC/ERS Guidelines for the diagnosis and treatment of pulmonary hypertension. Eur Heart J，2022，43（38）：3618-3731.

第 3 章　超声心动图

超声心动图是筛查肺动脉高压（pulmonary hypertension，PH）的重要手段，可直接估测肺动脉收缩压，大多数情况也可直接估测肺动脉平均压。肺动脉收缩压的估测是根据三尖瓣反流压差加上右心房压；肺动脉平均压的估测是根据肺动脉瓣舒张早期压差加上右心房压。然而，这一简单的估测方法，在不同的操作者之间可产生很大差异。除了对右心房压估测方法不同，操作是否规范也是产生差异的重要原因。超声心动图在某些情况下还可以做病因诊断。此外，超声心动图还可以评估右心功能。

第一节　超声心动图操作过程

（一）超声心动图估测肺动脉收缩压和平均压

1. 三尖瓣反流探查操作流程　用三尖瓣反流速度来估测肺动脉收缩压，首先要排除右心室流出道或肺动脉瓣水平的梗阻。某些情况下，虽然存在右心室流出道狭窄，但仍有 PH 的可能。此时要看三尖瓣反流速度是否远远大于跨流出道或跨肺瓣速度，根据其差值判断是否存在 PH。要准确测量三尖瓣反流速度，最重要的是获得完整的三尖瓣反流频谱（图 3-1），由于反流速度的测量是角度依赖性的，要求超声束方向与反流束方向平行。然而，许多情况下单一切面反流束方向难以与超声束方向平行，因此，熟练打出各个显示三尖瓣的切面是对操作者的基本要求（图 3-2 ~ 图 3-6）。

三尖瓣反流速度要在平静呼吸状态下、呼气末屏气时测量。反流轻微时，调整探头方向，尽可能看到反流束穿过三尖瓣，而不是仅仅在心房侧看到反流信号。扫描速度建议设为 100mm/s。有时三尖瓣反流信号极其微弱，

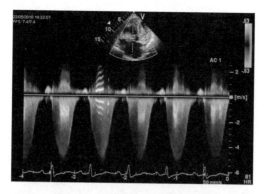

图3-1 完整的三尖瓣反流频谱

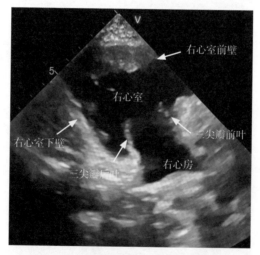

图3-2 胸骨旁长轴右心室流入道切面

既可观察右心室前壁和下壁以及三尖瓣前叶和后叶的重要切面，还可观察到前乳头肌和后乳头肌以及腱索；可探及下腔静脉孔及尤氏瓣，必要时可用来测量三尖瓣反流速度

无论取何种切面，仍难以获得完整的三尖瓣反流频谱，此时肺动脉收缩压往往被低估。可根据近端频谱的趋势仔细寻查频谱的顶端。建议从多个切面采集三尖瓣反流信号，并选择最大速度。此外，由于简化的伯努利方程忽略了方程中的惯性因素，故而有时可能低估右心房、右心室间的压力梯度。

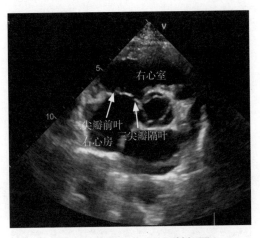

图3-3 基底段大动脉短轴切面

　　显示基底部右心室前壁、右心室流出道、三尖瓣、肺动脉瓣和右心房；用来测量右心室流出道直径（舒张期）；也可用来测量三尖瓣反流速度；评估房间隔分流（尤其是卵圆孔未闭）

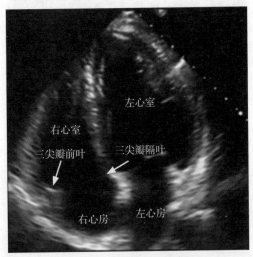

图3-4 心尖四腔心切面

　　是用来展现右心室／右心房（RV/RA）的大小、形状和功能的重要切面；用来测量右心室长径、基底段横径、中段横径、右心室面积、右心室面积变化分数、右心房长径及短径、右心房面积等；测量右心室流入道血流及三尖瓣反流速度，测量 TAPSE 及右心室应变

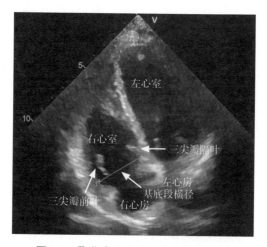

图3-5　聚焦右心室的心尖四腔心切面

推荐用于心尖四腔心可替代的切面，测量 RV 基底段横径；对于展示 RV/RA 大小，形状和功能是很有用的切面。对于观察右心室游离壁更清楚；合适情况下也可以用于测量三尖瓣反流速度

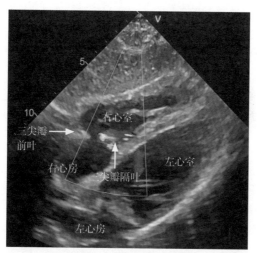

图3-6　剑突下四腔心切面

是测量右心室壁厚度的最佳切面；心脏压塞时对于观察 RV/RA 反向运动／塌陷很有用；是显示房间隔缺损（ASD）或卵圆孔未闭（PFO）最好的切面；可用来观察 RV/RA 大小，但不能用来测量，因为角度缩短且倾斜；合适时可测量三尖瓣反流速度

对可能患肺动脉高压的高危人群尤其要仔细探查。漏诊意味着病情的延误。高危人群包括：①系统性硬皮病（systemic scleroderma，SSc）患者（无论有无症状。患病率为 5% ~ 19%）；②骨形态发生蛋白受体 2（bone morphogenetic protein receptor，type II，BMPR2）变异基因携带者（14% ~ 42%）；③可遗传性肺动脉高压（heritable pulmonary arterial hypertension，HPAH）患者一级亲属，以及评估要做肝移植患者（2% ~ 9%）；④有症状、有风险的特定人群，如门静脉高压患者，人类免疫缺陷病毒（HIV）感染患者（0.5%），以及非 SSc 的结缔组织病（connective tissue disease，CTD）患者；⑤先天性心脏病患者（手术或未手术）；⑥肺栓塞（pulmonary embolism，PE）后患者若持续存在或新发呼吸困难。

2. 肺动脉瓣反流探查操作流程 同探查三尖瓣反流一样，肺动脉瓣反流也需要打出完整频谱方可较为准确地估测肺动脉平均压（图 3-7）；也同三尖瓣反流一样，调整探头位置和方向，尽可能使超声束方向与反流束方向平行，同时在平静呼吸呼气末屏气时测量。反流量较少时，尽可能看到反流束跨过肺动脉瓣，而不是仅仅在瓣下看到反流束信号。极轻微的肺动脉瓣反流往往低估肺动脉平均压。关于肺动脉瓣舒张早期最大反流压差估测肺动脉平均压是否要加上右心房压，目前有不同意见，美国超声协会建议加上右心房压。

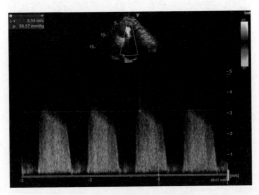

图 3-7　肺动脉瓣反流频谱

3. 右心房压力估测操作规范 在心脏超声估测右心房压的方法中，2022 ESC/ERS PH 诊治指南推荐根据下腔静脉呼气内径和猛吸气时塌陷率来估测。简单地讲，下腔静脉平静呼气时内径＞21mm 为异常；猛吸一口气屏气时（不是平静吸气）塌陷率＜50% 为异常，若两者均异常，则估测右心房压为 15mmHg（10～20mmHg）；若两者均正常，则右心房压为 3mmHg（0～5mmHg）；若两者其一有异常，则估测右心房压为 8mmHg（5～10mmHg）。此方法有较高的准确性。测量时有两点需要注意：①呼气末下腔静脉内径为平静呼吸时；吸气时内径为猛深吸气后屏气时内径。②测量部位非常重要。要求在紧靠肝静脉处（即下腔静脉与右心房交界以远 0.5～3cm 处），太远或太近都会严重影响测量值。塌陷率＝（呼气末内径－吸气末内径）/ 呼气末内径。应注意塌陷率对于接收机械通气的患者不能准确反映右心房压。

（二）超声估测肺动脉高压间接指标

1. 右心室前后径测量操作规范 欧洲心脏病协会指南未推荐右心室前后径测量，也没有推荐正常标准，但目前推荐使用右心室流出道近端内径测量。实际上右心室前后径测量方便，是很有用的指标。除了作为诊断是否存在 PH 的指标外，还可作为治疗措施是否有效的判断指标，也可以作为病情严重程度的判断指标。由于右心室形态不规则，尤其在 PH 伴右心室扩大时尤甚。若切面不标准，测量不规范，观察者之间差异可以非常大，使治疗前后的动态变化观察失去准确性。建议测量时，在标准胸骨旁左心室长轴切面，起始点在二尖瓣瓣尖水平，与室间隔垂直延伸至右心室前壁（图 3-8）。要注意：有的 PH 患者调节束极其粗大，在某一投照角度下，很容易把调节束当成室间隔，这样会严重低估右心室扩大。可以对照心尖四腔心切面右心室的大小，重新探查、测量。

2. 右心室 / 左心室基底段横径测量操作规范 右心室基底段横径要在聚焦右心室的心尖四腔心切面上测量（图 3-5）。欧洲心脏病协会推荐正常值是 33mm±4mm（25～41mm），认为＞41mm 是异常。中国人右心室基底段横径是 30mm±4mm，取 2 倍标准差，正常值上限是 38mm。未来仍需要多中心、大样本来明确中国人群右心室基底段横径正常值，或许需要用身高、年龄、性别、体表面积等来矫正。右心室基底段横径测量简单，容易快速获得，而且有大量证据支持。当绝对值不能确定右心室是否扩大，要同时在心尖四腔心切面测量左心室基底段横径（图 3-9），当两者比值＞1 时，也表明右心室扩大。同时测量左、右心室基底段横径时在心尖四腔心

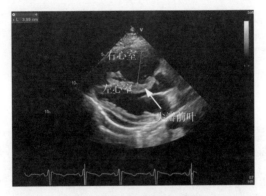

图3-8　右心室前后径测量

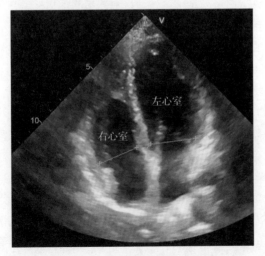

图3-9　RV/LV基底段横径测量

切面。

3. **左心室偏心指数测量操作规范**　当右心室压力负荷和（或）容量负荷超过左心室时，室间隔会变得扁平，使左心室在左心室短轴切面下呈"D"字形改变（图3-10）。测量左心室偏心指数应在乳头肌水平。当右心室容量负荷和压力负荷都高于左心室时，往往在收缩期和舒张期均显示"D"字形改变，此时建议取舒张期偏心指数。当单纯右心室容量符合增大时，舒张末期左心室偏心明显；如果仅仅压力负荷超过左心室，左心室往往在收缩期呈"D"字形改变。建议报告中注明舒张期左心室偏心指数或收缩期左心室偏心指数。

4. **主肺动脉内径、右心室流出道收缩期血流加速时间操作规范**

（1）主肺动脉内径：根据主肺动脉内径诊断肺动脉高压已经积累了大量证据。胸部X线或肺CT诊断肺动脉高压都是基于这一征象。超声心动图可以很清楚地显示肺动脉主干及其左右分支（图3-11）。测量要在肺瓣以上0.5～1cm的位置。中国一项大样本研究显示，主肺动脉内径男性是20.7mm±2.8mm；女性是20.2mm±3.0mm，取2倍标准差加平均值，大于26mm是异常。但要注意，其他原因也可导致肺动脉扩张，如肺瓣狭窄后扩张、肺动脉中层发育不良等。

（2）右心室流出道血流加速时间：右心室流出道血流加速时间是一个

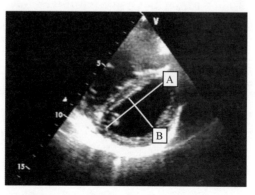

图3-10　左心室呈"D"字形改变。偏心指数=A/B，＞1.1为异常

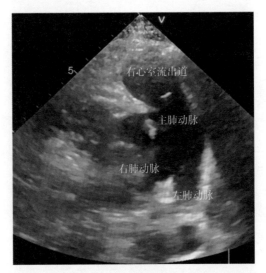

图3-11 大动脉短轴切面显示主肺动脉及其分支

较好的诊断 PH 的指标。调整探头位置和方向，使血流方向与超声束方向平行，在平静呼吸呼气相屏气时用 PW 测量。《欧洲心脏病学会 / 欧洲呼吸学会肺动脉高压诊治指南》一直推荐右心室流出道加速时间＜105ms 为异常。

5. 右心房面积、下腔静脉内径及塌陷率操作规范 右心房面积不是诊断 PH 的敏感指标，而是 PAH 患者预后的重要指标。右心房增大除了见于肺动脉高压外，也可见于其他心脏病，如房间隔缺损、三尖瓣狭窄或中度以上反流、肺动脉瓣中度以上反流、心房颤动、限制型心肌病等。

右心房面积的测量是在心尖四腔心切面、收缩末期，起点在三尖瓣环内侧缘，沿房间隔右心房侧、右心房顶部、右心房前外侧至三尖瓣环外侧缘，最后连接起点和终点（图 3-12）。

（三）心脏超声评估右心室功能

1. 三尖瓣环收缩期位移测量操作规范 三尖瓣环收缩期位移（tricuspid annular plane systolic excursion，TAPSE），是用 M 型心脏超声测三尖瓣环

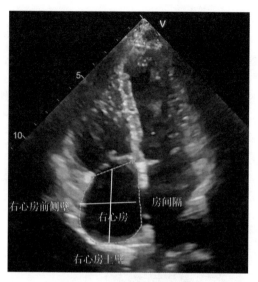

图3-12 右心房面积测量

外侧环心肌在收缩期峰值和舒张末期移动的垂直距离（图3-13）。在四腔心切面或聚焦右心室的心尖四腔心切面测量，要求超声束方向与右心室游离壁平行，或与三尖瓣环外侧环垂直，令患者平静呼吸呼气相时屏气测量。TAPSE ＜ 18mm 为异常。M 型心脏超声分辨率较高，可重复性较好，但受角度影响。TAPSE 反映了右心室心肌纵向运动的能力，与核素右心室造影测得的右心室射血分数（RVEF）相关性良好；但当三尖瓣环局部心肌收缩受到影响时，不能代表整体右心室收缩功能，如三尖瓣环修复术患者，会严重低估；中度以上三尖瓣反流患者早期 TAPSE 可正常，但不代表右心室功能正常。

2. 右心室面积变化分数（fractional area change，FAC）测量操作规范　RV FAC 是在聚焦右心室的心尖四腔心切面，测量舒张末期（EDA）和收缩末期（ESA）右心室面积，RV FAC（%）=100×（EDA-ESA）/EDA（图3-14）。描记右心室内膜缘时，从外侧瓣环开始，沿着游离壁到心尖，然后沿着室间隔到内侧缘，最后连接起点和终点。肌小梁、乳头肌和调节束都要算作心腔的一部分。RV FAC 能够反映右心室收缩功能，与磁共振测的

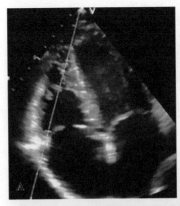
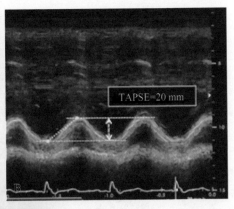
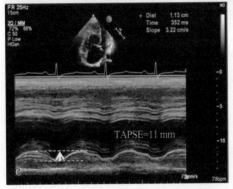

图3-13 三尖瓣环收缩期位移（TAPSE）测量

A. 测量要点：超声束方向与三尖瓣外侧环垂直；B. 正常 TAPSE；C.TAPSE 明显减小

RVEF 有相关性，但由于忽略了右心室流出道的功能，所以低估了右心室的功能。RV FAC 测量重复性一般，主要由于右心室肌小梁多，往往不易显示内膜；此外，随着探头角度和位置的变化，右心室形态和大小极易发生变化。RV FAC < 35% 提示 RV 收缩功能降低。

3. 组织多普勒测量三尖瓣环外侧环心肌运动峰值速度 S′ 操作规范 在心尖四腔心切面或聚焦右心室的心尖四腔心切面，用组织多普勒测量三尖瓣环外侧环心肌运动峰值速度（图 3-15）。S′ 测量简单，数值可靠，重复性好。要注意基底段和瓣环与多普勒光标对齐，以免低估。同 TAPSE 一样，

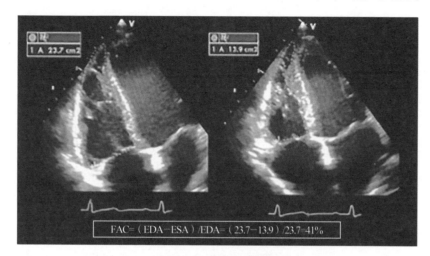

FAC=（EDA－ESA）/EDA=（23.7－13.9）/23.7=41%

图3-14 RV FAC测量

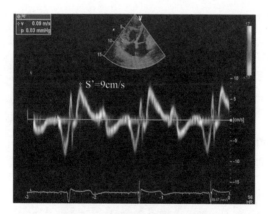

S'=9cm/s

图3-15 组织多普勒S′测量

数值容易受整个心脏运动的影响。大样本健康人群研究显示，S′<9.5cm/s.为异常。在胸部手术，肺动脉内膜剥脱术及心脏移植患者不能反映右心室的整体功能。

4.右心室心肌做功指数操作规范 右心室心肌做功指数（RV IMP），可通过脉冲多普勒或组织多普勒获得。RV IMP=（TCO-ET）/ET。脉冲多普勒所测三尖瓣关闭开放时间（tricuspid closure opening time，TCO）为 A 波结束至下一周期 E 波开始的时间，ET 为右心室流出道射血时间（图 3-16）。由于不是在同一心动周期所测，因此要求心律规整。组织多普勒可在同一心动周期测量（图 3-17）。RV IMP=（IVRT+IVCT）/ET=（TCO-ET）/ET。IVRT 为等容舒张时间，为 S′ 结束至 E′ 开始之间的时间间隔；IVCT 为等容收缩时间，为 A′ 结束至 S′ 开始之间的时间间隔。RV IMP 反映的是右心室整体功能，不太受心率影响，但右心房压高时，IVRT 会缩短，导致结果假性减小，不能反映真实的右心室功能。脉冲多普勒测 RIMP > 0.40，组织多普勒测 > 0.55 提示右心室功能减低。

5. 二维心肌斑点追踪技术的应用　右心室游离壁应变和应变率是反映右心室整体和局部收缩功能的有用指标。纵向应变指右心室游离壁收缩时从心肌发生纵向形变的变化百分比；应变率指这一缩短的速率。右心室纵

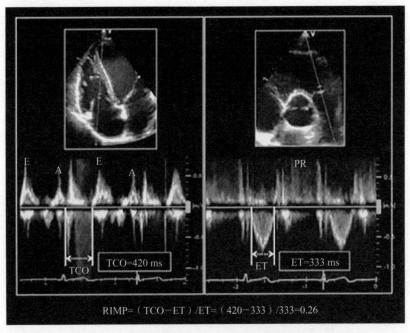

图 3-16　脉冲多普勒测右心室心肌做功指数（RV IMP）

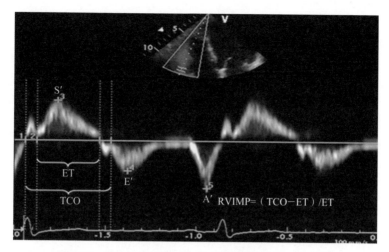

图3-17 组织多普勒测右心室心肌做功指数（RV IMP）

向应变较少受整体心脏运动的影响，而决定于右心室负荷情况及右心室的大小和形状。基底段参考点位置太低，会人为造成基底段应变数值减小（绝对值）。二维斑点追踪技术测定右心室纵向应变重复性好，容易测量，虽然不和 TDI 测定一样有角度依赖性，但对图像清晰度要求高。要在聚焦右心室的心尖四腔心切面测量。右心室应变对于绝大多数超声仪器需要脱机处理，但目前有高端超声诊断仪（Epic CVX，Philips Ultrasound，芬兰）机器内置工作站，可马上出结果。反映右心室应变的指标：右心室整体纵向应变（right ventricular free wall longitudinal strain，RVFWSL）、右心室四腔心应变（right ventricular 4-chamber longitudinal strain，RV4CSL）、右心室游离壁基底段纵向应变（longitudinal strain of the basal segment of RV free wall，basal RVFWSL）、右心室游离壁中间段纵向应变（longitudinal strain of the mid segment of RV free wall，mid RVFWSL）、右心室游离壁心尖段纵向应变（longitudinal strain of the apical segment of RV free wall，apical RVFWSL）。右心室整体纵向应变＞ -20%（即绝对值＜ 20%）为异常。右心衰竭时右心室应变减低（绝对值）（图3-18）。

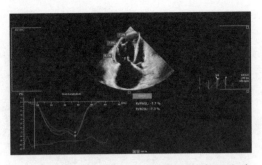

图3-18 PAH伴右心衰竭患者右心室应变。RVFWSL、RV4CSL、apical RVFWSL、mid RVFWSL、basal RVFWSL绝对值均明显降低

6.三维超声测量(3DE)右心室EF 由于右心室由复杂的新月形状(由流入道、漏斗部和心尖组成),二维成像技术较难准确评估右心室结构和功能;此外,右心室心肌纤维的排列与左心室不同,故两者最适合的超声呈现方法不同。已建立的右心室功能二维超声心动图参数(包括TAPSE,S′)难以全面代替右心室整体功能,尤其在心脏手术后,上述指标是降低的,不能反映右心室整体功能。3DE评估的右心室容积和射血分数较准确,且具有可行性和可重复性。其准确性已经过心脏磁共振(cMRI)反复验证。使用基于右心室聚焦3DE采集的新软件和新方法已被用于更好地评估右心室。

连接同步心电图监护电极,以确定心动周期时相。患者取左侧卧位,充分暴露胸部,选取心尖四腔心切面,调整扇角及深度使右心充分显示,图像帧频达患者心率的40%以上或大于25,以全容积(full volume)模式留取图像,采集3次图像,以原始格式保存。为减少误差,尽量使用固定的超声设备和固定的超声检查医师。分析步骤:先设置左心室的轴线,二尖瓣中点至心尖(四腔心及两腔心),标记左心室流出道的两个边界点,然后设置右心室轴线,即三尖瓣中点至右心室心尖(四腔心及两腔心),标记室间隔和右心室游离壁中点两个边界点。软件会自动追踪出右心室的轮廓，如果曲线追踪不满意可以手动调节。下一步，软件会自动计算出右心室舒张末期容量（EDV）、收缩末容量（ESV）、右心室 EF 等指标。右心室 EF ＜ 45% 为异常。

第二节 超声心动图报告及解读

（一）三尖瓣反流速度诊断肺动脉高压的标准

肺动脉高压诊断标准：《2021 中国肺动脉高压诊治指南》中定义为肺动脉平均压（mean pulmonary arterial pressure，mPAP）≥ 25mmHg（表 3-1）；而最新《欧洲心脏病学会 / 欧洲呼吸学会肺动脉高压诊治指南》《2022ESC/ERS 肺动脉高压诊治指南》定义为 mPAP ＞ 20mmHg（表 3-2）。无论是 mPAP ≥ 25mmHg，或 mPAP ＞ 20mmHg，《欧洲心脏病学会 / 欧洲呼吸学会肺动脉高压诊治指南》推荐的心脏超声根据三尖瓣反流速度估测肺动脉高压的标准没有变化，但最新指南强调，在使用三尖瓣反流速度疑诊肺动脉高压时，除了要参考其他 PH 超声心动图征象外，还要参考 PAH 或慢性血栓栓塞性肺动脉高压（chronic thromboembolic PH，CTEPH）的危险因素或相关情况（图 3-19）。

表3-1 2021中国肺动脉高压诊治指南血流动力学定义

定义	特征	临床分类
毛细血管前PH	mPAP ≥ 25mmHg；PAWP ≤ 15mmHg；PVR ＞ 3Wood单位	1、3、4、5
单纯毛细血管后PH（IpcPH）	mPAP ≥ 25mmHg；PAWP ＞ 15mmHg；PVR ≤ 3Wood单位	2、5
混合性毛细血管前和毛细血管后PH（CpcPH）	mPAP ≥ 25mmHg；PAWP ＞ 15mmHg；PVR ＞ 3Wood单位	2、5

注：PAWP. 肺小动脉楔压；PVR. 肺血管阻力

表3-2 《2022 ESC/ERS肺动脉高压诊治指南》血流动力学定义

定义	血流动力学特点
PH	mPAP > 20mmHg
毛细血管前PH	mPAP > 20mmHg
	PAWP ≤ 15mmHg
	PVR > 2Wood单位
毛细血管后PH（IpcPH）	mPAP > 20mmHg
	PAWP > 15mmHg
	PVR ≤ 2Wood单位
混合性毛细血管前和毛细血管后PH（CpcPH）	mPAP > 20mmHg
	PAWP > 15mmHg
	PVR > 2Wood单位
运动PH	静息和运动时mPAP/CO斜率相差 > 3mmHg/（L·min）

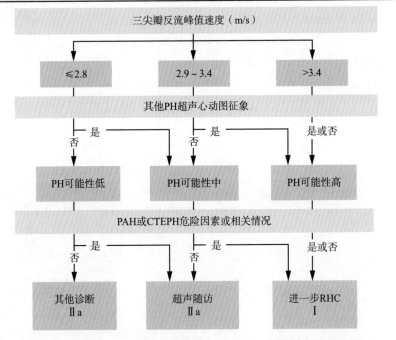

图3-19　2022 RSC/ERS PH诊治指南，超声心动图疑诊肺动脉高压流程

（二）肺动脉收缩压与肺动脉平均压的关系及右心房压估测

肺动脉平均压与肺动脉收缩压有内在关系，有文献报道 mPAP=sPAP×0.61+2，也有报道 mPAP=sPAP×0.60+2，两者差别不大。肺动脉平均压也可通过肺动脉收缩压与舒张压计算获得，即肺动脉平均压 =1/3（sPAP）+2/3（PADP）。这种内在联系使我们在估测肺动脉收缩压和平均压时可以相互借鉴。比如，若三尖瓣完整的反流频谱比较容易获得，此时估测的肺动脉收缩压比较可靠，假如为 100mmHg；而若根据肺动脉瓣估测的肺动脉平均压只有 30mmHg，则根据公式可知，肺动脉平均压严重低估，需要再次仔细测量肺动脉瓣反流速度；反之亦然。对于肺动脉高压或心力衰竭患者，报告中应包含 PADP 监测指标，可采用三尖瓣反流的平均压力梯度或肺动脉瓣反流法计算 PADP 值。若 sPAP > 35 ~ 40mmHg，建议详细检查是否存在肺动脉高压及其他相关临床信息。

虽然指南推荐肺动脉高压可能性判断是根据三尖瓣反流速度加心脏超声间接征象，但实际工作中若报告三尖瓣反流速度非常不直观，所以仍建议报告肺动脉收缩压。

（三）影响三尖瓣及肺动脉瓣反流速度准确估测肺动脉压力的因素

许多因素会影响三尖瓣和肺动脉瓣反流速度对肺动脉压力的估测。一些是人为因素，一些是客观因素，大致包括以下几方面。

1. 三尖瓣或肺动脉瓣反流量过少，频谱不完整，会低估肺动脉压力。

2. 严重三尖瓣反流导致右心房、室快速同等化（rapid equalization），会低估肺动脉压。

3. 右心室收缩功能明显减低时，会严重低估肺动脉收缩压。

4. 个别患者吸气时对三尖瓣和肺瓣反流速度影响很大，要求在平静呼吸呼气末时测量（图 3-20）。

5. 超声束方向与血流方向夹角过大，会低估肺动脉压力。

6. 增益过高，将噪声信号记录到反流信号中，会明显高估肺动脉压力。

7. 扫描速度不合适（至少 100mm/s）。

8. PASP 受年龄、贫血、肥胖、肝病等因素的影响，收缩压会升高至 40mmHg 及以上，但肺动脉平均压正常。

9. 右心房压难以准确估测，会高估或低估肺动脉收缩压和舒张压。

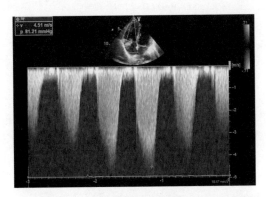

图 3-20　三尖瓣反流频谱图。患者吸气时三尖瓣反流速度增加，明显高估肺动脉收缩压。超声测量三尖瓣反流峰值压差 81mmHg，右心导管测 sPAP 59mmHg

（四）超声估测肺动脉高压间接指标解读

肺动脉高压超声心动图间接征象与直接测三尖瓣反流速度和肺动脉瓣反流速度来估测肺动脉收缩压和平均压同等重要，但很多超声医师没有给予应有的重视。极个别情况下，甚至三尖瓣反流和肺动脉瓣反流均探测不到，此时只能根据超声心动图 PH 的间接征象来判断有无肺动脉高压。这些间接征象包括 3 个方面：右心室方面、主肺动脉方面、下腔静脉和右心房方面。《2022ESC/ERS PH 诊治指南》对此建议较 2015 版稍有更新，增加了 TAPSE/sPAP 比值 < 0.55mm/mmHg 和 PA 直径 > AR 直径（表 3-3）。三个方面中有任何两个方面存在任何一个指标异常则提示 PH。

表3-3　《2022 ESC/ERS PH诊治指南》推荐超声诊断PH其他征象

A.心室	B.肺动脉	C.下腔静脉和右心房
RV/LV基底段横径/面积比>1.0	右心室流出道加速时间<105ms和（或）收缩中期有切迹	IVC直径>21mm，吸气塌陷率降低（猛深吸气时<50%，平静吸气时<20%）
室间隔扁平［收缩和（或）舒张期左心室偏心指数>1.1］	肺动脉瓣舒张早期反流速度>2.2m/s	收缩末右心房面积>18cm^2
TAPSE/sPAP比值<0.55mm/mmHg	PA直径>AR直径 PA直径>25mm	

（五）超声评估右心功能指标解读

RVFAC、RVIMP、TAPSE、三尖瓣环收缩期峰速度S′（组织多普勒测）、右心室游离壁应变及应变率（二维及三维）、右心房面积、右心室面积、右心室舒张功能指标［如E′<8和（或）E/E′>6］、三维超声右心室容量及 EF 值、下腔静脉内径及塌陷率、三尖瓣或肺动脉瓣反流程度等都能反映右心功能。虽然许多研究显示单一指标都有预后判断价值，但要准确评估，必须多参数结合。Ghio S 等将正常 TAPSE（>17mm）且无显著 TR（正常或轻度）定为低风险组；正常 TAPSE（>17mm）且显著 TR（中度或重度）或 TAPSE 异常（≤17mm）且 IVC 未扩张（直径<20mm）定为中等风险组；TAPSE 异常（≤17mm）且 IVC 扩张（直径>20mm）定为高风险组，结果显示三组的生存率有显著差别。

大多数反映右心室收缩功能的指标，都受容量负荷的影响，如RVFAC、TAPSE、S′、应变、三维超声测的 EF 值。在中重度三尖瓣反流或肺动脉瓣反流早期，根据 Frank-Starling 机制，右心室容量负荷增加，心肌做功增加，因此上述指标可以正常，但实际上右心室排血量是减低的。另外，TAPSE、S′反映的是右心室纵向收缩能力，在三尖瓣成形术患者中，会严重低估右心室收缩功能。

在二维超声心动图指标中，RVFAC 是最接近反映 RVEF 的指标，但重复性较差。一是因为右心室内膜极不规则，不容易描记清楚；二是右心室形态在不同超声束方向下变化很大。TAPSE 与 S′ 意义相似，两者有中度相关性，S′ 重复性更好。但更多研究显示 TAPSE 有更好的预后意义。RVIMP 反映右心室整体收缩和舒张功能，右心房压过高时，IVRT 缩短 IMP 变小，会低估右心功能严重程度。二维超声心动图可以方便地检测右心室游离壁应变，不仅可以反映右心室整体收缩功能，还能反映右心室局部运动功能。三维超声测量右心室 EF 值与 cMRI 所测有高度相关性，随着操作方便性的增加，将来会成为评估右心室收缩功能的重要手段。

虽然反映右心功能的指标繁多，但在《2022 ESC/ERS 肺动脉高压诊治指南》中，只推荐右心房面积、TAPSE/sPAP 及心包积液作为危险分层的指标。

第三节　超声心动图在肺动脉高压病因诊断中的应用

超声心动图除了可以诊断肺动脉高压外，在某些情况下，还可做病因诊断。对于第二大类左心疾病相关肺动脉高压的病因诊断，超声心动图是最重要的工具。但仍然需要确定是否合并其他原因，如 CTD、肺栓塞等；此外，是单纯毛细血管后性 PH（IpcPH）还是混合性毛细血管后性 PH（CpcPH），需要由右心导管来确定。左心疾病（left heart disease，LHD）患者若怀疑 PH 且对治疗有帮助，建议行右心导管检查（RHC）。LHD 伴 CpcPH 且有严重毛细血管前特征（PVR > 5WU），给予个体化治疗（如试用 5 型磷酸二酯酶抑制剂，PDE5is）。左心疾病包括射血分数降低的心力衰竭（HFrEF，EF < 40%）、射血分数轻度降低的心力衰竭（HFmrEF，EF40% ~ 49%）、射血分数保留的心力衰竭（HFpEF，EF ≥ 50%）、心脏瓣膜病及导致毛细血管后 PH 的先天性心脏病。第一大类中的左向右分流性先天性心脏病，如房间隔缺损（ASD）、室间隔缺损（VSD）、动脉导管未闭（PDA）、超声心动图是重要的筛查手段。在一些病例中，需要经食管超声或其他影像技术（CTA，cMRI）来探查或排除，如冠状静脉窦型房

缺、PDA 和（或）肺静脉异位引流。运动多普勒超声对于识别运动 PH 的临床价值不确定，因为缺乏明确的标准及确凿的前瞻性资料。多数情况下，运动时 sPAP 升高是由于舒张功能不全所致。HFrEF、HFmrEF、心脏瓣膜病及导致毛细血管后 PH 的先天性心脏病经胸部超声不容易漏诊；室间隔缺损也容易探查，不做特别介绍。重点介绍一下 ASD、PDA、HFpEF 超声心动图诊断。

（一）房间隔缺损

房间隔缺损分为 4 型。①原发孔型：也称为Ⅰ孔型，占全部房间隔缺损患者的 15%，缺损位于心内膜垫与房间隔交界处，常合并二尖瓣裂缺。②继发孔型：可以占到 ASD 的 75%，是最常见的缺损类型。位于房间隔中心卵圆窝部位，也称为中央型房间隔缺损。③腔静脉型：分为上腔静脉型和下腔静脉型。上腔静脉型位于上腔静脉入口处，右上肺静脉常经过此缺损异位引流到右心房。下腔静脉型位于下腔静脉入口处，常合并右下肺静脉异位引流进入右心房。④冠状静脉窦型：缺损位于冠状静脉窦上端与右心房之间，造成左心房血流经过冠状静脉窦缺口分流入右心房。腔静脉型、冠状静脉窦型 ASD 经胸部超声比较容易漏诊，可借助于经食管超声诊断和发泡试验进行辅助诊断，必要时行 CTPA 和 cMRI 检查。探查房间隔缺损常用切面为心尖四腔心切面、大动脉短轴切面、剑下四腔心切面。注意测定缺口边缘与二尖瓣、上腔静脉入口、下腔静脉入口的距离，以便为手术方式（外科修补或封堵）提供依据。

1. 经食管超声心动图　观察房间隔最常用的切面为 3 种。①四腔心切面：探头位于左心房中部的后方，扇面角度为 0° 左右时，通过轻微向后伸展探头尖端，使扇面指向心尖，可获得标准四腔心切面。②双心房切面：扫描扇面旋转至 90°～110° 时，可获得双心房切面。该切面可清楚地显示左心房、右心房、房间隔及上腔静脉、下腔静脉结构与关系。③主动脉短轴切面：将探头深入至食管中段主动脉瓣水平，旋转扫描扇面角度至20°～50°，可获得主动脉短轴切面。该切面可显示主动脉瓣及主动脉根部，以及左、右心房，房间隔和右心室流出道。

2. 发泡试验 常用手振加血激活生理盐水对比剂。用 10ml 注射器抽取 8ml 生理盐水，再抽 1ml 患者血液，另一支 10ml 注射器抽取 1ml 空气。2 支注射器通过三通阀互相快速推送振荡 20 次。振荡次数并非越多越好，以 20 次为佳。一般取心尖四腔心切面。静息状态下快速注入对比剂，右心内完全充满对比剂后，观察左心内是否出现对比剂及对比剂出现的心动周期和微泡数量。如果静息状态下左心内已经出现大量对比剂，则检查结束；否则进一步做标准的 Valsalva 动作，观察左心内对比剂充盈情况。为了验证右心房压力是否升高，房间隔向左侧摆动是判断 Valsalva 动作有效的标志。当右心房内充满对比剂后，静息状态下及 Valsalva 动作后 3 ~ 6 个心动周期内左心房出现对比剂回声，或观察到左心房内微泡来自房间隔，认为与心房水平分流有关；超过 3 ~ 6 个心动周期左心出现微泡，并逐渐增加，或观察到微泡是通过肺静脉进入左心房，且持续时间长，认为与肺动静脉瘘有关。

（二）动脉导管未闭

动脉导管未闭伴重度肺动脉高压时，导管处血流可表现为双向分流或右向左分流。彩色多普勒血流显像（CDFI）对低速双向分流或右向左分流显示往往不敏感，容易造成误诊或漏诊。可做右心声学造影检查，进一步明确诊断，即注入对比剂后，右心房、右心室、肺动脉顺序显影后对比剂经过未闭的动脉导管进入降主动脉，使降主动脉、腹主动脉显影。

（三）左心室舒张功能减低

左心室舒张功能的诊断要结合临床、脑钠肽水平和超声指标。《ESC 心力衰竭诊治指南（2016）》标准：HFpEF 诊断需要满足 4 个条件：①典型心力衰竭的症状和体征；②正常或轻度降低的 LVEF，而且 LV 不扩张但伴相关结构性心脏病表现 [LV 肥厚 > 95g/m^2 女性，> 115g/m^2 男性，或左心房扩大（左心房容量指数 LAVI > 34ml/m^2）]；③舒张功能不全表现（e′ 降低，E/e′ > 14）；④脑钠肽水平升高（B 型脑钠肽 > 35pg/ml 或 N- 末端脑钠肽前体 > 125pg/ml）。

（纪求尚）

参 考 文 献

［1］Humbert M，Kovacs G，Hoeper MM，et al. 2022 ESC/ERS Guidelines for the diagnosis and treatment of pulmonary hypertension. Eur Heart J，2022：1-114. 2023 Apr 17；44（15）：1312.

［2］中国肺动脉高压诊断与治疗指南（2021版）. 中华医学杂志，2021，101（1）：11-51.

［3］Bossone E，D'andrea A，D'alto M，et al. Echocardiography in pulmonary arterial hypertension：from diagnosis to prognosis. J Am Soc Echocardiogr，2013，26：1-14.

［4］Lang RM，Badano LP，Mor-Avi V，et al. Recommendations for cardiac chamber quantification by echocardiography in adults：an update from the american society of echocardiography and the european association of cardiovascular Imaging. European Heart Journal-Cardiovascular Imaging，2015，16：233-271.

［5］Yao G H，Deng Y，Liu Y，et al. Echocardiographic measurements in normal Chinese adults focusing on cardiac chambers and great arteries：a prospective，nationwide，and multicenter study. J Am Soc Echocardiogr，2015，28：570-9.

［6］邢英琦，林攀. 发泡试验的操作方法及临床应用. 北京：中国科学技术出版社，2022.

［7］Ponikowski P，Voors AA，Anker SD，et al. 2016 ESC guidelines for the diagnosis and treatment of acute and chronic heart failure：the Task Force for the diagnosis and treatment of acute and chronic heart failure of the European Society of Cardiology（ESC）developed with the special contribution of the Heart Failure Association（HFA）of the ESC. Eur Heart J，2016，37（27）：2129-2200.

［8］Innelli P，Esposito R，Olibet M，et al. The impact of ageing on right ventricular longitudinal function in healthy subjects：a pulsed tissue Doppler study. Eur J Echocardiogr，2009，10：491-498.

［9］Ghio S，mercurio V，Fortuni F，et al. A comprehensive echocardiographic method for risk stratification in pulmonary arterial hypertension. Eur Respir J，2020，19：2000513.

第4章 胸部X线和肺血管CT成像技术

自20世纪80年代以来，心脏超声、CT（包括多排螺旋CT和电子束CT）、磁共振成像（MRI）、数字减影血管造影（DSA）、X线片数字化包括计算机X线摄影（CR）和数字化X线摄影（DR）、放射性核素成像包括单光子发射CT（SPECT）和正电子发射体层摄影（PET）等影像学新技术的开发和应用，显著改变了以X线片和心血管造影为主体的心血管放射学成像与诊断的局面，从而共同构成了现代心血管影像学。与之同时，在心血管造影为主的基础上发展起来的介入治疗使放射学如虎添翼，成为名副其实的诊断和治疗兼备的临床学科。然而，各种检查方法都有其优缺点，因此充分了解各种成像方法的特点，并在实践中考虑到各种影像技术的效价比、侵袭性和优势互补等至关重要。

第一节　胸部X线操作过程

传统的X线片仍然是心血管疾病最基本的检查方法，X线片的数字化如CR和DR则实现了医学影像的无胶片存储、传播、查询和无纸化阅片。就诊断价值而言，X线胸片最大的优势是"心肺兼顾"，不仅可以显示心脏的轮廓和大小，而且能全面反映肺循环的状态，这是任何其他影像学方法都无法替代的。心脏观察最常采用后前位远达片。根据病情需要，可进一步选择侧位或斜位等，但是由于心脏和大血管在X线胸片上的投影彼此重叠，还需结合不同的投照体位才能大致将各个房室和大血管的边缘显示出来，进而判断其大小变化，因此只能粗略地进行判断。

第二节 胸部 X 线报告及解读

一、心脏后前位远达片（PA）

心脏远达片摄影要求管球与胶片距离为 2m，心脏后前位平片测定心胸比率（图4-1）。心胸比是指心脏横径（左、右心缘至体中线的最大距离之和）与胸廓横径（通过右膈顶水平胸廓的内径）之比（T_1+T_2/T）。受生长发育、体型、轮廓类型、性别、呼吸状态、心率等影响。正常成人心胸比上限为 0.5，新生儿及婴儿期心脏和右心相对大，心胸比率接近 0.6，至学龄期儿童心影逐渐接近成人。

后前位平片（图4-2）显示心影右缘上段为上腔静脉与升主动脉的投影，右缘下段为右心房的投影，心影左缘上段为主动脉结，肺门区为中段，为肺动脉段，主要有主肺动脉干构成，下缘由左心室构成，包括心尖部。

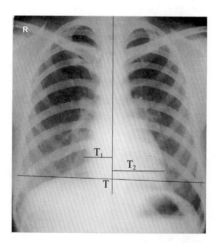

图4-1 心脏远达片后前位测定心胸比

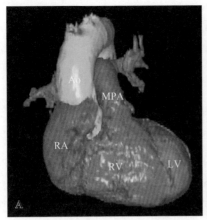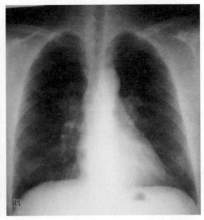

图4-2　A. CT容积再现图显示心脏正位。Ao.升主动脉；MPA.主肺动脉；LV.左心室；RV.右心室；RA.右心房。B.心脏后前位片。右心缘上段：升主动脉、上腔静脉；下段：右心房。左心缘上段：主动脉球（结）；中段：肺动脉段、肺动脉主干；下段：左心室

二、心脏左侧位片（LL）

心脏左侧位片（图4-3）显示心前缘和心后缘，心前缘上段为右心室漏斗部，主肺动脉及升主动脉投影，前下缘为右心室；心后缘上段小部分为左心房，大部分为左心室。

三、心脏右前斜位片（RAO 45°）

为第1斜位片（图4-4），常结合食管吞钡，协助定位；心前缘：主动脉弓、升主动脉、肺动脉、右心室漏斗部、右心室前壁、左心室下端；心后缘：左心房、右心房；心后间隙：降主动脉、食管。

四、心脏左前斜片（LAO 60°）

为第2前斜位（图4-5），心前缘上段为右心房；下段为右心室；心后缘上段为左心房，下段为左心室；主动脉窗内包括气管分叉、主气管和主肺动脉。

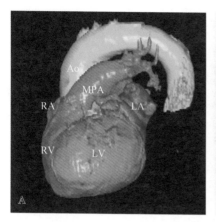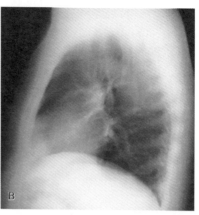

图4-3　A.CT容积再现图显示心脏左侧位。Ao.升主动脉；MPA.主肺动脉；LV.左心室；RV.右心室；RA.右心房；LA.左心房。B.心脏左侧位片：心前缘上段为右心室漏斗部、肺动脉主干；下段为右心室前壁；心后缘上段小部分：左心房；大部分为左心室

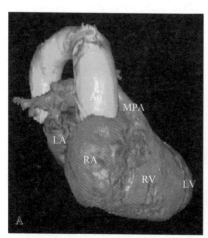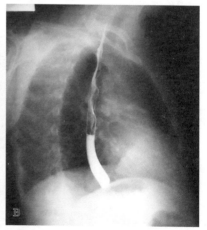

图4-4　A.CT容积再现图显示心脏右前斜位45°。Ao.升主动脉；MPA.主肺动脉；LV.左心室；RV.右心室；RA.右心房；LA.左心房；B.心脏X线右前斜位片。心前缘：主动脉弓、升主动脉、肺动脉、右心室漏斗部、右心室前壁、左心室下端；心后缘：左心房、右心房；食管吞钡造影心后间隙：降主动脉、食管

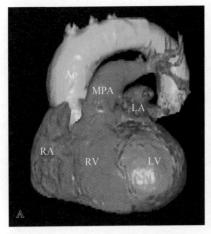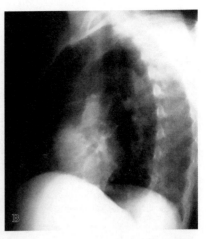

图4-5 A.CT容积再现图显示心脏左前斜位60°。Ao.升主动脉；MPA.主肺动脉；LV.左心室；RV.右心室；RA.右心房；LA.左心房。B.心脏X线左前斜位片。心前缘上段为右心房；下段为右心室；心后缘上段为左心房，下段为左心室

概括起来，X线胸片能够直接反映肺淤血、肺动脉高压的状态，并可初步判断各房室形态和大小。对于先天性心脏病则可直接观察肺血变化，如肺血少、肺血多（肺动脉高压）及心脏大小的变化等，并进行初步分类。一般来说，肺动脉高压、房间隔缺损、室间隔缺损、动脉导管未闭、肺动脉瓣狭窄、法洛四联症等，结合临床体征基本可做出诊断。此外X线胸片还可直接观察急性左心功能不全所致的肺循环变化如肺水肿等动态变化。其他如肺源性心脏病的胸肺疾患和缩窄性心包炎的钙化，甚至扩张型心肌病等，X线胸片亦具有重要的提示作用。而对于冠心病、高血压、肥厚型心肌病、血管疾患等诊断价值有限。

第三节　胸部X线在肺动脉高压中的应用

胸部X线通常作为PH患者的基础检查。典型PH在X线胸片上表现

的征象包括：右心房和右心室扩大、中央肺动脉扩张和外周血减少（图4-6，图4-7）。中央肺动脉突出、沿中央动脉分布的钙化斑、肺动脉（PA）与肺静脉比率的增加、外围肺血管减少或稀疏也可以在PH患者中观察到。X

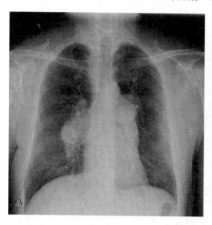
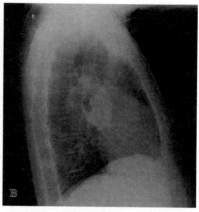

图4-6 特发性肺动脉高压，男，41岁，胸部X线正侧位片：A.后前位投影显示右下肺动脉干增宽，远端残根征，心左缘肺动脉段膨隆、心影增大；B.侧位相投影显示心前间隙缩小

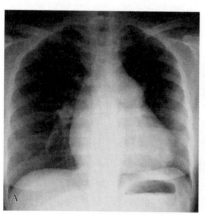
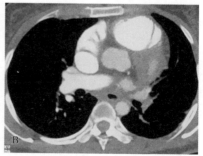

图4-7 慢性血栓栓塞性肺动脉高压，女，50岁。A.胸部X线片显示右下肺动脉干增粗，二尖瓣型心影：肺动脉段膨隆，心影增大，心尖圆隆；B. CTPA显示左肺下叶肺动脉闭塞，右心室流出道扩大

线胸片主要的局限性在于征象缺乏特异性且影像异常程度与疾病严重程度缺乏相关性，因此正常的 X 线胸片并不能排除 PH。与 CT 和 MRI 相比，X 线胸片已不是那么重要，但由于其便捷和价格低廉仍被广泛使用。

第四节　肺血管 CT 成像技术操作过程

一、常规胸部 CT 扫描

常规胸部 CT 扫描能够显示心脏及大血管轮廓、纵隔内器官及组织毗邻关系，因此对显示心包积液、增厚、钙化有一定帮助。从 64、128、256 排 CT，到双源、能谱 CT，扫描速度更快（≤ 0.35s/ 转），时间分辨率显著提高（< 50ms），心脏层厚< 0.5mm。探测器旋转 1 周可覆盖的扫描范围可达 40mm，完成 1 次心脏扫描仅需 10s 左右，并且通过功能强大的后处理软件，可以获得优良的动脉 CT 图像和计算各种心功能参数。

螺旋 CT 及多层面螺旋 CT: 滑环技术的使用使 CT 上了一个很大的台阶。采用滑环技术不仅缩短了工作周期时间，并在此基础上设计出螺旋 CT。即在连续扫描的同时，病床承载患者连续送入机架扫描孔。扫描轨迹为螺旋形曲线，可以一次收集到扫描范围内全部容积的数据，所以也称为螺旋容积扫描。多层面螺旋 CT 是在螺旋 CT 的基础上使探测器转向了多排。优点：①依靠滑环技术使 X 线球管能连续沿一个方向转动，病床能做同步匀速直线运动；②使用大功率、高热量的 X 线球管；③具有螺旋加权算法软件；④选用速度快、存储容量大的计算机系统；⑤采用多层螺旋 CT 进一步缩短了扫描时间，并且可延长扫描覆盖范围；⑥图像质量有所提高，尤其 Z 轴方向分辨力的提高；⑦可以任意组合扫描层面的厚度；⑧在取得同样图像质量的前提下，可减少患者的受照辐射剂量；⑨延长了 X 线球管的使用寿命；⑩任何部分均可进行多层面或三维图像重建，图像质量较好等。缺点：①有运动伪影；②不能得到心脏等动态器官的高分辨力的图像。

双源 CT 是两套 X 线的发生装置和两套探测器系统呈一定角度安装在

同一平面，进行同步扫描。两套X线球管既可以发射同样电压的射线，也可以发射不同电压的射线，从而实现数据的整合或分离。不同的两组数据对同一器官组织的分辨能力是不一样的，通过两组不同能量的数据从而可以分离普通CT所不能分离或显示的组织结构，即能量成像。如果是两组数据以同样的电压、电流值扫描则可以将两组数据进行整合，快速获得同一部位的组织结构形态，突破普通CT的速度极限。由于双源CT将扫描速度和扫描效率大大提高，所以明显缩短了检查时间，也就意味着受检者接受的X线量大大减少。与常规多层螺旋CT相比（以64层螺旋CT为例）可以降低70%～90%的X线剂量。

二、CT肺动脉造影

1. 禁忌证

（1）甲状腺功能亢进患者。

（2）对比剂过敏史患者。

（3）躁动、意识障碍不能呼吸配合的患者。

（4）严重肾功能不全患者。

2. 检查前准备

（1）测试患者的屏气能力，在扫描过程中指导患者控制呼吸。

（2）建立静脉通道：选用22G静脉留置针与前臂外周静脉留置，最好与高压注射器同侧，扫描前通常选用4ml/s流速试验性注入生理盐水20ml，确认静脉通道通畅无渗漏。

（3）指导患者将双上肢放置在头部上方。受检者采用仰卧位，头先进。

（4）如需测定心脏功能，需要连接心电监护，于双侧锁骨辖区、左上腹放置电极片，检查心电连接线路并调整心电监护器导联及波幅，确认基线平稳。

（5）严重缺氧患者，检查前可佩戴氧气袋或氧气瓶。

3. 操作流程

（1）扫描方案：通常采用螺旋扫描方案，常规扫描参数为管球螺旋速度 0.40 ~ 0.45s/ 圈，管电压和管电流应根据受检者体重，设定 100 ~ 135kV，300 ~ 440ms，扫描层面 1 ~ 1.25mm，矩阵 512×512。

（2）触发时相选择：选择最佳触发时相，抓住对比剂在肺动脉内充盈的最佳时期进行扫描，一般有两种方法：小剂量测试（test bolus）和智能跟踪扫描（care bolus）。

（3）对存在肺结构明显损害变形者，如严重毁损肺、广泛支气管扩张及蜂窝影等，建议双期扫描，减少慢血流引起的假性充盈缺损伪影。

第五节　肺血管 CT 成像报告解读

CT 和 CTPA 是已经获得认可的评估肺血管疾病的重要方法。其独特的优势在于扫描速度快、时空分辨力好、心肺结构包含全面，可以通过全面观察肺血管和肺实质来评估 PH 的病因和严重程度。CT 可以显示 PH 患者肺实质的异常。慢性进展性疾病如特发性肺纤维化和肺气肿具有特征性 CT 表现。此外 CT 在分析 PH 的病因中，起到了非常重要的诊断及鉴别诊断的价值：肺静脉闭塞性疾病（PVOD）可有小叶中心结节、磨玻璃密度影、小叶间隔增厚、纵隔淋巴结增大及胸膜腔积液。弥漫的磨玻璃影或许提示肺毛细血管瘤病（PCH）的诊断。食管扩张可能提示存在硬皮病。CTEPH 患者可以看到肺外周实质的楔形磨玻璃影（梗死灶）和马赛克征（血量减少和充血），以上均可引起 PH。肺动脉（PA）增宽的鉴别诊断和预测价值在临床中极其重要。病因包括：血流增加或血流紊乱（左向右分流、动脉导管未闭、房间隔或室间隔缺损）、风湿性疾病（白塞病、大动脉炎）、结缔组织病、感染（结核、梅毒）、创伤或特发性原因引起的疾病等。PA 直径的参考标准因测量方法差异（选取血管壁还是血管腔）、是否使用静脉注射对比剂、窗宽窗位设置、是否心电门控检查等不同而不同。

第六节　肺血管CT成像在肺动脉高压中的应用

　　肺血管 CT 成像在评估肺动脉高压及病因诊断时具有重要价值。通常主肺动脉直径≥ 29mm，同水平主肺动脉与升主动脉直径比值（MPAd/AAd ratio）≥ 1.0 可高度提示 PH（图 4-8）。横轴位的 CT 图像中有 4 个中的 3 个肺叶中段动脉 – 支气管比> 1 : 1 时也高度提示 PH。主肺动脉与升主动脉比率与右心导管得到的平均肺动脉压显著相关。值得注意的是，正常的 PA 直径或 MPAd/AAd ratio 并不能排除 PH。

　　PH 不同的病因有不同的血管表现。通常 IPAH 有对称的扩大 PA，CTEPH 则常有不规则扩张的 PA 伴血栓，并可能有钙化（图 4-9）。支气管

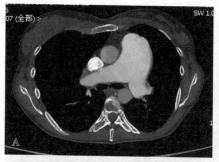
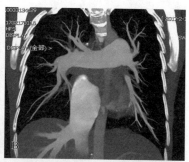
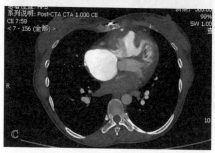
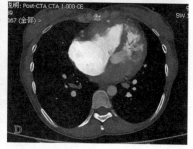

图 4-8　室间隔缺损所致肺动脉高压（肺动脉高压分类 1.5.4），女，18 岁，CTPA。A. 显示肺动脉干增宽；B. 最大密度投影显示各分支未见充盈缺损；C. 室间隔缺损；D. 右心室壁及隔缘肉柱肥厚

动脉侧支循环在 IPAH 和 CTEPH 均可看到，但在 CTEPH 中更常见。原位血栓可以在 Eisenmenger 综合征或血管炎、肺静脉异常回流、大的房间隔缺损或其他分流术中出现。纤维素性纵隔炎可以看到血管被压迫。

通气/灌注（V/Q）扫描是 CTEPH 首选的影像诊断检查。CTPA 在考虑手术治疗的 CTEPH 患者中的评估也很重要。然而一旦诊断 CTEPH，CTPA 通常被用于评估疾病的程度和心肺功能变化。CTPA 还可以观察肺动脉及其分支的远端阻塞、狭窄及末梢狭窄程度。CTEPH 患者中支气管动脉侧支循环的存在意味着患者预后良好。识别由于 PH 压迫的解剖结构作为早期诊断和积极治疗的依据是必要的。PA 压力升高和 PA 扩张，可能导致左

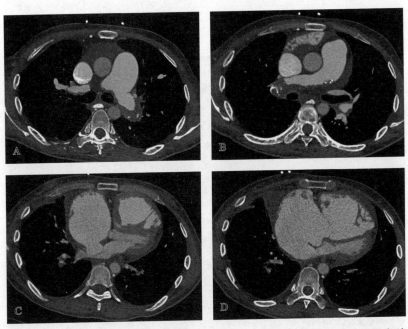

图4-9 慢性血栓栓塞性肺动脉高压，男，51岁：CTPA。A、B.显示主肺动脉直径3.6cm，同水平主动脉直径2.2cm，肺动脉内多发附壁充盈缺损，缺损灶伴钙化灶，双肺下叶肺动脉基底段分支闭塞；C、D.右心房及右心室明显扩大，右心室游离壁厚度5.2mm，室间隔向左膨隆，房间隔瘤样向左心房突起形成房间隔瘤，左心房及左心室明显受压缩小

冠状动脉主干的外在压迫和随后的左心室（LV）缺血。CTPA 可以诊断，但确诊仍需要冠状动脉造影。扩张的 PA 可以压迫左喉返神经，导致 Ortner综合征，表现为声带麻痹、声嘶等。头颈 CT 和 MRI 可以帮助定位左喉返神经压迫，但确诊需要喉镜检查。扩张的 PA 也可以压迫气管支气管树，最常压迫处是左肺动脉跨主支气管的上方。

心电门控 CTPA 技术可以观察到右心衰竭的征象，包括 RV 肥大、室间隔向左膨隆、RV 扩张（定义为在心室中间水平 RV 和 LV 直径 > 1:1）、下腔静脉和肝静脉扩张、心包积液和三尖瓣反流（证明回流到下腔静脉和肝静脉）等。平均肺动脉压 ≥ 30mmHg 的 PH 患者，常有收缩期室间隔左偏、舒张末期右心室游离壁厚度增加（≥ 6mm）、RV/LV 腔比率增加 ≥ 1.28、RV/LV 壁比率 ≥ 0.32。局部肺动静脉异常回流、房间隔缺损等先天异常也通常伴随 PH。间隔角（室间隔与胸骨中点到胸椎棘突连线形成的角度）在PH 患者中增大，是右心室过载的一个典型的征象。

双能量 CT（DECT）是在常规 CT 基础上，增加了闪烁扫描相关的肺灌注分析，其原理是利用低高千伏（通常为 80kVp 和 140kVp）碘的衰减差异，通过低和高光子能量的光谱衰减来区分物质（如碘和钙）。在体素中碘的计算量用于生成血液灌注量（PBV）图像。虽然这些不是真正的灌注图像，但可以代替肺灌注（图 4-10）。DECT 看到的灌注缺损与 V/Q 和 SPECT V/Q 图像匹配。DECT 可以增加诊断信心，PBV 地图自动化定量对预后也有帮助。DECT 显示了中央和外周血管灌注的分布以及肺实质增强的细节。它整合了解剖和功能的相关信息。肺血管解剖、实质形态和功能分析都可以在 DECT 中得到检测。延迟相 DECT 可被用于区分急、慢性 PE。在慢性PE 中见到灌注缺损表示存在侧支供血。侧支循环是 CTEPH 预后一个好的标志。PBV 可能具有阐明 PH 原因的潜能。CT 也具有局限性：如 CTA 中的 PA 大小对预测 PH 不佳，此外 CT 提供的血流动力学信息有限，特别是在非心电门控检查中。CT 还会使患者受到辐射，尤其是一些患者需要进行反复 CT 检查，较高的辐射剂量可能对人体造成危害。

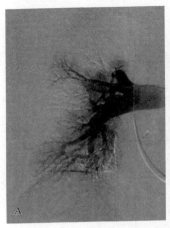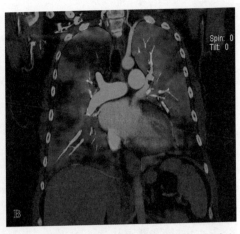

　　图4-10　慢性血栓栓塞性肺动脉高压的肺动脉造影与DECT比较：A.肺血管造影右上肺动脉呈残根样截断；B. DECT图像显示右肺上叶肺动脉闭塞，同时右上肺相应的灌注缺损，融合灌注血容量图像，由融合的血容量的解剖和灌注数据产生，这使得解剖和功能信息相关联

（刘　敏）

第5章 肺动脉高压的磁共振成像

肺动脉高压影像学评估手段包括超声心动图、CT、核素显像和心脏大血管磁共振（cardiovascular magnetic resonance，CMR）。CMR 具有无创、无辐射的技术优势，同时具有良好的空间和时间分辨率，能够提供任意层面的成像，结合多种成像参数序列，可以提供信息丰富的心脏和肺血管解剖、功能、心肌灌注、血流和心肌组织特征信息，从而实现准确的心血管定量成像。

肺动脉高压不仅有肺动脉血管和血流动力学改变，更重要的是会造成心脏功能特别是右心代偿性重构变化，构成了肺动脉高压的重要病理生理改变。因此，全面评价肺血管和心脏改变是肺动脉高压影像诊断的重要内容。基于现有的临床研究证据，右心特别是对右心室的评价是衡量肺动脉高压风险和治疗反应的重要组成部分。

因此，本章重点介绍 CMR 在 PH 中的临床应用，包括扫描序列、优化扫描流程、标准后处理和报告规范及临床意义，以期为肺动脉高压 CMR 检查提供一个实用的临床指导。

第一节 肺动脉高压心脏磁共振检查技术流程

一、受检者准备

（1）检查安全性准备：检查前，遵循磁共振检查安全性指南要求，核实患者有无体内置入铁磁性装置或物质（特别注意医用起搏器、除颤器、输液泵等）；嘱患者去除身上携带的金属制品或电子物品，如项链、皮带、戒指、耳环、发卡、手机、手表、硬币、磁卡、钥匙、打火机等。

（2）呼吸训练：良好的呼吸末屏气训练准备有利于保证图像质量，并缩短检查占机时间。

（3）签署知情同意书（如需使用钆对比剂注射）；建立合适大小的静脉通道（通常大于 18G 注射针）和管道。

二、主要设备和序列简介

（一）硬件设备

CMR 检查通常在 1.5T 或 3.0 T 磁共振扫描仪上完成，通常需要配备多通道体部或心脏专用接收线圈，同时需准备心电和脉搏门控设备。在检查过程中需要监测患者的呼吸和心电情况，在现有绝大部分通用磁共振设备中均有相应配置。

（二）主要成像序列

1. 常规序列

（1）T_1 加权快速自旋回波序列（黑血序列）：一般采用两个层面方向（横轴 + 矢状，或横轴 + 冠状）半傅里叶采集单次激发快速自旋回波（half-fourier acquisition single-shot turbo spin-echo，HASTE）多层面采集。如有必要也可采用快速自旋回波序列实现高分辨的解剖成像，通常可采用 T_1 加权，常用参数：层厚 8 ~ 10mm；翻转角 90°；重复时间（repetition time，TR）一次心跳；回波时间（echo time，TE）10ms；视场（field-of-view，FOV）340 mm²；矩阵 256×192。

（2）平衡稳态自由进动序列（balanced steady-state free precession，bSSFP）：该序列既可以类似黑血序列的断层成像，更重要的是进行动态电影成像，可对心脏及肺血管进行电影成像。常规扫描参数包括：层厚 8mm，无层间隙；视场（field-of-view，FOV）340mm²；相位编码方向 FOV 百分比 94%；翻转角 45° ~ 60°；回波时间（echo time，TE）1.3ms；重复时间（repetition time，TR）3.4ms；带宽 977Hz/pixel；矩阵 256×192；25 相 / 心动周期，根据心率调节分段，使时间分辨率在 40 ~ 50ms；空间分辨率（1.5×1.3）mm²。

（3）二维相位对比血流定量成像：速度编码相位对比快速梯度回波序列（phase contrast fast gradient echo with velocity encoding），可分别进行平面内（in-plane）及通过平面（through-plane）成像分别进行定性及定量血流分析。建议的扫描参数包括：FOV 320 mm^2；相位编码方向 FOV 百分比 75%；翻转角 20°；TE 2.8ms；TR 5.8ms；30$^+$相 / 心动周期；流速：肺动脉 150 ~ 180cm/s，升主动脉 200cm/s。

（4）钆延迟强化成像（LGE），具有相敏重建的反转恢复涡轮快速低角度拍摄序列（The inversion recovery turbo fast low-angle shot sequence with phase-sensitive reconstruction），经静脉团注钆对比剂（剂量：0.15 mmol/kg），10 ~ 15min 后行 TI scout，选择最佳 TI 时间，沿心室短轴位逐层扫描，并行四腔、左心室（LL）两腔及三腔、右心室（RV）两腔及流出道长轴位扫描，范围覆盖全心室，并在交换相位编码方向后重复短轴位逐层扫描。建议的扫描参数包括：层厚 8 mm；FOV 350 mm^2；相位编码方向 FOV 百分比 84%；翻转角 20°；TE 1 ~ 4 ms；TR 725 ~ 950 ms；矩阵 256×192。

2. 可选序列

（1）心肌首过灌注成像：梯度回波 - 回波平面成像序列（Gradient echo-echo planar imaging，GRE-EPI），扫描主要包括基底、中间及心室远端三层短轴位图像及四腔长轴位图像。建议的扫描参数包括：层厚 8 mm；FOV 360 mm^2；相位编码方向 FOV 百分比 75%；翻转角 10°；TE 1.06 ms；TR 153.8 ms；带宽 1184 Hz/pixel；dynamics 80；并行采集因子 2。

（2）T_1 mapping 成像：运动校正改进的 Look-Locker 反转恢复序列（Modified Look-Locker inversion recovery，MOLLI），分别在对比剂使用前及使用后 15min 获取三个短轴切面（左心室基底，左心室乳头肌平面及左心室远段平面）及四腔长轴的图像。序列基于单次激发平衡稳态进动读出方式。建议的扫描参数包括：层厚 8mm；FOV 360mm^2；相位编码方向 FOV 百分比 85%；翻转角 35°；TE 1.36ms；TR 2.36 ms；矩阵 256×192；最小 TI 110ms；TI 增量 8 ms；并行采集因子 2。

（3）3D 动态肺动脉成像：T_1 加权快速梯度回波序列（T_1-weighted fast gradient echo），以 4 ml/s 的速度注射钆对比剂（0.05 ml/kg）后立即采集

冠状位图像，范围需覆盖全肺。建议的扫描参数包括：层厚 10 mm；FOV 480 mm²；相位编码方向 FOV 百分比 100%；翻转角 30°；TE 0.7 ms；TR 2.1 ms；每层帧数 48；帧率 0.5 s；并行采集因子 2。

（4）4D Flow：四维相位对比血流定量成像，速度编码相位对比快速梯度回波序列（Phase contrast fast gradient echo with velocity encoding），扫描范围为双心房、双心室及大血管，层数根据心脏大小为 34 ～ 44 层。建议的扫描参数包括：TR 5.3 ms；TE 3.1ms；FOV（175 ～ 320）mm×320 mm；翻转角 8°；TE 2.46ms；TR 5.4 ms；矩阵 256×144；带宽 334 Hz/pixel；时间分辨率 0.3 ～ 0.6 s，取决于心率；空间分辨率 1.5 mm×1.2 mm×1.5 mm ～ 2.5 mm× 2.5 mm×2.5 mm；流速 100 ～ 150 cm/s；并行采集因子 2。

三、临床成像方案

（一）扫描层面定位

1. 手动心脏扫描层面的准确定位是 CMR 扫描的第一步，主要包括以下定位内容：①标准定位线：横轴位、冠状位、矢状位。②经过胸腔的一组横轴位黑血定位像。③长轴位定位像。

　　LV 两腔定位像（图 5-1B），定位线通过心尖和二尖瓣瓣环中点，与横轴位层面垂直（图 5-1A）；

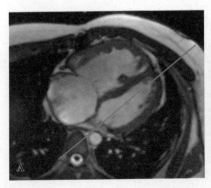
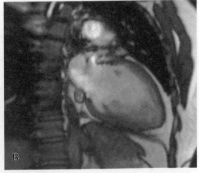

图 5-1　长轴定位像

四腔定位像(图5-2B),定位线沿LV长轴通过二尖瓣瓣环中点和左心房,与两腔定位像垂直(图5-2A)。

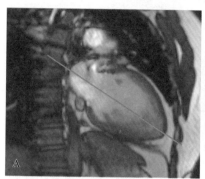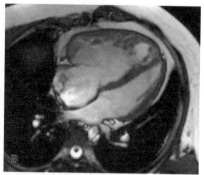

图5-2 四腔定位像

2. 短轴位层面(图5-3C):在LV两腔和四腔定位像上,定位线均垂直于LV长轴即心尖和二尖瓣瓣环中点的连线(不要求必须平行于二尖瓣瓣环平面)(图5-3A、B)。

3. 长轴位层面:四腔(水平长轴位)(图5-4C),通过LV两腔定位像和短轴位确定,定位线沿LV长轴通过心尖、二尖瓣瓣环和三尖瓣瓣环中点(图5-4A)。短轴位上,调整定位线平分LV和RV并且平行于膈肌(图5-4B)。

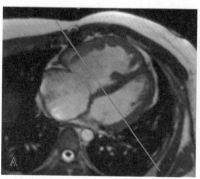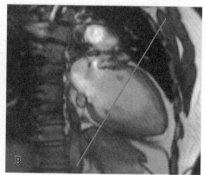

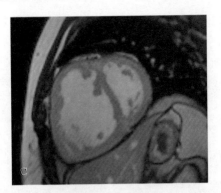

图 5-3　短轴位层面

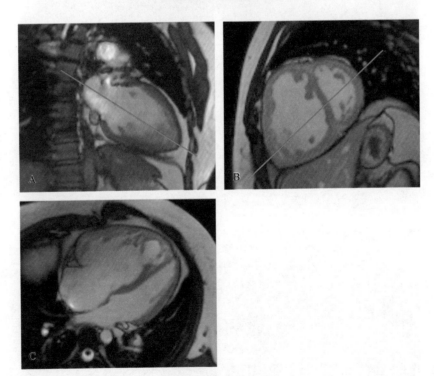

图 5-4　长轴位层面

　　LV 两腔（垂直长轴位）（图 5-5C），通过水平长轴位和短轴位确定，定位线沿 LV 长轴并且通过心尖、二尖瓣瓣环中点和左房（图 5-5A）。短轴位上，需调整定位线通过 LV 前后壁（图 5-5B）。

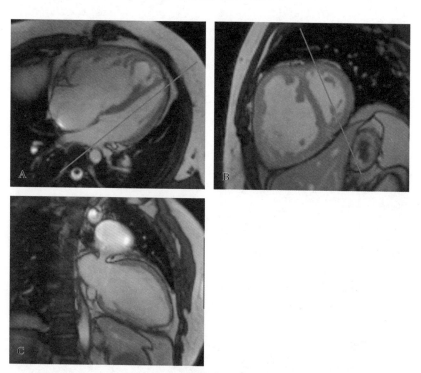

图5-5　左心室两腔

　　LV 三腔（图 5-6C），通过基底短轴电影和水平或垂直长轴位确定，定位线沿着 LV 流出道中心和主动脉瓣（图 5-6A），并且通过心尖、二尖瓣瓣环中点（图 5-6B）。

　　RV 流出道（图 5-7B），通过横轴位肺动脉干层面确定，定位线平行于肺动脉干得到矢状位 RV 流出道（图 5-7A）。

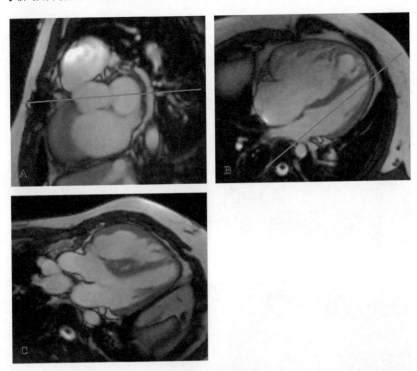

图5-6 左心室三腔

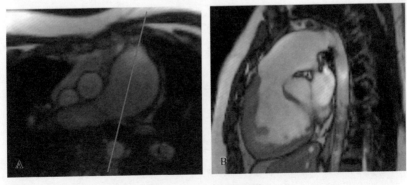

图5-7 右心室流出道

RV 两腔（图 5-8C），通过水平长轴位和矢状位 RV 流出道确定，定位线沿 RV 长轴并且通过右心室中点、三尖瓣瓣环中点和右房（图 5-8A）。矢状位 RV 流出道上，需调整定位线通过肺动脉根部（图 5-8B）。

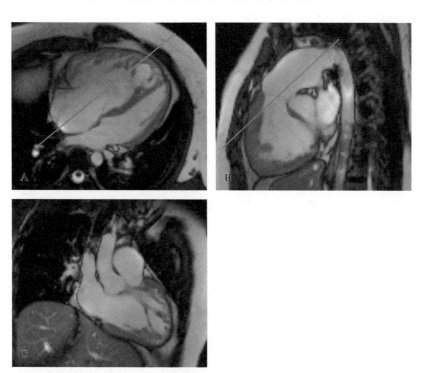

图 5-8　右心室两腔

（二）临床扫描方案

1. 基本方案　心脏常规定位相。

（1）心脏黑血成像：序列采用 HASTE，横断面 + 矢状位成像，覆盖肺动脉至横膈。

（2）电影成像：平衡稳态自由进动序列（balanced steady-state free precession，bSSFP），行心室短轴位逐层扫描，四腔、LV 两腔及三腔、RV

两腔及流出道长轴位扫描，范围从基底到心尖覆盖两个心室。

（3）二维相位对比血流定量成像：速度编码相位对比快速梯度回波序列（phase contrast fast gradient echo with velocity encoding），建议以通过平面的血流扫描主肺动脉及升主动脉血流。

2. 可选方案　首过灌注成像：梯度回波－回波平面成像序列（Gradient echo-echo planar imaging，GRE-EPI），扫描主要包括心室基底、中段及远段三层短轴位及四腔长轴位切面。

LGE 成像：具有相位敏感重建的反转恢复涡轮快速低角度拍摄序列（The inversion recovery turbo fast low-angle shot sequence with phase-sensitive reconstruction），经静脉团注钆对比剂（3TMRI 0.15 mmol/kg，1.5TMRI 0.2 mmol/kg），10 ～ 15min 后行 TI scout，选择最佳 TI 时间，沿心室短轴位逐层扫描，并行 LV 二、三和四腔长轴位切面扫描。

T_1 mapping 成像：运动校正改进的 Look-Locker 反转恢复序列（modified look-locker inversion recovery，MOLLI），分别在对比剂使用前及使用后 15min 获取 3 个短轴切面（左心室基底，左心室乳头肌平面及左心室远段平面）及四腔长轴的图像。

3D 动态肺动脉成像：T_1 加权快速梯度回波序列（T_1-weighted fast gradient echo），以 3 ～ 4 ml/s 的速度注射钆对比剂（0.05 ml/kg）后立即采集冠状位图像，范围需覆盖全肺。

3D 高空间分辨力肺血管成像：损毁梯度回波序列（spoiled gradient echo），以 2 ml/s 的速度注射钆对比剂（0.2 ml/kg）后立即采集冠状位图像，范围需覆盖肺动脉和胸主动脉。

4D flow 成像：速度编码相位对比快速梯度回波序列（phase contrast fast gradient echo with velocity encoding），扫描范围为双心房、双心室及大血管，层数根据心脏大小为 34 ～ 44 层。

肺动脉高压患者初诊评估建议在基本方案的基础上根据情况增加可选序列，而对于复诊或随访评估患者可采用基本成像方案。

第二节　肺动脉高压心脏磁共振影像后 处理和报告规范

一、PH患者CMR后处理技术

（一）左、右心室功能电影后处理

查看所有心室短轴电影图像，确认图像正常连续，检查伪影及覆盖范围。在整组短轴位电影图像中选择血池容积最小的时相作为收缩末期，选择血池容积最大的时相作为舒张末期，收缩末期和舒张末期均须在所有扫描层面的同一个相位识别。而后勾画心内外膜轮廓，轮廓描记应刚好包括肺动脉瓣，但不能超过肺动脉瓣水平，肌小梁和乳头肌通常算入心腔血池中，自动勾画轮廓时须检查结果是否合理（图5-9）。根据每层心室面积

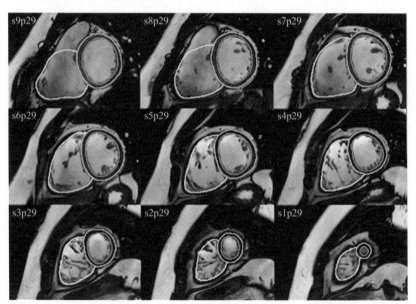

图5-9　在bSSFP短轴位电影图像中描绘心内膜和心外膜轮廓

以及层厚和层间距算出总容积，计算以下参数：舒张末容积（end-diastolic volume，EDV）、收缩末容积（end-systolic volume，ESV）、射血分数（ejection fraction，EF）、每搏输出量（stroke volume，SV）、心排血量（cardiac output，CO）、心肌质量。在已知身高、体重的情况下，可以计算除 EF 外所有参数的体表面积指数，在实际操作中，应当根据临床需要加以甄选和处理。覆盖 RV 的一组横轴位电影可作为 RV 容积、EF 及质量计算的替代性方法（图 5-10）。

需要注意的是，肺动脉高压患者同时需进行 RV 心肌质量的评估，在舒张末期应同时勾勒 RV 外膜。表 5-1 展示了中国 3.0T 磁共振心肌定量成像标准化及参考值多中心临床研究中 LV 及 RV 结构、功能参数的正常参考值。

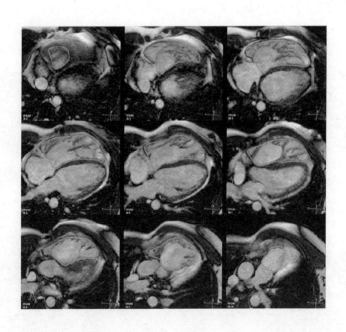

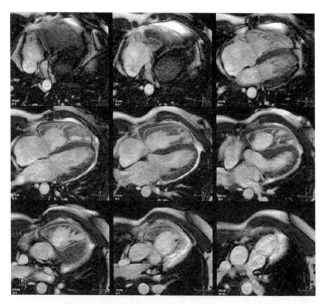

图5-10 在bSSFP横轴位电影图像中描绘心内膜轮廓（2020年国际心脏磁共振协会发布的图像后处理指南示意图）

表5-1 基于3.0T CMR中国人左、右心室形态功能正常参考值

	总人群均数 ±SD（下限～上限）	男性均数 ±SD（下限～上限）	女性均数 ±SD（下限～上限）
左心室			
舒张末期容积（ml）	129.7±26.0 (77.7～181.8)	143.1±25.1 (92.9～193.3)	116.0±18.8 (78.3～153.7)
收缩末期容积（ml）	49.1±12.6 (24.0～74.3)	55.3±12.3 (30.7～79.9)	42.8±9.2 (24.3～61.3)
心肌质量（g）	78.8±17.6 (43.5～114.0)	90.5±15.1 (60.2～120.8)	66.7±10.3 (46.1～87.3)
舒张末期容积指数（ml/m²）	75.2±11.4 (51.5～98.0)	77.7±12.0 (53.8～101.6)	72.7±10.2 (52.4～93.0)
收缩末期容积指数（ml/m²）	28.4±5.9 (16.6～40.2)	30.0±6.1 (17.8～42.2)	26.8±5.2 (16.3～37.3)

续表

	总人群均数±SD （下限~上限）	男性均数±SD （下限~上限）	女性均数±SD （下限~上限）
心肌质量指数（g/m²）	45.5±7.3 (30.8~60.2)	49.1±7.0 (35.0~63.2)	41.8±5.5 (30.7~52.9)
射血分数（%）	62.3±4.7 (52.9~71.7)	61.4±4.7 (52.1~70.7)	63.2±4.6 (54.0~72.4)
每搏输出量（ml）	80.4±16.6 (47.2~113.5)	87.3±17.1 (53.1~121.5)	73.2±12.5 (48.1~98.3)
心排血量（L/min）	5.9±1.3 (3.4~8.4)	5.3±1.3 (2.8~7.8)	5.1±1.2 (2.6~7.6)
右心室			
舒张末期容积（ml）	130.6±29.0 (72.5~188.7)	146.9±27.4 (92.0~201.8)	113.8±19.6 (74.7~153.0)
收缩末期容积（ml）	49.9±13.9 (22.2~77.7)	57.7±13.2 (31.2~84.1)	42.0±9.3 (23.4~60.6)
舒张末期容积指数 （ml/m²）	75.6±12.9 (49.7~101.4)	79.8±13.4 (53.1~106.5)	71.2±10.9 (49.4~93.0)
收缩末期容积指数 （ml/m²）	28.8±6.5 (15.9~41.8)	31.3±6.5 (18.2~44.3)	26.3±5.4 (15.5~37.2)
射血分数（%）	62.0±4.7 (52.7~71.4)	60.9±4.5 (51.8~69.9)	63.2±4.6 (54.1~72.3)
每搏输出量（ml）	80.5±17.9 (44.7~116.2)	88.9±17.7 (53.6~124.3)	71.8±13.3 (45.2~98.4)
心排血量（L/min）	6.0±1.3 (3.3~8.7)	5.3±1.3 (2.6~7.9)	5.0±1.3 (2.4~7.0)

（数据来源于中国汉族成人正常心脏3T磁共振成像解剖及功能参数多中心研究结果）

（二）肺动脉和心脏二维径线测量

1. 肺动脉径线测量　心电图门控双反转-恢复自旋-回波序列可以描绘心腔和血管的管腔和壁之间的边界，可以精确测量与血管壁刚度和建模相关的 PA 壁厚。黑血、亮血横轴位电影图像或二维相位对比血流定量图像可显示中心肺动脉扩张，主肺动脉直径≥ 29 mm 或主肺动脉与升主动脉直径比＞ 1 用于诊断 PH（图 5-11A）。在横轴位图像中，测量 RV 与 LV 直径比（＞ 1）可评估 RV 扩张，测量 RV 游离壁厚度（＞ 4 mm）可评估 RV 适应性肥大（图 5-11B）。

2. 心脏二维径线测量　根据 2020 年国际心脏磁共振协会的标准心脏磁共振图像后处理流程，应在基底短轴切面（图 5-12A）及三腔视图（图 5-12B）进行 LV 腔直径和室壁厚度的测量。最大的左心室壁厚度应垂直于 LV 壁进行测量，心尖处应使用长轴视图。

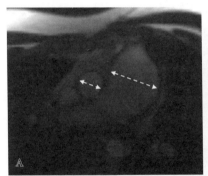
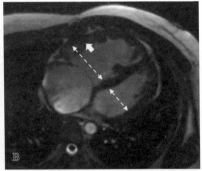

图 5-11　肺动脉径线测量示意图

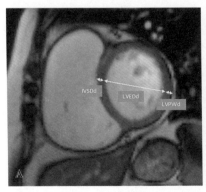
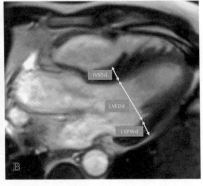

图 5-12　心脏二维径线测量示意图

（三）二维相位对比血流图像后处理和测量

在速度编码的相位对比图像上，手动描绘肺动脉及升主动脉血管壁轮廓，软件自动追踪所有时相的血管壁轮廓并计算得到特定血管横切面的血流速度、流动方向及流量（前向血流量、反流量、反流分数）、血管横截面积及肺动脉僵硬度等参数。肺动脉相对面积变化（relative area change，RAC）定义为舒张和收缩之间肺动脉横截面积的变化百分比，这类似于测量血管的 EF，可作为评估肺动脉扩张性的标志。另外，在心脏分流中，可计算得出肺循环与全身循环血流量的比值（Qp/Qs）。比值 > 1 表示左向右分流，比值为 1.7 ~ 2.0 用于确定是否需要手术干预。比值 < 1 表示右向左或双向分流。Qp 在肺动脉水平测量，Qs 在升主动脉水平测量。对于心脏内分流，如房间隔缺损和室间隔缺损，这一测量是正确的。对于这些流量测量部位远端的分流，例如动脉导管未闭、主肺动脉窗，Qp 表示肺循环流量，Qs 表示全身循环流量（表 5-2）。

表 5-2　PC 序列获取的临床指标及其临床意义

参数		参数临床意义
Qp		肺循环血流量，在肺动脉水平测量
Qs		全身循环血流量，在升主动脉水平测量
Qp/Qs		
	> 1	代表左向右分流
	1.7 ~ 2.0	用于确定是否需要手术干预
	< 1	表示右向左或双向分流
RAC		肺动脉横截面积在舒张末期及收缩末期的变化百分比
	< 40%	区分轻度肺高压及健康志愿者的可靠指标
	< 16%	与不良预后相关
	10%	可预测血管扩张治疗的治疗反应，有反应者RAC更高
PWV		是反映血管壁僵硬度的另一个指标，在肺动脉高压病程早期即升高

（四）心肌应变分析方法和测量

心肌应变定义为心肌节段相对于其初始长度的变形程度，包括纵向应变、周向应变和径向应变。心肌应变的测量方法包括心肌标记法、特征追踪法、心脏形变应力分析及快速长轴应变方法。周向和径向应变分析基于常规的心室中部水平的短轴电影图像，纵向应变基于四腔长轴电影图像。以特征追踪法为例，导入图像后，采用手动方式勾勒心内膜和心外膜，经软件自动追踪所有时相的内外膜边界并处理分析得到相应的应变参数（表5-3）。周向和纵向应变被计算为整个心动周期中整体应变的最大负值，而径向应变则被计算为最大正值。RV 游离壁纵向应变相较于 RV 整体纵向应变排除了室间隔。表 5-4 及表 5-5 展示了基于 3.0T 磁共振不同年龄范围中国健康正常人右心应变的正常参考值。

表5-3　特征追踪法产生的相关变量及描述

指标	描述	值
长轴应变	纵向的基底到心尖部的缩短	负值，%
周向应变	沿环形周长的缩短	负值，%
径向应变	心肌向心室腔中心的增厚变形	正值，%
应变率	长度缩短率	秒$^{-1}$

（五）首过灌注影像后处理和测量

应同时展示灌注图像及其相对应的 LGE 图像，调整窗口、对比度和亮度级别，以优化 LV 心肌（而不是整个图像）内的对比度，确保对比剂到达前的心肌接近全黑，左心室腔信号不得溢出心肌的最大窗宽。分析动态灌注序列时，应保持相同的窗宽、对比度和亮度级别的设定。进行图像分析时，应在心内膜和心外膜区域内，同一层面的各节段之间、各层面之间进行比较。

表5-4 不同年龄范围男性的右心应变正常参考值范围

指标	<30岁	30~39岁	40~49岁	50~59岁	60~69岁	≥70岁
右心室长轴应变, %	23±3 (18, 28)	23±3 (17, 28)	22±3 (16, 29)	23±3 (17, 30)	23±3 (17, 30)	24±3 (17, 31)
右心房储存应变, %	10.6±1.7 (7.4, 13.9)	9.9±1.2 (7.5, 12.4)	9.7±1.4 (7.0, 12.4)	9.5±1.5 (6.7, 12.4)	9.2±1.6 (6.1, 12.3)	8.9±1.5 (5.9, 11.9)
右心房管道应变, %	14.2±2.6 (9.1, 19.2)	12.3±1.9 (8.6, 16.0)	10.6±2.1 (6.6, 14.7)	9.2±1.6 (6.0, 12.3)	8.6±1.7 (5.2, 11.9)	7.7±1.7 (4.3, 11.0)
右心房泵应变, %	9.8±1.7 (6.5, 13.0)	10.2±1.6 (7.0, 13.4)	10.7±1.8 (7.2, 14.3)	11.2±1.7 (8.0, 14.5)	12.1±2.3 (7.6, 16.6)	12.9±1.9 (9.1, 16.8)
三尖瓣环收缩期位移, mm	20.4±2.8 (15.0, 25.8)	19.7±2.3 (15.1, 24.2)	19.5±2.5 (14.6, 24.4)	19.1±2.4 (14.5, 23.8)	18.9±2.4 (14.2, 23.6)	18.1±2.8 (12.5, 23.6)

(数据来源于健康亚洲人群右心房和右心室长轴应变正常参考值研究. doi: 10.3389/fcvm.2021.664431)

表5-5　不同年龄范围女性的右心应变正常参考值范围

指标	<30岁	30～39岁	40～49岁	50～59岁	60～69岁	>70岁
右心室长轴应变, %	25±3	26±3	26±4	25±3	26±3	27±4
	(19, 32)	(19, 33)	(18, 34)	(18, 32)	(19, 32)	(20, 34)
右心房储存应变, %	10.0±1.2	9.6±1.2	9.5±1.3	9.2±1.3	9.0±1.1	8.8±1.0
	(7.7, 12.4)	(7.2, 11.9)	(7.0, 12.0)	(6.7, 11.7)	(6.9, 11.2)	(6.9, 10.8)
右心房管道应变, %	14.5±2.2	12.1±1.7	11.5±1.9	10.5±2.1	8.7±1.9	7.5±1.5
	(10.2, 18.7)	(8.6, 15.5)	(7.7, 15.3)	(6.4, 14.7)	(4.9, 12.5)	(4.7, 10.4)
右心房泵应变, %	8.5±1.7	9.6±1.8	10.2±1.9	11.1±2.0	11.5±2.4	12.3±2.3
	(5.1, 11.9)	(6.0, 13.1)	(6.4, 14.0)	(7.2, 14.9)	(6.7, 16.2)	(7.8, 16.8)
三尖瓣环收缩期位移, mm	20.8±2.4	20.1±2.5	20.2±2.4	19.7±2.5	19.3±2.3	18.0±2.5
	(16.0, 25.6)	(15.2, 25.0)	(15.4, 25.0)	(14.8, 24.5)	(14.8, 23.7)	(13.2, 22.8)

(数据来源于健康亚洲人群右心房和右心室长轴应变正常参考值研究, doi: 10.3389/fcvm. 2021. 664431)

在分析过程中，应注意假阳性结果（黑带伪影）的出现。伪影通常会导致信号减小，而真正的灌注缺损并不会导致信号减小，约一个像素宽，在可疑伪影周围绘制 ROI 并显示其信号 – 时间曲线可能会有所帮助（图 5-13）。

此外，通过首过灌注成像，可获得肺通过时间（pulmonary transit time，PTT）。测量方法如下：在四腔或短轴首过灌注视图中，感兴趣区域被放置在 LV 腔中，并在整个图像序列堆栈的相同位置自动复制；在每个图像中测量感兴趣区域的平均信号强度，并绘制平均信号强度 / 时间曲线；以相同方式构建 RV 腔中感兴趣区域的平均信号强度 / 时间曲线；PTT 被测量为曲线之间的峰 – 峰时间间隔，PTTc 为通过心率校正的 PTT。相较于健康对照，肺动脉高压患者 PTT 延长，并且延长的 PTT 与患者死亡风险增加独立相关，与右心室功能障碍及心脏指数、肺血管阻力等右心导管检查指标相关。

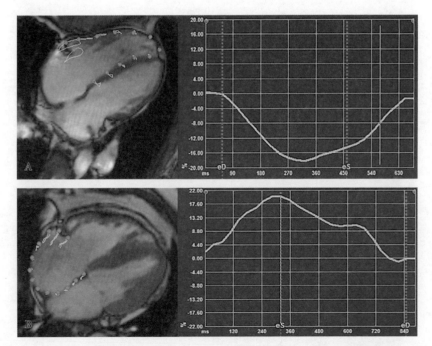

图5-13 肺动脉高压患者右心室（A）及右心房（B）纵向应变示意图

心肌灌注成像可进行定量分析，但在临床实践中需求较少，在怀疑有冠状动脉多支病变或血管扩张反应不足时可弥补基于目视分析的灌注成像分析。半定量分析仅描述心肌灌注的信号强度而不估计心肌血流量，而定量分析则为通过处理心肌灌注的信号强度曲线获得心肌血流量估计值。

（六）钆延迟强化的分析和测量

在进行钆延迟强化（late gadolinium enhancement，LGE）图像分析时，至少应包括以下三个方面的描述：是否存在钆延迟强化，钆延迟强化是什么模式，钆延迟强化的部位及范围。一般情况下，LGE 图像的目视分析即可满足大多数临床需求。有 LGE 的部位信号强度显著高于其他正常心肌部位，但至少要在其他正交平面上和（或）在更改读出方向后获得的同一平面图像上验证 LGE 区域。需要注意的是，在延迟强化图像中，并不是所有明亮的区域均为 LGE，也可能是由于心电门控不良、屏气不良导致的伪影（图 5-14）。

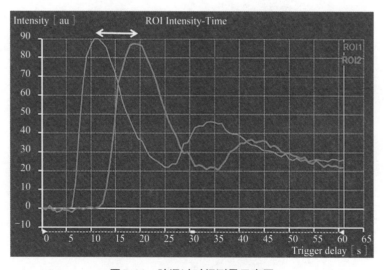

图5-14　肺通过时间测量示意图
(ROI1 及 ROI2 分别为左、右心室对比剂浓度峰值处)

除视觉分析外，还可对患者的 LGE 进行定量分析，即选取连续层面的短轴延迟强化图像，手动追踪 LGE 短轴图像中的心内膜和心外膜轮廓（不包括乳头肌），使用正常心肌信号强度的 6 个标准差可以量化 LGE，并以 LV 心肌的百分比表示。现有文献中描述了多种不同的划定 LGE 范围的方法，包括手动平面法、n-SD 技术和半幅全宽法技术，主要用于测量 LGE 范围（多用于科研）。

92%～100% 的肺动脉高压患者有 LGE，主要分布在室间隔插入部（后插入部更多见，图 5-15），有时也会延伸分布于室间隔。室间隔插入部的 LGE 主要与机械应力相关，右心房 LGE 偶尔可见于肺动脉高压晚期患者，可能继发于右心房压力和扩张的短暂或持续升高。目前关于 LGE 在肺动脉高压中的临床价值仍存在一定争议。

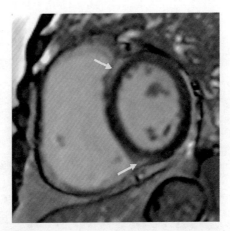

图 5-15　肺动脉高压患者延迟强化示意图（箭头处为延迟强化区域）

（七）基于 T_1 mapping 图像的后处理和测量

T_1 mapping 是高分辨率纵向弛豫时间定量成像的简称，是在多个心动周期同一时相的不同反转时间下采集图像，可定量评估心肌病弥漫性病变过程，对水肿、间质局灶性或弥漫性胶原沉积敏感。通过手动勾勒心室内、外膜或感兴趣区域及血池，可获得增强前 T_1 值、增强后 T_1 及细胞外容积

（ECV）（图5-16）。在患者血细胞比容（hematocrit，HCT）已知时，ECV计算公式如下：ECV=（1-Hct）×（［1÷后心肌 T_1 值 -1÷前心肌 T_1 值］÷［1÷后血池 T_1 值 -1÷前血池 T_1 值］。

约41%的肺动脉高压患者可出现室间隔插入部的 T_1 及ECV值升高，T_1 值的改变与右心室重塑和右心室功能下降相关。表5-6展示了国人3.0 T

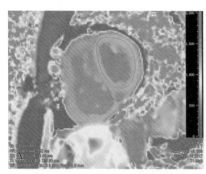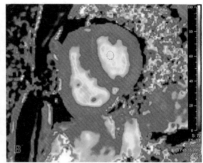

图5-16 A.肺动脉高压患者的T_1 map图像；B.肺动脉高压患者的ECV map图像

表5-6 基于3T磁共振中国人左心室心肌组织特征正常参考值范围

	总人群	男性	女性
基底段心肌T_1值，ms	1195.5±35.8 (1123.9 ~ 1267.1)	1180.3±32.4 (1115.5 ~ 1245.2)	1211.1±32.2 (1146.7 ~ 1275.6)
中层心肌T_1值，ms	1186.5±39.0 (1108.5 ~ 1264.5)	1169.4±34.6 (1100.2 ~ 1238.6)	1204.1±35.3 (1133.5 ~ 1274.6)
心尖段心肌T_1值，ms	1201.5±46.2 (1109.1 ~ 1293.8)	1180.0±42.2 (1095.6 ~ 1264.3)	1225.0±38.2 (1148.5 ~ 1301.4)
总体心肌T_1值，ms	1193.2±34.1 (1124.9 ~ 1261.5)	1176.0±29.9 (1116.3 ~ 1235.7)	1210.9±28.8 (1153.2 ~ 1268.6)
室间隔心肌T_1值，ms	1201.9±42.2 (1117.6 ~ 1286.3)	1185.5±39.5 (1106.4 ~ 1264.5)	1218.9±37.9 (1143.2 ~ 1294.6)

（数据来源于中国汉族成人正常心脏3T磁共振成像解剖及功能参数多中心研究结果）

磁共振心肌定量成像标准化及参考值多中心临床研究中 LV 心肌组织特征的正常参考值。

（八）四维血流图像的后处理和测量

四维血流成像是一种新兴的心脏磁共振技术，在自由呼吸情况下，沿着 x、y 和 z 三个主要空间方向血流速度编码的成像技术，是目前反映血流真实病理生理状态的最可靠工具。除计算传统的跨瓣血流容积 / 跨瓣压，血流反流量 / 分数及血流速度等，还可获取血管壁剪切应力、搏动速度，涡流形成及持续时间，血流成分分析，动能分析包括血流成分动能及各个时相动能等。

在图像处理时，首先，4D-flow 数据集在与电影图像相同的短轴视图中重建为成像堆栈。心室的分割导入到重建的 4D-flow 图像中，并在需要时进行手动校正。在 4D-flow 图像中描绘整个心动周期的 LV 和 RV，然后将其用于计算血流成分及动能（KE）等。根据血流进出心室的血流模式定义将心动周期分为四个阶段：收缩期、心室早期充盈、舒张期和心室充盈晚期充盈（表 5-7）。

表 5-7　4D-flow 心脏磁共振成像的定量指标

指标	定义	生理意义
壁剪切应力	血管的摩擦剪切力	血管壁附近血流模式的异常改变影响血管功能障碍
涡流成像	血流的旋转结构	出现涡流提示血流模式发生异常改变
TKE	湍流动能	TKE 增加代表血流能量损耗更多
相对压力	压力梯度	压力下降明显代表血流减少或心脏做功增加

二、PH 患者 CMR 报告要点

心脏磁共振在肺动脉高压患者诊断、预后、危险分层、预后及治疗反应监测中均具有重要的价值。心脏磁共振对心房和心室大小、形态和功能的评估准确且具有高可重复性。通过图像后处理，可获得左心、右心心室结构、功能、心肌应变、心肌组织特征学等其他信息。此外，心脏磁共振还可用于测量肺动脉、主动脉和腔静脉中的血流，允许量化每搏输出量（SV）、心内分流和逆行分流。此处，我们提供了一个肺动脉高压患者的 CMR 结构化报告模板以供参考（表 5-8）。

表 5-8　肺动脉高压 CMR 结构化报告模板

患者编号：	姓名：	性别：	年龄：	检查日期：
血压：	心率：	身高：	体重：	

检查机型：
主要序列：

特征性 PH 改变 CMR 图像

结构及功能测量：
左心室：EDV、ESV、SV、质量、EF（含体表面积修正的指数）、CO、CI
右心室：EDV、ESV、SV、质量、EF（含体表面积修正的指数）、CO、CI、SV/ESV、左右心室质量比
QP、QS
房室直径、室间隔及右心室游离壁厚度、主肺动脉及升主动脉直径、TAPSE、RV FAC

影像描述：左心室大小，总体收缩功能，有无节段运动异常，室壁厚度，心肌首过灌注情况，左心室心肌延迟强化特征和描述；右心室大小，右心室总体功能，右心室有无节段运动异常，右心室室壁厚度，右心室心肌有无异常延迟强化和特征，右心室和左心室质量比值；左右心房大小；二三尖瓣形态和功能情况；房室间隔情况；室间隔形态和动度；肺血管形态及肺动脉主干内径；其他潜在血管畸形；心包积液有无及量；心脏外发现

影像诊断：主要诊断及结论

三、肺动脉高压心脏磁共振的影像诊断和临床应用

（一）PH 患者中心脏磁共振影像主要特征和诊断

CMR 可准确显示心脏及大血管的形态与功能学异常。多种 CMR 参数与肺血流动力学显著相关，可作为无 RHC 情况下进行诊断和疗效评估的替

代检查。PH 患者常在 CMR 影像上出现右心容积增加、右心室壁肥厚，右心心肌质量增加，心室应变降低，室间隔左移，肺动脉扩张，肺动脉僵硬度、肺动脉瓣反流量及反流分数增加，肺 / 主动脉直径比增加，电影序列观察到室间隔摆动以及心室收缩功能下降。上述特征性变化有助于 PH 患者的定性诊断。

CMR 在评估 PH 的病因方面亦具有潜在价值。使用 CMR 评估心室形态学改变和 LGE 模式可以鉴别诊断心肌病，缺血性心肌病 LGE 通常分布于心内膜下或透壁模式，非缺血性心肌病 LGE 分布可表现为心肌中部、心外膜下或心内膜下的各种 LGE 模式（图 5-17）。CMR 还可以评估 PH 的其他心脏病因，包括先天性心脏病（图 5-18A ~ D）和瓣膜疾病。可以使用 CMR 血管造影和 CMR 灌注（包括时间分辨序列）来评估肺血管疾病（图 5-19）。在 CTEPH 中，CMR 血管造影中可见网状、带状、不规则、狭窄、袋状、阻塞和狭窄后扩张的区域。CMR 灌注具有低空间和高时间分辨率，能够评估毛细血管水平的组织灌注，在 CTEPH 中的诊断准确性被证明与计算机断层肺血管成像（computed tomography pulmonary angiography，CTPA）相当并优于灌注单光子发射计算机断层成像（single-photon emission computed tomography，SPECT）。在已经对 CTEPH 患者进行 CMR 检查的中心，灌注 CMR 可能在其诊断途径中发挥重要作用。

（二）CMR在PH危险分层中的应用

处于不同风险状态的 PAH 患者临床结局有所不同，在初诊时对患者的风险状态进行详尽的评估，在治疗过程中对风险状态的转归的及时评估是 PAH 诊治的一项重要内容，用于指导治疗决策的制订与调整。目前用于 PAH 风险判定的工具常包括多个预后相关的参数，如 FPHN 有创和无创评估法、SPAHR 法、COMPERA 法、REVEAL 2.0 及 REVEAL Lite 2.0。方法间的使用各有优劣。国内最新指南推荐风险分层方法同 2018 年第六届世界 PH 大会推荐的风险评估方法相似。

右心功能改变是 PH 患者远期预后的主要决定因素。大量研究已经证实 CMR 衍生的众多变量可用于 PH 患者结局预测。最近的一些研究也关

| 缺血 | 非缺血 |

A. 内膜下梗死

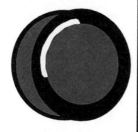

A. 中层强化

·特发性扩张　·肥厚型心肌病　·结节病
　型心肌病　　·右心室容量超负荷　·心肌炎
·心肌炎　　　　（先天性心脏病，　·法布雷病
　　　　　　　　肺动脉高压）　·Chagas 病

B. 外膜强化

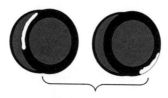

·结节病，心肌炎，法布雷病，Chagas 病

B. 透壁梗死

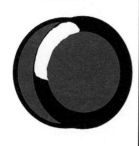

C. 广泛内膜下强化

·淀粉样变，系统性硬化症，心脏移植后

图5-17　CMR常见LGE模式及其指示意义 [Mahrholdt H，et al. Eur Heart J，2005，26（15）：1461-1474]

注了 CMR 用于 PAH 患者危险分层的价值，发现单用基于 CMR 测量的 RV ESVi%（将 RV ESVi 根据不同年龄、性别的正常值将其转化为百分比相对值，记为 RV ESVi%pred）、RV EF 参数可对 PAH 患者的 1 年死亡率进行准确风险分层，在初治及 1 年随访时，不同 RV ESVi%、RV EF 危险分层的患者死亡率差异显著。此外，在现有 REVEAL 和 FPHR 的风险模型中加入 RV

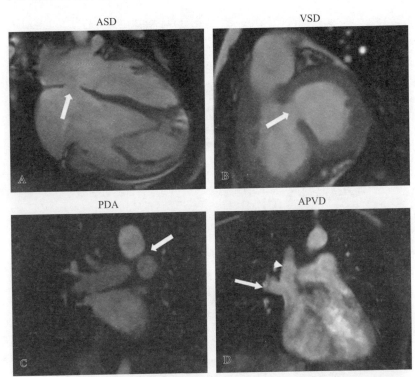

图5-18 bSSFP电影及CMR血管成像图像显示先天性心脏病患者解剖缺陷
ASD.房间隔缺损;VSD.室间隔缺损;PDA.动脉导管未闭;APVD.肺静脉异位引流

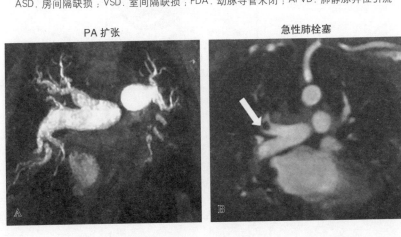

CTEPH：C.左主肺动脉偏心性充盈缺损，管腔呈钝角；D.左下肺动脉缺如

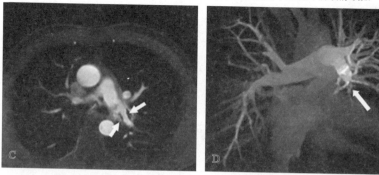

左肺动脉狭窄　　　　　　　　　　　　　　　　　纤维纵隔炎PH：肺静脉狭窄

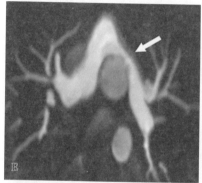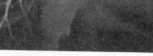

动脉炎：G.双侧肺下叶动脉狭窄；H.双肺灌注缺陷

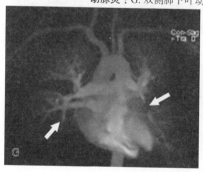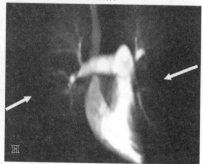

图5-19　CMR肺血管成像及灌注图像显示肺血管病变

ESVi% 后，模型 C 指数明显提升，表明 CMR 可以提高现有风险评估方法的效度。SVi 是另一个重要的预后参数，低 SVi 与基线和随访时的 PH 患者死亡风险增加独立相关。最新指南建议 PH 患者初始风险评估应包括 CMR 参数 RV EF、RV ESVi 及 SVi（表 5-9）。以下从三个病例简述 CMR 在 PH 危险分层中的临床应用。

表5-9 2022最新PH诊治指南推荐的CMR危险分层指标

CMR 参数	低危 1 年死亡风险＜5%	中危 1 年死亡风险 5% ～ 20%	高危 1 年死亡风险＞20%
RV EF，%	＞54	37 ～ 54	＜36
SVi，ml/m²	＞40	26 ～ 40	＜26
RV ESVi，ml/m²	＜42	42 ～ 54	＞54

1. 病例 1

临床表现及病史：女，24 岁，因"活动后胸闷、呼吸困难 1 年余"就诊。WHO 心功能Ⅲ级，6MWD 414 m；心电图示电轴右偏，RV 肥大，继发性 ST-T 波改变；超声心动图示中度 PH（三尖瓣 V_{max} 3.6 m/s，PG 51 mmHg）；X 线胸片、肺通气灌注显像、基因测序未见异常；心导管检查证实单纯毛细血管前性中度 PAH。

诊断：IPAH。

CMR 检查目的：右心精准评估，指导临床决策制订。

CMR 影像学分析：左心大小及功能正常，右心大小正常，功能轻度下降；RV- 肺动脉耦合正常（图 5-20A、B，表 5-10）。

治疗转归：CMR 风险评估为低危，予以 ERA 单药治疗，随访中患者长期维持低危风险状态，治疗方案未予以调整。

2. 病例 2

临床表现及病史：女，28 岁，因"活动后呼吸困难 4 年余"就诊。WHO 心功能Ⅱ级，6MWD 321m；心电图示电轴右偏，右心室肥大，继发性 ST-T

波改变；超声心动图示中重度 PH（三尖瓣 Vmax 3.7 m/s，PG 55 mmHg）；X 线胸片、肺通气灌注显像、基因测序未见明显异常；心导管检查证实单纯毛细血管前性重度 PAH。

诊断：IPAH。

CMR 检查目的：右心精准评估，指导临床决策制订。

CMR 影像学表现：左心大小及功能正常，右心大小正常，功能明显下降；RV- 肺动脉失耦合（图 5-20C、D，表 5-10）；

治疗转归：CMR 风险评估为中危，予以 ERA 联合 PDEi，随访中患者症状好转，治疗方案未予以调整。

3. 病例 3

临床表现及病史：男，24 岁，因"反复活动后心慌、胸闷伴晕厥 7 个月余，加重 2 个月"就诊。WHO 心功能 Ⅱ ～ Ⅲ级，6MWD 240m，前脑性尿钠素升高；心电图示电轴右偏，右心室肥大，继发性 ST-T 波改变；超声心动图示重度 PH（三尖瓣 Vmax 4.0 m/s，PG 64 mmHg）；X 线胸片、肺通气灌注显像、基因测序未见明显异常；心导管检查证实单纯毛细血管前性重度 PAH。

诊断：IPAH。

CMR 检查目的：右心精准评估，指导临床决策制订。

CMR 影像学表现：左心变小，功能轻度下降，右心显著扩大，功能显著下降；RV- 肺动脉耦合显著下降（图 5-20E、F，表 5-10）。

治疗转归：CMR 风险评估为高危，予以前列环素类药物联合 ERA 联合 PDEi，随访中患者症状无改善，1 年内死亡。

（三）CMR 在 PH 患者治疗后随访中的应用

无创性及无电离辐射使得 CMR 尤其适用于 PH 患者随访。已有相关研究报道了靶向药物和手术治疗对 PH 患者 RV 结构和功能改变的积极影响。CMR 通过评估主肺动脉扩张性来区分可能受益于长期钙通道阻断剂治疗的特发性 PAH 患者。

使用 CMR 作为临床终点评估靶向药物疗效也是一个重要方向，因为其克服了传统 PAH 临床试验中最广泛使用的主要终点 6MWD 或其治疗变

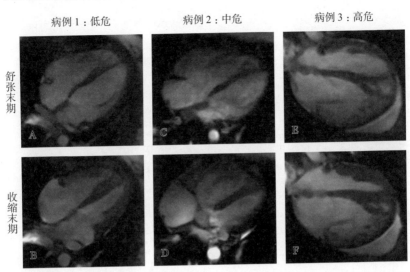

图5-20　舒张末期和收缩末期bSSFP电影图像显示不同危险分层PAH患者双心室大小及功能

表5-10　CMR双心室体积及功能测量值

	病例1	病例2	病例3
LV EDVi, ml/m^2	73.59	57.28	27.17
LV ESVi, ml/m^2	28.53	25.34	14.92
LV SVi, ml/m^2	45.06	31.94	12.25
LV EF, %	61.20	55.80	45.20
RV EDVi, ml/m^2	89.38	86.34	91.83
RV ESVi, ml/m^2	42.99	61.23	79.32
RV SVi, ml/m^2	46.39	25.11	12.51
RV EF, %	51.90	29.10	13.60
SV/ESV	1.08	0.41	0.16

化的相关限制，如易受年龄、情绪、主观性的影响，监测轻度功能受损 PH 或序贯治疗 PH 患者治疗反应方面敏感性低等。此外，由于 CMR 可重复性高，需要的样本量较少。并且，CMR 相关衍生参数与 RHC 血流动力学及 6MWD 或其治疗变化值的显著相关性。由于这些因素，近年来，PAH 试验终点的重点已经转移到了通过 CMR 对右心进行更可靠的评估。到目前为止，共两项临床试验使用 CMR 衍生的 RV 质量作为研究终点，发现经治疗后 PH 患者 RV 质量下降。然而，这一研究终点可能不是最佳治疗反应监测终点，因为已有研究指出随访中 RV 质量持续下降是预后不良的预测因素。近期发表的一项研究使用 CMR 衍生的 RV SV 作为研究终点，发现经治疗 26 周后 RV SV 显著增加，PVR 显著下降，并且这种改善维持至 52 周。以下病例简述 CMR 在 PH 治疗反应监测中的临床应用。

病例 4

临床表现及病史：患者女，22 岁，因"反复心累 3 年余，加重伴腹胀 4 个月"就诊。WHO 心功能Ⅲ级，6MWD 90m；心电图示电轴右偏，右心室肥大，继发性 ST-T 波改变；超声心动图示重度 PH（三尖瓣 V_{max} 4.8 m/s，PG 91mmHg），RV 收缩功能估测重度降低；胸部 CT、肺通气灌注显像、基因测序未见明显异常；心导管检查证实单纯毛细血管前性重度 PAH。

诊断：IPAH。

CMR 检查目的：评价患者右心治疗反应。

治疗转归及 CMR 影像学表现：患者连续行 3 次 CMR 检查。初始综合危险分层为高危，予以包含皮下应用前列环素药物的标准三联治疗 6 个月后，降至低危，侵入性 mPAP 及 PVR 降至正常。治疗半年后电影图像显示患者右心大小恢复正常，功能显著改善，RV- 肺动脉重新耦合。调整皮下应用前列环素类药物为口服前列环素类药物，余治疗不变。继续治疗 1 年后复查，侵入性 mPAP 及 PVR 正常，CMR 评估右心大小及功能均恢复正常，RV- 肺动脉耦合正常（图 5-21，表 5-11）。

CMR 的局限性：CMR 技术的复杂性较高、设备可及性相对低及成像时间和花费成本高在一定程度限制了 CMR 在肺动脉高压中的一线临床应

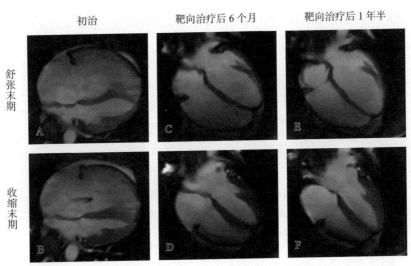

图5-21 舒张末期和收缩末期bSSFP电影图像显示患者靶向药物治疗后的心脏大小及功能

表5-11 CMR双心室体积及功能测量值

	初治	靶向治疗6个月	靶向治疗1年半
LV EDVi, ml/m²	48.95	91.23	115.68
LV ESVi, ml/m²	26.63	41.67	40.00
LV SVi, ml/m²	22.32	49.57	75.68
LV EF, %	45.60	54.40	65.00
RV EDVi, ml/m²	190.86	104.51	99.49
RV ESVi, ml/m²	135.69	57.28	41.21
RV SVi, ml/m²	55.18	47.22	58.28
RV EF, %	28.90	45.20	58.58
SV/ESV	0.41	0.82	1.41

用。但是，随着包括并行采集、运动校正、人工智能等多种新技术的应用，以及结合临床需求采用优化的扫描策略在一定程度上可以克服其局限性，推动 CMR 在肺动脉高压中的临床普及。

　　综上，与其他常规成像工具（如 ECHO）相比，CMR 可用于 PH 患者右心和肺动脉的全面准确评估，在 PH 患者精确诊断、预后评估、疾病进展监测等具有重要意义。CMR 有望成为 PH 全面评估的首选非侵入性成像方式，但尚需要支持其使用的证据的进一步积累。此外，更应进一步优化并简化 PH 患者的心脏磁共振成像方案，规范 PH 的心脏磁共振报告参数，推广 CMR 在 PH 患者中的临床应用。

（陈玉成）

参 考 文 献

[1] Galiè N，Humbert M，Vachiery JL，et al. 2015 ESC/ERS Guidelines for the diagnosis and treatment of pulmonary hypertension：The Joint Task Force for the Diagnosis and Treatment of Pulmonary Hypertension of the European Society of Cardiology（ESC）and the European Respiratory Society（ERS）：Endorsed by：Association for European Paediatric and Congenital Cardiology（AEPC），International Society for Heart and Lung Transplantation（ISHLT）. Eur Heart J，2016，37（1）：67-119.

[2] Humbert M，Kovacs G，Hoeper MM，et al. 2022 ESC/ERS Guidelines for the diagnosis and treatment of pulmonary hypertension. Eur Respir J，2022，30：2200879.

[3] Broncano J，Bhalla S，Gutierrez FR，et al. Cardiac MRI in pulmonary hypertension：from magnet to bedside. Radiographics，2020，40（4）：982-1002.

[4] Saunders LC，Hughes PJC，Alabed S，et al. Integrated cardiopulmonary MRI assessment of pulmonary hypertension. J Magn Reson Imaging，2022，55（3）：633-652.

[5] Schulz-Menger J，Bluemke DA，Bremerich J，et al. Standardized image interpretation and post-processing in cardiovascular magnetic resonance-2020

update：society for cardiovascular magnetic resonance（SCMR）：board of trustees task force on standardized post-processing. Journal of cardiovascular magnetic resonance：official journal of the Society for Cardiovascular Magnetic Resonance，2020，22（1）：19.

[6] Lewis R A，Johns CS，Cogliano M，et al. Resonance imaging thresholds for risk stratification in pulmonary arterial hypertension. Am J Respir Crit Care Med，2020，201（4）：458-468.

[7] Vonk Noordegraaf A，Channick R，Cottreel E，et al. The REPAIR Study：Effects of Macitentan on RV Structure and Function in Pulmonary Arterial Hypertension. JACC Cardiovasc Imaging，2022，15（2）：240-253.

[8] van der Bruggen CE，Handoko ML，Bogaard HJ，et al. The value of hemodynamic measurements or cardiac MRI in the follow-up of patients with idiopathic pulmonary arterial hypertension. Chest，2021，159（4）：1575-1585.

[9] Leng S，Guo J，Tan RS，et al. Age-and Sex-Specific changes in CMR feature tracking-based right atrial and ventricular functional parameters in healthy Asians. Frontiers in cardiovascular medicine，2021，8：664431.

[10] Wilkins MR，Paul GA，Strange JW，et al. Sildenafil versus endothelin receptor antagonist for pulmonary hypertension（SERAPH）study. American journal of respiratory and critical care medicine，2005，171：1292-1297.

第6章　核素肺灌注／通气显像

核素肺灌注／通气显像主要用于诊断因肺动脉狭窄或阻塞所致的栓塞性肺动脉高压。肺灌注显像可反映肺血流灌注的分布情况，能够显示狭窄或阻塞肺动脉所支配的肺叶、肺段血流分布的减低或缺失；肺通气显像可反映肺通气功能和呼吸道的通畅情况，有助于诊断慢性阻塞性肺部疾患所致的肺灌注异常。

第一节　放射性核素肺显像的操作过程

（一）肺灌注显像的原理

肺灌注显像使用的放射性示踪剂是锝 -99m（^{99m}Tc）标记的大颗粒聚合人血白蛋白（^{99m}Tc-MAA）。^{99m}Tc-MAA 经静脉注射后，进入右心房、右心室与血液混匀，随后进入肺动脉。由于蛋白颗粒的直径（15 ～ 100μm）略大于肺毛细血管的直径，因此，^{99m}Tc-MAA 最终一过性地嵌顿在肺毛细血管床内，^{99m}Tc-MAA 在局部的嵌顿量与局部的肺血流量成正比。通过体外采集肺内的放射性分布图像，即可判断肺内各局部的血流灌注情况。凡是能够引起肺动脉阻塞或引起局部肺血流灌注减低的各种心、肺疾病，在肺灌注显像中均可表现为肺局部放射性分布的减低或缺失。因此，肺灌注显像除了可以用于肺动脉狭窄或阻塞性疾病的诊断外，还可以用于慢性阻塞性肺疾患、肺动脉高压、先天性肺血管疾病、呼吸窘迫综合征等疾病中的肺血流受损程度的判断。

（二）肺灌注显像前准备

患者先吸氧 10min，若有条件应一直吸氧至静脉注射显像剂完毕，以减少肺血管痉挛造成的肺局部放射性分布减低，避免假阳性。

1. 注射体位 常规取仰卧位注射显像剂，以减少重力影响。

2. 注射剂量 一次注射 ^{99m}Tc-MAA 40 ~ 120MBq，约含标记蛋白颗粒 $4×10^5$ 个，注射体积不小于 1ml。每次注射前必须先将混悬液摇匀，以免蛋白颗粒沉淀，注射速度要缓慢。相对于数量约为 $3×10^8$ 支的毛细血管前微小动脉，注射 ^{99m}Tc-MAA 后仅阻塞了约 1/1000，因此是十分安全的。

（三）肺通气显像的原理

肺通气显像使用的放射性示踪剂有三类，第一类是非水溶性的放射性惰性气体，如：氙 133（^{133}Xe）、氙 127（^{127}Xe）、氪 81（^{81}Kr）等，可被吸入气道和肺泡，随即又被呼出体外；第二类是放射性气溶胶，常用的是 ^{99m}Tc 标记的二亚三胺五醋酸（^{99m}Tc-DTPA），^{99m}Tc-DTPA 溶液经超声雾化器雾化为气溶胶。雾化颗粒大小 1 ~ 30μm，反复吸入后，沉积在支气管和肺泡内；第三类是锝气体（^{99m}Tc-Technegas），微粒直径仅为 0.005 ~ 0.2μm，末端气道渗透能力强，肺内分布稳定，临床应用广泛。

通过体外采集上述放射性示踪剂在肺组织内的分布，可以了解气道的通畅情况，凡是能够引起气道阻塞的疾病，在肺通气显像中均可以表现为局部放射性分布的减低或缺失。

由于放射性惰性气体无法在肺内稳定分布，不适于多体位平面显像和断层显像，因此目前 ^{99m}Tc-DTPA 和 ^{99m}Tc-Technegas 更为常用。特别是 ^{99m}Tc-Technegas 颗粒大小均匀，大气道沉积少，图像质量高，是目前最理想的肺通气显像示踪剂。

（四）肺通气显像前准备

1. 气溶胶雾化颗粒吸入 将体积为 2ml 的 ^{99m}Tc-DTPA 溶液注入雾化器，再注入 2ml 生理盐水，调整氧气流速为 8 ~ 10L/min，使其充分雾化。经过分离过滤，产生雾粒大小均匀的气溶胶。患者取坐位，吸入气溶胶时间为 5 ~ 8min。患者通常吸入的剂量为 20 ~ 30MBq。

2. 锝气体吸入 将高比活度（＞ 370mmol/0.1ml）的新鲜 $^{99m}TcO_4^-$ 洗脱液注入锝气体发生器的石墨坩埚内，在充满氩气的密闭装置内通电加温，在 2500℃的条件下 $^{99m}TcO_4^-$ 溶液蒸发成锝气体，与纯氩气充分混合。此时患者开始吸入锝气体，装置自动在 10min 倒计时后关闭。因为如果超过 10min，放射性颗粒将凝集成大颗粒，患者吸入后便会沉积在大气道内，影响图像质量。患者通常吸入的剂量为 20 ~ 30MBq。

（五）操作过程

无论是肺灌注显像，还是肺通气显像，都可以采用平面显像和断层显像两种图像采集方法。

平面显像至少要进行 4 个体位的图像采集，包括前位、后位、右后斜位和左后斜位，但一般还需要增加右前斜位、左前斜位、右侧位和左侧位等体位的采集。显像设备为 γ 相机或单光子发射断层显像仪（SPECT），配低能高分辨准直器，采集矩阵推荐为 256×256，每个体位采集 50 万 ~ 100 万计数，窗宽 20%，ZOOM 1.5 ~ 2.0。

断层显像需要大视野、多探头的 SPECT，配低能通用型准直器。采集过程中嘱患者平稳呼吸，以减少呼吸运动对肺显像的干扰。患者保持仰卧位，探头旋转共采集 128 个投影（双探头 SPECT 每个探头采集 64 个投影），肺灌注显像和通气每个投影采集时间分别为 5s 和 10s，采集矩阵推荐为 64×64。图像重建推荐采用迭代重建有序子集最大期望值法（ordered subset expectation maximization，OSEM），2 次迭代 8 个子集。原始数据经断层图像处理后，可得到肺水平切面、冠状切面及矢状切面断层图像。

第二节　肺灌注／通气显像报告与解读

一、正常的肺灌注／通气显像图像特征

（一）正常肺灌注显像图像特征

1. 平面显像　由于平面显像存在不同肺段间的重叠，因此采用多体位采集进行观察（图 6-1）。正常肺灌注显像的图像特点：双肺形态完整，除肺尖、肺边缘放射性分布略稀疏外，双肺放射性分布均匀，无明显的放射性减低或浓聚区（图 6-2）。

（1）前位：双肺形态完整，轮廓清晰。右肺影较左肺影稍大，呈长三角形，两肺中间空白区为纵隔及心影，肺门部纵隔略宽，肺底呈弧形，受呼吸运动的影响而稍欠整齐。左肺下野内侧可见心脏压迹，受心脏搏动的影响而略有不整。双肺内放射性分布，除肺尖、周边和肋膈角处略显稀疏外，其余部分放射性分布均匀。

（2）后位：双肺轮廓完整清晰，两肺面积大小近似。中间空白区为脊柱及脊柱旁组织所构成，左肺下内方近脊柱旁可见一心脏压迹，放射性分布稍低。双肺放射性分布均匀，肺周边略稀疏。因受肩胛骨及其附近肌群的衰减影响，肺上部放射性稍稀疏。

（3）侧位：双肺影呈蛤蚌形，后缘较直略呈弧形，前缘较突出，约呈120°。左侧位显示的左肺图像与右侧位显示的右肺图像形态相似但方向相反。左肺前下缘受心脏影响略向内凹陷。由于常规取仰卧位静脉注射示踪剂，受重力影响，双肺后部放射性分布略浓，中部由于受肺门的影响，放射性略显稀疏。

（4）斜位：左前斜位适于清晰地显示左肺舌段，而左后斜位则适于显示下叶基底段；右前斜位显示右肺中叶较清晰，而右肺背段及下叶各基底段在右后斜位可以最为清晰地显示。

2. 断层显像　肺灌注断层显像以脊柱为长轴，分为水平断层、冠状断

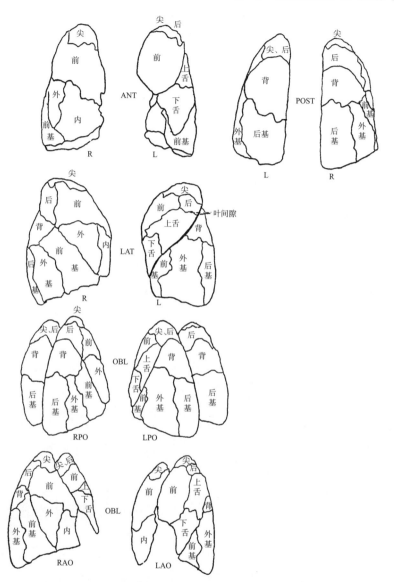

图6-1 肺平面显像不同体位图像的肺段分布图

ANT. 前位；POST. 后位；LAT. 侧位；OBL. 斜位；RPO. 右后斜位；LPO. 左后斜位；RAO. 右前斜位；LAO. 左前斜位

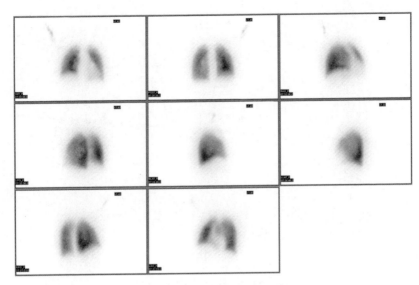

图6-2　正常肺灌注平面显像图

肺灌注平面显像各体位图像均显示：双肺形态完整，放射性分布基本均匀，无明显放射性减低或缺损区

层和矢状断层3种断面。正常肺断层显像的图像特点：各层面肺组织内放射性分布均匀，均无明显的放射性减低或浓聚区。

（1）水平断层图像：断层方向由上至下，各层面解剖结构依次变化如下。自两肺尖沿脊柱下行，在肺尖显影后，肺组织影像逐渐清晰，同时，肺门、心影空白区相继出现。在肺门以下心影增大，基底部由于受到横膈的影响，肺底只显示外缘轮廓。

（2）冠状断层图像：断层方向由前向后，各断面解剖结构表现如下。脊柱前区由两肺、纵隔、心影及肺门等各层次组成，肺组织图像近似于前位平面图像，先是肺影由窄变宽，而心影则由大变小，直到脊柱影出现。

（3）矢状断层图像：断层方向从右至左，各层面解剖结构依次变化如下。首先右肺下角开始显影，右肺影逐渐增大，渐与右侧位平面图像相近似。继之肺门、纵隔、心影依次出现，同时肺组织影像显示为中心空白区。中心空白区逐渐扩大，肺影仅见浅淡的完整周边轮廓。其后左肺开始显影，同时可见心影，左肺影逐渐增大，渐与左侧位平面图像相似，其后左肺影逐渐变小，直至左肺下叶外侧段消失。

（二）正常肺通气显像图像特征

正常肺通气图像特征和肺灌注图像基本一致，除肺尖、肺边缘放射性分布略稀疏外，双肺放射性分布均匀，无明显的放射性减低或浓聚区。

二、肺动脉高压的肺灌注/通气显像典型图像特征

肺动脉高压是一类由各种原因导致的肺动脉压力升高的肺血管疾病，不同类型的肺动脉高压病理生理机制各有差异，表现在肺灌注/通气显像中有各自特点。

（一）慢性血栓栓塞性肺动脉高压核素显像特点

无论是平面显像还是断层显像，慢性血栓栓塞性肺动脉高压的肺灌注/通气显像主要特征均表现为：呈肺段或亚肺段分布的肺灌注缺损区和灌注/通气不匹配。

1. 呈肺段性或亚肺段性肺灌注缺损 由于血栓阻塞肺动脉，病变肺血管支配的相应肺叶、肺段或亚肺段区域在肺灌注显像中呈现放射性分布缺损改变，缺损范围与相应肺段或亚肺段的解剖结构分布一致。由于慢性血栓栓塞性肺动脉高压病史较长，多肺段的灌注缺损有更加明确的诊断意义。另外，由于慢性血栓栓塞性肺动脉高压还存在栓塞远端血管重塑、微血栓形成等，肺灌注显像亦可表现为多发散在的、不呈肺段分布的放射性稀疏缺损区，呈"马赛克样"灌注不均匀。

2. 通气/灌注不匹配 慢性栓塞所致肺动脉高压的主要病变在肺血管，而气道通畅，因此肺通气显像正常，通常不会出现放射性缺损区，因而显示为灌注/通气的"不匹配"现象，这也是慢性血栓栓塞性肺动脉高压的特征性表现。

（二）慢性阻塞性肺病所致肺动脉高压核素显像特点

慢性阻塞性肺病是在气道狭窄病变的基础上合并肺组织、肺泡壁及毛细血管床的破坏，因此肺灌注及肺通气显像均表现为不呈肺段分布的放射性减低或缺损区，灌注/通气通常为"匹配"表现。

1. 不呈肺段分布的血流灌注受损　慢性阻塞性肺疾病所致肺动脉高压患者由于存在弥漫的肺血管损伤，致使肺灌注显像呈现为斑片状的放射性减低及缺损区，往往不呈肺段分布，这一特点可与肺栓塞相鉴别。另外，由于肺循环血流动力学改变，可产生微小血栓，栓塞远端微小动脉，在肺外带形成小的楔形缺损区。

2. 通气/灌注大致匹配　慢性阻塞性肺疾病所致肺动脉高压患者气道狭窄、阻塞，肺通气显像多呈斑片状分布，其间散在分布有放射性稀疏及缺损区，通气/灌注显示受损部位基本一致，呈"匹配"特征，但两者受损程度往往不同，通气受损更加明显。另外严重的肺气肿患者由于远端气道阻塞，通气显像放射性多沉积于大气道中，甚至肺门附近有较多放射性聚积，表现为中心性沉积。

（三）特发性肺动脉高压核素显像特点

特发性肺动脉高压是一类无明确原因、以肺血管阻力进行性升高为主要特征的肺血管疾病。肺灌注显像表现为肺血异常再分布及不呈肺段分布的血流灌注受损。

1. 双上肺高血流灌注　肺动脉高压使肺内血流重新分布，双上肺血流灌注等于甚至超过双下肺，肺灌注显像呈现双肺上野弥漫一致的放射性摄取增高。

2. 双肺多发不呈肺段分布的灌注缺损　随着肺血管床的进行性破坏，双肺血流灌注出现多发异常，通常为不按肺段分布的灌注缺损区，主要表现为弥漫散布于全肺野的"斑点状"或"斑片状"改变。

（四）先天性心脏病所致肺动脉高压

左向右分流的心脏病可引起肺血流量增加，导致肺动脉压升高。肺灌注显像可以仅表现为双上肺血流灌注升高，或者表现为多发不按肺段分布的"斑片状"血流灌注缺损区。另外，当先天性心脏病肺动脉高压发展到一定程度后形成右向左分流，放射性颗粒可以直接进入体循环系统，灌注显像中可以看到双肾异常显影。

（五）心脏瓣膜病所致肺动脉高压核素显像特点

风湿性二尖瓣病变及主动脉瓣狭窄均可导致继发肺动脉压力升高。肺内血流重新分布，改变了由于重力作用形成的肺尖血流灌注少于肺底的分布特点，双肺尖可见明显的放射性浓聚，加之瓣膜病心影常明显增大，导致灌注图像呈"逗点"形态改变。

三、慢性血栓栓塞性肺动脉高压的图像评价标准

慢性血栓栓塞性肺动脉高压的病理基础是肺动脉血栓，肺灌注/通气显像的主要作用是诊断肺动脉栓塞。国际上先后制定了多项肺灌注/通气显像诊断肺动脉栓塞的图像评价标准。这些标准对于重要的图像特征，包括肺灌注缺损区的范围、形态、与通气显像或X线胸片的匹配等的诊断意义做出了建议。较为常用的是2009年欧洲核医学学会颁布的评价标准：欧洲核医学学会《肺灌注/通气显像指南》图像评价标准。

2009年欧洲核医学学会发表了《肺灌注/通气显像指南》，其中制定了更为简便，且同时可以用于肺灌注/通气平面显像和断层显像的图像评价标准。具体如下：

1. 确定肺栓塞　灌注/通气不匹配，其范围不少于一个肺段或两个亚肺段。

2. 排除肺栓塞

（1）灌注显像正常。

（2）灌注/通气匹配或反向不匹配。

（3）灌注／通气不匹配，但灌注缺损不呈肺叶、肺段或亚肺段分布。

3.不确定诊断 非特定性疾病典型表现的多发性灌注／通气显像异常。

应用这一标准，据统计归入不确定诊断的病例仅不超过5%，有极高的临床实用性。

第三节 肺灌注／通气显像在肺动脉高压中的应用

一、肺灌注／通气显像对慢性血栓栓塞性肺动脉高压的诊断价值

病例1 女，66岁，活动后胸闷、气短3年余，间断头晕、双下肢水肿1周。3年前因胸闷、气短，伴咳嗽、咳痰、痰中带血入院；入院化验D-二聚体0.65μg/ml，血管彩超提示下肢深静脉血栓，肺动脉CT检查提示左上肺动脉、右肺动脉干及多发分支动脉呈充盈缺损改变，考虑存在急性肺栓塞，给予利伐沙班口服抗凝。2021年2月复查肺动脉CT仍提示多发肺栓塞改变；超声心动图提示右心房、右心室增大，三尖瓣大量反流，估测肺动脉收缩压86mmHg；肺灌注／通气显像表现为多个肺段性灌注缺损，通气／灌注不匹配（图6-3）。患者诊断为慢性血栓栓塞性肺动脉高压。

慢性血栓栓塞性肺动脉高压（chronic thromboembolic pulmonary hypertension，CTEPH）是由于肺动脉栓塞后血栓未能完全吸收，血管管腔未完全再通，从而导致肺动脉的慢性阻塞，长期发展使肺血管管壁出现明显重构，引发肺动脉高压、右心衰竭等严重后果的一种疾病，属于第四类肺动脉高压。早期CTEPH患者缺乏特异性的临床表现和体征，慢性血栓栓塞性肺动脉高压患者从出现症状到明确诊断约需14个月的时间，往往延误了临床治疗时机。肺灌注／通气显像对患者的辐射剂量较低，且不需要使用对比增强对比剂，对肝、肾功能影响小，且极少引起过敏反应，适合作为CTEPH临床筛查方法。CTEPH患者肺灌注显像的典型表现为多发性的肺段或亚肺段性的放射性减低或缺失，通气显像正常，表现为灌注／通气显像"不

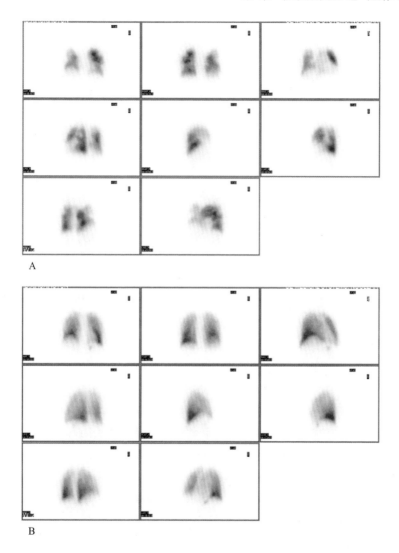

图6-3 慢性血栓栓塞性肺动脉高压的肺灌注/通气平面显像图

A. 肺灌注显像,显示双肺多发性呈肺段分布的放射性减低或缺损区。累及右肺尖段、前段、后段、部分外段、部分背段及部分前基底段;左肺尖后段、部分背段、部分舌段及前基底段。B. 肺通气显像,放射性分布均匀,未见放射性分布异常。肺灌注/通气不匹配

匹配"。

多中心研究发现，肺灌注/通气显像对 CTEPH 有较高的诊断效能，敏感度及特异度均在 90% 以上（敏感度 96% ~ 98%，特异度 90% ~ 95%），被国内外指南推荐为 CTEPH 筛查方法。2015 年欧洲心脏病学会和欧洲呼吸病学会发表的《肺动脉高压诊断和治疗指南》推荐将肺灌注/通气显像作为鉴别 CTEPH 的首选检查。2022 年欧洲最新版《肺动脉高压诊断和治疗指南》再次强调核素肺灌注显像在肺动脉高压中的诊断价值，指南推荐对可疑及初诊的肺动脉高压患者首先进行肺灌注/通气显像，用于鉴别 CTEPH 及其他类型肺动脉高压；推荐等级为 I 级，C 类证据。指南说明如果肺灌注/通气显像为阴性，则可以排除 CTEPH；如果肺灌注/通气显像为阳性或不确定诊断，则需要进一步进行多排螺旋 CT 肺动脉造影或肺动脉造影检查。

二、肺灌注/通气显像在慢性阻塞性肺疾病所致肺动脉高压中的应用

病例 2 男，75 岁，间断咳嗽、咳白色泡沫痰 12 年，胸闷、憋气 7 年。吸烟史 50 年，10 ~ 20 支/日。肺动脉 CT 提示双肺多发囊状透亮区，以双上肺及胸膜下为著，呈肺气肿及肺大疱改变；肺动脉未见明显肺栓塞改变。超声心动图提示右心增大，肺动脉收缩压 72mmHg。肺功能检查提示阻塞性通气功能障碍及轻度弥散功能障碍。肺灌注/通气显像表现为通气/灌注大致匹配的稀疏缺损区（图 6-4）。患者诊断为慢性阻塞性肺疾病所致肺动脉高压。

慢性阻塞性肺疾病（chronic obstructive pulmonary disease，COPD）长期反复的气道炎症继发小气道炎症狭窄及肺泡、毛细血管床的破坏，肺循环阻力增加，引起肺动脉高压。COPD 患者早期可仅有阻塞性通气功能障碍，肺血灌注表现为正常，随着肺血管损伤、肺动脉高压形成，肺灌注显像可以出现上肺高灌注至斑片状放射性减低及缺损表现。有研究对比了 COPD 患者肺灌注显像放射性分布均匀、肺尖放射性浓聚、灌注斑片状稀疏缺损三种图像特征与肺动脉平均压、肺血管阻力之间的关系，结果发现肺血流

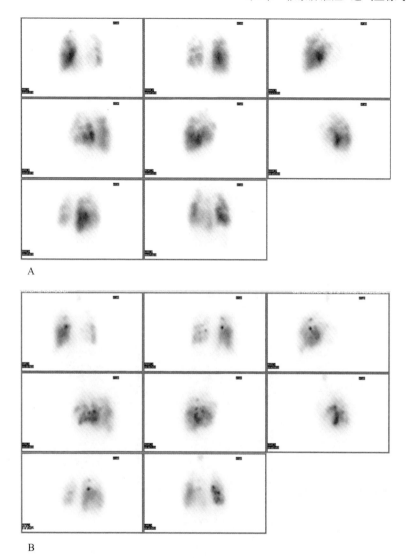

图6-4 慢性阻塞性肺疾病所致肺动脉高压的肺灌注／通气断层显像图

A. 肺灌注断层显像，显示双肺多发片状的放射性缺损区。B. 肺通气断层显像，显示双肺多发大片状的放射性缺损区，与肺灌注缺损部位一致，但范围更大；大气道见点状放射性滞留。肺灌注／通气受损部位基本匹配，通气受损更加严重

随肺动脉压力升高依次变差，尤其肺灌注显像表现为多发非肺段性缺损的患者，肺动脉压力及肺血管阻力均明显升高，右心功能也更低。由此可见，肺灌注显像对 COPD 病程分期、预测肺动脉高压水平及评价预后有一定的价值。

三、肺灌注／通气显像在先天性心脏病所致肺动脉高压中的应用

病例 3 男，19 岁，活动后气短 2 年余，伴心悸，偶有头晕、胸闷。心脏彩超显示左心房及右心室增大，余室腔内径正常；右心室壁增厚，左心室略呈"D"形，运动尚可；室间隔膜部回声中断约 23mm，房间隔卵圆孔处回声分离，室水平双向低速分流；肺动脉扩张，估测肺动脉收缩压约93mmHg。诊断为先天性心脏病、室间隔缺损、肺动脉高压。肺灌注显像表现为肺血异常分布及双肾异常显影（图 6-5）。

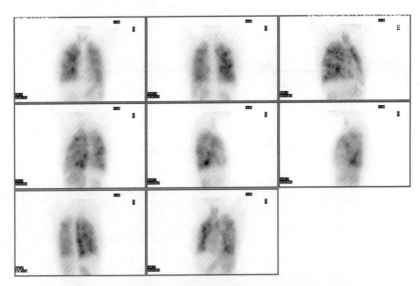

图6-5 室间隔缺损所致肺动脉高压的肺灌注平面显像图

肺灌注显像，显示双肺多发性斑片状不呈肺段分布的放射性减低缺损区；双肾异常显影，提示存在右向左分流

房间隔缺损、室间隔缺损、动脉导管未闭等先天性心脏病均可引起肺血流量增加，导致肺动脉压增高。先天性心脏病患者能否实施矫治手术一致存在争议，右向左分流量及肺血管床受损的程度直接影响手术适应证的选择和预后的判断。相较于右心导管检查和肺组织活检等有创操作，肺灌注显像可以无创性评价肺血流异常范围、肺血管受累程度及定量分析右向左分流量。一项针对 43 例先天性心脏病所致肺动脉高压的研究发现，肺灌注显像所示肺内放射性计数减少、上下肺野放射性计数的变化、双肾异常摄取的比例与肺动脉压力升高程度及肺血管病理改变有相关性，为先天性心脏病所致肺动脉高压术前评估、手术适应证的选择及术后随访提供了重要价值。

四、肺灌注/通气显像在心脏瓣膜病所致肺动脉高压中的应用

风湿性二尖瓣病变及主动脉瓣狭窄均可引起左心房和（或）左心室充盈压升高，被动性引起肺静脉压及肺血管阻力升高，从而导致肺动脉高压形成。研究显示，在风湿性瓣膜病所致肺动脉高压患者中，通过首次通过法测定肺平衡时间与右心导管测得的肺动脉压力成正比，瓣膜手术后随着肺动脉压力的下降，肺灌注的平衡时间也明显改善。肺灌注显像，尤其是应用首次通过法评定肺平衡时间，对于评价肺动脉压力及判断瓣膜置换术后的疗效具有重要价值。

第四节 慢性血栓栓塞性肺动脉高压的多种影像学比较研究

一、肺灌注/通气平面显像和断层显像的比较

肺灌注/通气显像方法主要包括平面显像、SPECT 断层显像及 SPECT/CT 融合显像。与平面显像相比，SPECT 作为一种三维影像技术，避免了周

围射线对深部病灶和较小病灶的影响，以及组织重叠的遮盖，从而能够精确评价放射性分布异常肺段的范围和程度。因此，与平面显像相比，断层显像能够更准确地判断病变的数量和性质，使"不能诊断"的病例比例从20%～30%下降为5%以下，提高肺栓塞诊断的灵敏度和特异性。在急性肺栓塞中，多项研究证实 SPECT 断层显像诊断效能优于平面显像，甚至可以替代平面显像。但在对 CTEPH 的诊断中，断层显像并未显示出超越平面显像的巨大优势。

国内一项前瞻性研究纳入了 209 例肺动脉高压患者，分别通过肺灌注 / 通气平面显像和 SPECT 显像进行 CTEPH 诊断效能比较研究。研究发现，在肺段水平上，SPECT 显像可以发现更多的栓塞肺段，SPECT 显像灵敏度高于平面显像（$P < 0.05$）；但两种显像方法在个体水平诊断 CTEPH 的灵敏度、特异度、准确度均无显著性差异（96% vs. 97%，93% vs. 91%，94% vs. 93%）。该研究证明了断层显像虽有利于检出更多受累肺段，但基于 CTEPH 多发性病变特点，平面显像和断层显像在个体水平上更容易达到 CTEPH 诊断标准，故两者对 CTEPH 诊断的灵敏度、特异度、准确度无统计学差异，均为可靠的检查手段。另外，随着多模态融合 SPECT/CT 设备的发展，SPECT 和 CT 一站式采集使低剂量 CT 替代通气显像应用于肺栓塞的诊断。研究发现，基于 CTEPH 患者多发性病变特点，低剂量 CT 结合肺灌注显像也具有较高的灵敏度、特异度和准确度（96%，91%，92%），与灌注 / 通气 SPECT 断层及平面显像均无统计学差异。这将为无法行肺通气显像的患者带来更多的便利，并且低剂量 CT 显像扫描时间更短，同时还可提供可能导致肺灌注异常的其他胸部疾病信息，临床应用价值高。

二、肺灌注 / 通气显像和 CT 肺血管造影（CTPA）的比较

CT 肺血管造影（CTPA）在肺动脉栓塞诊断中具有重要价值，可以直接显示肺段以上血管的管腔，发现腔内血栓的部位、形态及与管壁的关系，从而提供肺动脉栓塞的直接诊断证据。虽然 CTPA 是肺动脉栓塞诊断的一线检查方法，但在 CTEPH 诊断方面，CTPA 检查并不优于肺灌注 / 通气显像。

CTEPH 作为慢性肺血管病变，常累及多个肺段及段以下分支动脉。

CTPA 由于分辨率的限制，对于远端的肺小动脉显示欠佳，故对外周亚肺段动脉的病变检出能力不及肺灌注/通气显像。PIOPED Ⅱ 研究表明：对于 Wells 评分＜2 的患者，CTPA 对主肺动脉和肺叶动脉的阳性预测值为97%，而肺段动脉为 68%，亚肺段动脉仅为 25%。国外有荟萃分析汇总了14 篇 CTPA 与肺动脉造影的对比研究，结果发现 CTPA 诊断亚肺段栓塞的敏感性仅为 25%。针对 CTEPH 患者受累肺段的研究显示，无论是肺灌注/通气平面显像还是断层显像，均较 CTPA 发现更多的受累肺段，前两者诊断敏感性显著高于 CTPA（P 均＜0.001）。值得注意的是，在个体水平诊断研究中，不同中心显示 CTPA 对 CTEPH 诊断效能差别较大。Tunariu 等发现 CTPA 对 CTEPH 患者的诊断敏感度仅为 51%；其他研究则发现诊断敏感度为 92%～96%，且与肺灌注/通气显像比较无显著差异。由于 CTPA 对 CTEPH 诊断敏感性差异较大，相关指南推荐将诊断效能更准确一致的肺灌注/通气显像作为 CTEPH 的首选检查，并且注明正常的肺灌注显像能够排除 CTEPH，而 CTPA 阴性却不足以排除。肺灌注/通气显像与 CTPA 在CTEPH 诊断方面各有优势，在临床应用中应相互补充。

（方　纬）

参 考 文 献

[1] Bajc M，Neilly JB，Miniati M，et al. EANM guidelines for ventilation/perfusion scintigraphy：Part 1. Pulmonary imaging with ventilation/perfusionsingle photon emission tomography. Eur J Nucl Med Mol Imaging，2009，36：1356-1370.

[2] Bajc M，Neilly JB，Miniati M，et al. EANM guidelines for ventilation/perfusion scintigraphy Part 2. Algorithms and clinical considerations for diagnosis of pulmonary emboli with V/PSPECT and MDCT. Eur J Nucl Med Mol Imaging，2009，36：1528-1538.

[3] Humbert M，Kovacs G，Hoeper MM，et al. 2022 ESC/ERS Guidelines for the diagnosis and treatment of pulmonary hypertension. Eur Heart J，2022，43（38）：3618-3731.

［4］Wang L，Wang M，Yang T，et al. A prospective，comparative study of ventilation-perfusion planar imaging and ventilation-perfusion SPECT for chronic thromboembolic pulmonary hypertension. J Nucl Med，2020，61（12）: 1832-1838.

［5］Wang M，Wu D，Ma R，et al. Comparison of V/Q SPECT and CT Angiography for the diagnosis of chronic thromboembolic pulmonary hypertension. Radiology，2020，296（2）: 420-429.

［6］Hosokawa K，Abe K，Kashihara S，et al. 3-Dimensional SPECT/CT fusion imaging-guided balloon pulmonary angioplasty for chronic thromboembolic pulmonary hypertension. JACC Cardiovasc Interv，2017，10（20）: e193-e194.

［7］Wang M，Ma R，Wu D，et al. Value of lung perfusion scintigraphy in patients with idiopathic pulmonary arterial hypertension: a patchy pattern to consider. Pulm Circ，2019，9（1）: 2045894018816968.

［8］田月琴，史蓉芳，余坚芳，等. 核素肺灌注显像对小儿先天性心脏病肺动脉高压肺血管病变的评价. 中华核医学杂志，1998（01）: 47.

［9］潘世伟，胡盛寿，吴清玉，等. 核素肺灌注显像对风湿性心脏病合并肺动脉高压的诊断价值. 中华外科杂志，2003（10）: 40-42.

［10］中华医学会心血管病学分会肺血管病学组，中华心血管病杂志编辑委员会. 中国肺高血压诊断和治疗指南2018. 中华心血管病杂志，2018，46（12）: 933-964.

第7章 肺功能和血气分析

第一节 肺功能检查

肺功能检查除可以帮助了解患者呼吸功能的基本状态，确定呼吸疾病的主要受损部位，明确呼吸功能障碍的程度及类型，判断疾病的预后和药物治疗的效果外，还可以用于胸心外科和麻醉科等手术前后的评估、康复医疗、劳动能力的鉴定等领域。对于肺动脉高压（PH）患者的呼吸功能状态进行评估，有助于进行 PH 的分类以及更加深入地了解患者病情，从而优化治疗方案，改善预后。

一、肺容量

（一）静态肺容量的组成

静态肺容量的组成有 8 个部分，其中前四项为基础肺容积，彼此独立，互不重叠；后四项为在基础肺容积上组合而成的肺容量，每一种肺容量指标由两项或两项以上基础肺容积组合而成（图 7-1）

1. 潮气容积（tidal volume，TV） 平静呼吸时每次呼出或吸入的气体量。

2. 补吸气容积（inspiratory reserve volume，IRV） 平静吸气末尚能吸入的最大气量。

3. 补呼气容积（expiratory reserve volume，ERV） 平静呼气末尚能呼出的最大气量。

4. 残气容积（residual volume，RV） 最大呼气末肺内所含的气量。

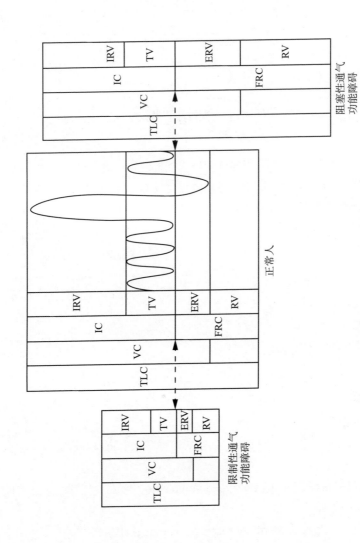

图 7-1 静态肺容积的组成

5. 深吸气量（inspiratory capacity，IC） 平静呼气末尚能吸入的最大气量。IC=TV+IRV。

6. 肺活量（vital capacity，VC） 从最大吸气末所能呼出的最大气量或从最大呼气末所能吸入的最大气量。VC=IRV+TV+ERV。

7. 功能残气量（functional residual capacity，FRC） 平静呼气末肺内所含的气量。FRC=ERV+RV。

8. 肺总量（total lung capacity，TLC） 最大吸气末肺内所含的气量。TLC=IRV+TV+ERV+RV。

（二）肺活量（潮气容积、补吸气容积、补呼气容积、深吸气量）

1. 测定仪器 测定仪器为各式肺量计，包括各式容积型和流量型肺量计。

2. 测定方法 受检者在测定前需安静休息 5min。一般采用坐位测定。让受检者含上已接于肺量计的口器，夹好鼻夹后，请受检者用嘴平静呼吸，检查确实嘴巴和鼻子没有漏气，待受检者逐渐适应并且潮气量曲线趋于稳定后（连续 5 个基线稳定的曲线），就可以测定肺活量。肺活量测定有两种方法。

（1）一次测定法：即在平静呼气末，令受试者做最大吸气，然后缓慢地做最大呼气，接着恢复平静呼吸，此为呼气肺活量（expiratory vital capacity，EVC）；或者先做缓慢最大呼气，然后再做最大吸气，随后恢复平静呼吸，此为吸气肺活量（inspiratory vital capacity，IVC）（图 7-2）。

（2）分次法测定：即在平静呼气末令受试者继续缓慢地做最大呼气，然后恢复平静呼吸。待呼吸基线平稳后，再令受试者从平静呼气末开始做最大吸气，完成后恢复平静呼吸（图 7-3）。

至少做 3 次肺活量并且其结果误差小于 5%。选肺活量最大的曲线进行测算，可以获得潮气容积、补吸气容积、补呼气容积、深吸气量和肺活量 5 项指标结果。

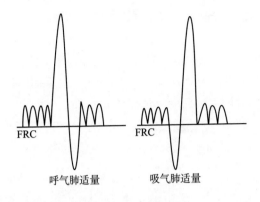

图7-2　一次肺活量

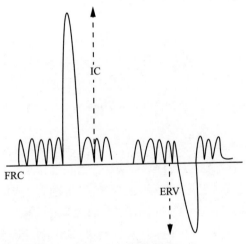

图7-3　分次肺活量

（三）功能残气量（残气容积、肺总量）

功能气残量、残气容积和肺总量均无法用肺量计直接测得，还需要相关的气体分析仪或体积描记法来测定。功能残气量减去补呼气容积即为残气容积；功能残气量加上肺活量即为肺总量。

1. 气体稀释平衡法　气体稀释法原理依据质量守恒定律，即某一已知浓度的指示气体被另一未知容积的气体所稀释时，通过测定被稀释气体中指示气体的浓度变化即可计算出该未知的容积。如公式：$C_1×V_1=C_2×V_2$；C_1、C_2 为起始与终末指示气体的浓度，V_1、V_2 为起始与终末含有指示气体的容积。氦气（He）和氮气（N_2）可作为理想的指示气体用于静态肺容积的检查。下面以密闭式氦稀释平衡法为例加以介绍。

（1）测定仪器：肺量计，氦气分析仪，自动氧气补充装置及二氧化碳吸附装置等。

（2）测定方法：取直立体位，让受检者口含已接于肺量计的口器，夹好鼻夹后，请受检者用嘴平静呼吸，确保嘴巴和鼻子没有漏气，待检查者逐渐适应并且潮气量曲线趋于稳定后，在平静呼气末，经三通受试者不断重复呼吸测试仪内含有氦气的测试气体。经一定时间，当肺内与测试系统氦气浓度达到平衡（至少 30s，氦气的浓度变化在 ±0.000 2 范围内，或功能残气量测定值变化在 ±0.025L 范围内）时测试可以结束。

由于测定前已知测试系统内氦气浓度（φHe_1）和测试系统盛装测试气体的溶积（V_1，包括测试系统的死腔）。在平静呼气末（此时受试者呼吸系统的容积为功能残气，FRC），把测试系统和受试者的呼吸系统接通，这两系统则组成一个统一的密闭系统，其容积为 V_2（即 V_1+FRC）。测试过程中，测试系统中的吸附剂不断地吸附受试者呼出气中的二氧化碳，并随时自动地往测试系统中补充消耗的氧气，并不断地实时显示密闭系统中的氦气浓度和功能残气的动态测算结果。氦气的浓度最后被稀释成为新的浓度（φHe_2）。测试过程中氦气没有参加人体的气体交换，也没有逸出大气，因此测定前后氦气的质量不变，则：

$$或\ \varphi He_1×V_1=\varphi He_2×V_2$$

$$\varphi He_1×V_1=\varphi He_2×(V_2+FRC)$$

经展开，则

$$FRC=\frac{(\varphi He_1-\varphi He_2)}{\varphi He_1}×V_1$$

式中，φHe_1 为测定前测试仪内氦气浓度，φHe_2 为测定后由测试仪内和呼吸系统组成的密闭系统中氦气浓度，V_1 为测定仪的容积（包括死腔），V_2 为测试仪和呼吸系统组成的密闭系统的容积（V_1+FRC）。

2.人体体积描记法 人体体积描记法（简称体描法）是以波义耳（Boyle）气体定律为基本原理，用于测定胸腔气容积（thoracic gas volume，Vtg）和气道阻力（airway resistance，Raw）的一种测定方法。

波义耳气体定律：即在密闭和恒温的情况下，一定量的气体被压缩或膨胀后其体积会减少或增加，而气压的改变遵从于在任何时候压力与体积的乘积保持恒定的规律。

（1）测定仪器：人体体积描记仪（简称体描仪）。体描仪（图 7-4）的核心部分包括呼吸速率计、测定体描箱内压力和（或）容积的传感器、两个分别用于测量口腔压（Pm）和箱内压（Pbox）的传感器，另有一个位于口器和体描箱之间的阻断器阀门结构。3 个传感器与增益系统和监测系统联接，使箱内压力（或容积）和 Pm 指标可以同时在终端的 X 轴和 Y 轴上显示出来（图 7-5）。

（2）基本原理：测定 FRC 时，受试者佩戴鼻夹，坐于体描箱中平静呼吸，在平静呼吸的呼气末，阻断器阀门关闭，此时操作者嘱受试者对抗阀门阻力进行呼吸动作。吸气动作导致 Pm 和 Pbox 发生变化，Pm 降低，同时肺容积增加，肺内气体变稀薄。由于体描箱是密闭的，肺容积的增加相应导致了 Pbox 的增加。同理，呼气动作导致肺容积降低和 Pbox 降低。由于测定过程中阻断器阀门是关闭的，Pm 与肺泡压（P_A）相同。口腔压与箱内压或肺容积对应的函数关系可以在终端上表现为一条闭合曲线（图 7-5）。通过测定闭合曲线的斜率可以计算出阻断器关闭时肺内气体的容积，即胸腔内气体容积（TGV 或 V_{TG}）。当阻断器关闭的时点在平静呼吸的呼气末水平时，则可根据波义耳定律计算出 FRC。V=P×（ΔV/ΔP）［V 为功能残气量（L）；P 为大气压（cmH_2O）；ΔV/ΔP 为终端显示的闭合曲线斜率的倒数］。在此方程式中，唯一的未知数 V 可由大气压和 Pm 与 Pbox 相关闭合曲线斜率（ΔP/ΔV）的倒数计算出来。

口腔压代表肺泡压，箱内压反映了胸腔内压。阻断器在平静呼气末（Pm，V）关闭，同时受试者继续吸气动作，Pm 降低，同时箱内压升高。

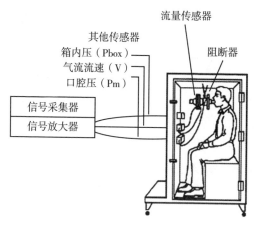

图7-4　用于测定功能残气量和气道阻力的压力型体描仪

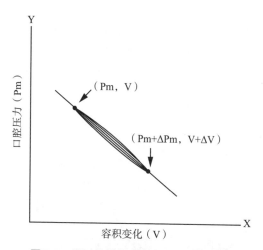

图7-5　通过体描仪获得的压力-容积环

箱内压的增高反映了胸腔内气体容积的变化。曲线末端代表了吸气末水平（Pm-ΔPm，V+ΔV）。曲线的斜率取决于阻断器关闭时肺内气体的容积（即FRC）。

体描仪还可以用于测定气道阻力。气道阻力（Raw）指气道（包括口腔、鼻咽、喉、中心气道和外周气道）内的气流驱动压（P）与实际气流流速（$\dot{V}$）之比。

在受试者浅快呼吸过程中，阻断器开放时可以得到气流流速（$\dot{V}$）与箱内压（Pbox）之间的关系，即 $\dot{V}$/Pbox；在阻断器关闭时，可以得到肺泡压（P_A）与箱内压（Pbox）之间的关系，即 P_A/Pbox。将上述两条曲线的斜率相除，即可计算出气道阻力（图7-6）。

（3）测定方法

①测定前应做好定标工作。

②关闭体描箱门，略等 2min 左右使热传导达到稳定。

③受试者含口器并平静呼吸直到呼气末水平稳定（通常需要 3 ~ 7 次潮气呼吸）。

④气道阻力测定：在平静呼气末，令受检者做浅快呼吸，呼吸频率 1.5 ~ 2.5Hz（1.5 ~ 2.5 次/秒，即 90 ~ 150 次/分），至少应记录到 3 ~ 5 个满足技术要求的重复性好的呼气流量–体描箱压曲线（图7-6）。目前已有一些新型体描仪可进行自动呼吸压力容积补偿，只需平静呼吸方式而无

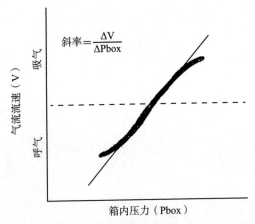

图7-6　气流流速（$\dot{V}$）变化与体描箱内压力（Pbox）变化曲线。在吸气流速在 0 ~ 0.5L/s 范围时此曲线的斜率与阻断器关闭时得到的曲线斜率相除，可计算出气道阻力（Raw）

需浅快呼吸，提高受试者的依从性和检查的重复性。

⑤肺容积测定：在浅快呼吸后，阻断器会在呼气末（功能残气位）阻断 2 ～ 3s，此时要求受试者仍保持浅快呼吸动作（口腔压 ±1kPa，即 ±10cmH$_2$O），但呼吸频率为 0.5 ～ 1.0Hz（30 ～ 60 次 / 分）。至少应记录到满足技术要求的 3 ～ 5 次浅快呼吸动作（也就是要在压力容积图上看到一系列被很小的热漂移分隔开的几乎重叠的直线，如图 7-5）。

⑥慢肺活量测定（图 7-7）：阻断器打开，受试者进行一次补呼气（ERV）动作，接着做一次吸气慢肺活量（IVC）动作 [也可以先做一次深吸气（IC）动作，再做一次慢呼气肺活量（EVC）动作]。如果需要，受试者可以在胸腔气量（TGV）和肺活量（VC）检测之间离开口器进行休息。患有严重呼吸困难的受试者可能在检测完胸腔气量（TGV）之后立即进行补呼气

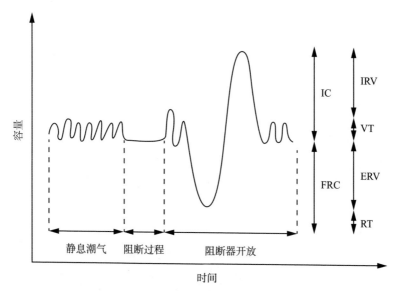

图7-7 体描检查过程示意图

时间 - 容量曲线显示在平静呼吸的呼气末水平达到稳定后，阻断器关闭一小段时间用来测定胸腔气量，阻断器开放后，受试者先做一次补呼气（ERV）再做一次慢吸气肺活量检测。不需要受试者离开口器就能非常连贯的一次完成所有的相关容量的测量，其中包括 IC、FRC、IRV、VT、RV 等

（ERV）之后再做一次慢吸气肺活量（IVC）检查有困难。为了解决这个问题，也可以让受试者做完浅快呼吸测定后先进行 2 ~ 3 次潮气呼吸，然后再接着做补呼气（ERV）和吸气肺活量（IVC）测定。

（4）体描法与气体稀释平衡法的比较：相较于稀释平衡法，体描法测定平静呼气末胸腔气体容积不受肺通气质量的影响，而气体稀释平衡法测定阻塞性肺疾病的患者特别是有肺大疱、局部通气不良者，可因局部指示气体不能完全达到平衡而造成测定值较实际值为小。体描法测定速度较气体稀释平衡法快，前者以秒计，后者以分钟计。此外，体描法测试完成后可立即开始重复测试，而气体稀释平衡法则需等待肺内测试气体浓度恢复到测试前水平，方可开始下一次测试。

二、肺通气功能

肺通气功能指呼吸气体的流动能力，是一个动态的概念，涉及肺容积的改变及产生相应改变所需要的时间，包括每分通气量、肺泡通气量、最大分钟通气量、时间肺活量等。本节重点介绍时间肺活量相关概念。

时间肺活量指在用力呼气过程中各呼气时间段内发生相应改变的肺容积。也有学者直接称之为用力肺活量（forced vital capacity，FVC）。

（一）测定仪器

有时间记录的各式肺量计。

（二）测定方法

用肺量计进行检查，坐位，含口器，上鼻夹。待受试者呼吸平稳后，令受试者深吸气到肺总量位后以最大的努力，用最快速度呼气，直至残气量位。即可测到 FVC 测试曲线：容积 – 时间曲线（V-T 曲线）指呼气时时间与容积变化的关系曲线（图 7-8），流量 – 容积曲线（F-V 曲线）指呼吸气体流量随肺容积变化的关系曲线（图 7-9）。

V-T 曲线中，除 FVC 以外，还可以得到第 1 秒用力呼气容积（FEV_1）、一秒率（FEV_1/FVC、FEV_1/VC）、第 3 秒用力呼气容积（FEV_3）、最大呼

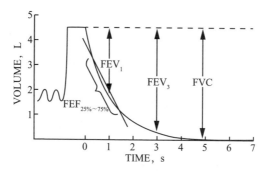

图7-8　用力呼气肺活量测定及容积-时间曲线（V-T曲线）常用指标。用力呼气开始于"零点"，从最大吸气水平，可分别得出FVC、FEV_1、FEV_3等指标。$FEF_{25\%\sim75\%}$指在时间-容量曲线上对应25%FVC和75%FVC的两点连线的斜率

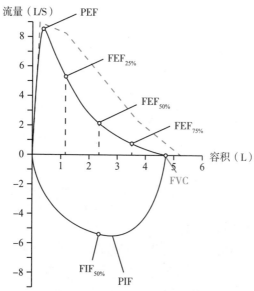

图7-9　流量-容积曲线及常用指标。最大呼气流量为PEF，最大吸气流量为PIF。流量下降为0时的容积为FVC。纵向虚线把FVC平分为4等份，用力呼出每1等份（25%、50%、75%FVC）时的瞬间呼气流量分别为$FEF_{25\%}$、$FEF_{50\%}$、$FEF_{75\%}$，分别是反映呼气早、中、后期的流量指标。反之，用力吸入50%FVC的瞬间吸气流量为$FIF_{50\%}$

气中期流量（MMEF）等指标（图 7-7）。

F-V 曲线中，还可得到呼气峰值流量（PEF，是指用力呼气时的最高气体流量，是反映气道通畅性及呼吸肌肉力量的一个重要指标）、用力呼出 x% 肺活量时的瞬间呼气流量（$FEF_{x\%}$，根据呼出肺活量的百分率不同，可衍生出 $FEF_{25\%}$、$FEF_{50\%}$、$FEF_{75\%}$，分别表示用力呼出 25%、50%、75% 肺活量时的瞬间呼气流量，单位是 L/s）等指标（图 7-8）。在 F-V 曲线的起始部分，呼气肌的长度最长，收缩力最大，流量也最大，图形上表现为流量迅速增至峰值，其值与受试者的努力程度有关，故称为用力依赖部分。在曲线的终末部分，呼吸肌长度显著缩短，收缩力显著降低，呼气流量与用力无关，流量的大小与小气道的通畅程度密切相关，故称为非用力依赖部分。

（三）临床意义

1. 各指标的临床意义

（1）用力肺活量（FVC）：指受试者深吸气到肺总量位后以最大的努力，用最快速度呼气，直至残气量位所呼出的气体量。在正常情况下，VC 与 FVC 相等。但在气流阻塞的情况下，用力呼气可致气道陷闭，VC 可略大于 FVC。

（2）t 秒用力呼气容积（FEV_t）：指完全吸气至 TLC 位后在 t 秒以内的快速用力呼气量。按呼气时间，可分为 FEV_1、FEV_3、FEV_6 等指标，分别表示完全吸气后在 1、3、6s 的用力呼气量。

（3）一秒率（FEV_1/FVC）：指 FEV_1 占 FVC 的百分比，是临床上反映通气阻塞、气流受限的敏感指标。正常人的一秒率通常在 70% ~ 80% 以上。此外，FEV_1/FVC 可反映气流阻塞的存在，但不能准确反映阻塞的程度。这是因为在轻度气流受限时，给予充足的呼气时间，受试者可充分呼出气体，FVC 可基本正常或轻度下降，但呼气速度减慢，FEV_1/FVC 下降；但当严重气流受限时，受试者难以完成充分呼气，FVC 也明显下降，FEV_1/FVC 反而有所升高。一秒率与年龄呈负相关，儿童的正常 1 秒率可超过 90%，而老年人的 1 秒率也可能低于 70%，需注意鉴别。呼气峰值流量（PEF）：

是指用力呼气时的最高气体流量，是反映气道通畅性及呼吸肌肉力量的重要指标。

（4）最大呼气中期流量（MMEF）：指用力呼出气量为 25% ~ 75% 肺活量间的平均呼气流量。最大呼气中段曲线处于 FVC 非用力依赖部分，流量受小气道直径所影响，流量下降反映小气道的阻塞。

（5）用力呼出 50%、75% 肺活量时的瞬间呼气流量（$FEF_{50\%}$、$FEF_{75\%}$）：下降反映小气道功能障碍。小气道数量多，总横截面积大，对气流的阻力仅占总阻力的 20% 以下。小气道功能障碍是气道阻塞的早期表现，其对通气功能的影响主要为呼气中、后期的流量受限。早期病变时临床上可无症状和体征，通气功能改变也不显著，FVC、FEV_1 及 FEV_1/FVC 尚在正常范围，但 MMEF、$FEF_{50\%}$、$FEF_{75\%}$ 可显著下降。当该 3 项指标中有 2 项低于正常值下限（LLN），可判断为小气道功能障碍。

2. **通气功能障碍的类型**　依通气功能损害的性质可分为阻塞性、限制性及混合性通气障碍，其 V-T 曲线和 F-V 曲线见图 7-9。各类型通气功能障碍的判断及鉴别见表 7-1，判断流程见图 7-11。

表 7-1　各类型通气功能障碍的判断及鉴别

障碍类型	FVC	FEV_1	FEV_1/FVC	RV	TLC
阻塞性	−/↓	↓	↓	↑	↑
限制性	↓	↓/−	−/↑	↓/−	↓
混合性	↓	↓↓	↓	?	?

（1）阻塞性通气功能障碍：指气道阻塞引起的通气障碍，原则上以 FEV_1/FVC 下降为标准。MMEF、$FEF_{50\%}$ 等指标显著下降，MVV 也可下降，但 FVC 在正常范围或只轻度下降。F-V 曲线的特征性改变为呼气相降支向容量轴的凹陷，凹陷愈明显者气流受限愈重（图 7-9）。

（2）限制性通气功能障碍：指胸肺扩张受限引起的通气障碍，主要表现为 FVC 明显下降。气流明显受限者 FVC 也可下降，FVC 的判断效能受影响，故肺容量指标如 TLC、RV 及 RV/TLC 对限制性通气障碍的判断更为精确。

（3）混合性通气功能障碍：兼有阻塞及限制的特点，主要为 TLC、VC 及 FEV_1/FVC 下降，而 FEV_1 降低更明显。F-V 曲线显示肺容量减少及呼气相降支向容量轴的凹陷（图 7-10）。此时应与假性混合性通气障碍区别，后者的 VC 减少是由于肺内 RV 增加所致，做 RV 测定或支气管舒张试验可

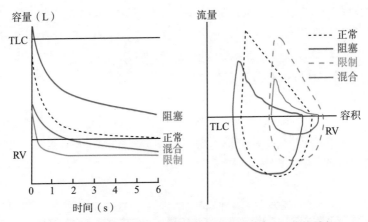

图 7-10　各种类型通气功能障碍的 V-T 曲线和 F-V 曲线特征

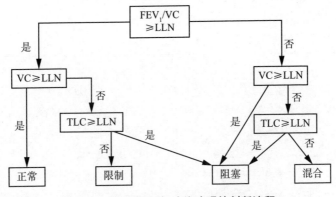

图 7-11　各类型通气功能障碍的判断流程

帮助鉴别。

3.肺通气功能障碍的程度　通气功能障碍程度的判断应结合临床资料，其划分目的是协助临床医师判断疾病的严重程度。ATS/ERS（2005 年）有关肺功能检查的联合指南建议：不论阻塞性、限制性或混合性通气障碍，均依照 FEV_1 占预计值 % 来判断（表 7-2）。

表7-2　肺通气功能障碍程度分级

严重程度	FEV_1 占预计值%
轻度	≥ 70%，但 < LLN 或 FEV_1/FVC 比值 <LLN
中度	60% ~ 69%
中重度	50% ~ 59%
重度	35% ~ 49%
极重度	< 35%

三、肺弥散功能

气体弥散是指气体分子不停地运动和相互碰撞，气体分子从浓度高（或分压高）的区域向浓度低（或分压低）的区域移动，最后达到两个区域内的气体浓度（或分压）相等。相应地，肺弥散功能是指某种肺泡气通过肺泡 - 毛细血管膜，从肺泡向毛细血管扩散到达血液内，并与红细胞中的血红蛋白（Hb）结合的能力；即某气体在肺泡膜两边每单位分压差的作用下每单位时间内从肺泡透过肺泡膜转移到肺毛细血管内的量，反映肺进行气体交换的功能。

1915 年，Krogh 根据弥散原理，最先提出用一氧化碳（CO）测定肺弥散量（DLCO），发展到当代，利用 CO 进行肺弥散功能检查有许多不同的方法，包括一口气呼吸法、重复呼吸法、恒定状态法等，但以一口气呼吸法（DLCO single-breath method，DLCO-sb）最为常用，本节主要介绍 DLCO-sb 的检查方法。

（一）基本原理

肺的弥散功能系指某气体在肺泡膜两边每单位分压差的作用下每单位时间内从肺泡透过肺泡膜转移到肺毛细血管内的量，反映肺进行气体交换的功能。

Fick 氏定律描述了肺泡内的气体弥散特性。在单位时间内，气体经肺泡膜的弥散量（V）是和弥散面积（A）、气体的弥散指数（D）气体在肺泡两侧的气压差（P_1-P_2），成正比，而与弥散距离（T）成反比。

$$V\text{gas}= \frac{A \times D \times (P_1 - P_2)}{T}$$

由于肺的结构复杂，式中 A、D 和 T 影响肺泡弥散量均不易测出来，因此把三项合并考虑，并以 DL 表示之：

$$D_L= \frac{A \times D}{T}$$

$$D_L= \frac{V\text{gas}}{(P_1 - P_2)}$$

式中 Vgas 为单位时间内测试气体通过肺泡膜的量，（P_1-P_2）表示肺泡内和肺毛细血管内测试气体的分压差。所以 DL 表示肺泡的弥散功能。

不同的气体在不同的基质有不同的弥散指数（D）即有不同的弥散能力。弥散指数和气体在此基质的溶解度成正比而与该气体的分子量的平方根成反比。即：

$$D\text{oc}= \frac{溶解度}{分子量的平方根}$$

可以用不同气体的弥散指数来比较他们之间在同一基质的弥散能力，如 O_2 和 CO 通过肺泡膜的弥散能力的比较。

$$\frac{D\text{o}_2}{D\text{co}}= \frac{CO\,分子量的平方根}{O_2\,分子量的平方根} \times \frac{O_2\,溶解度}{CO\,溶解度}=1.23$$

即 O_2 通过肺泡膜的弥散能力是 CO 的 1.23 倍。

根据上述 DL 的公式，测定某种气体通过肺泡膜的弥散功能需要测定以下 3 项内容：①单位时间（测定时间）内，某种气体经肺泡膜进入肺毛细血管内的量；②某种气体在肺泡内的分压（P_1）；③某种气体在肺毛细血管内的分压（P_2）。

直接用氧气测定肺弥散功能虽可行，但需测定 O_2 在肺毛细血管内的分压，技术难度大，不是一般实验室能够解决的。之所以选用 CO 来测试肺弥散功能，是因为 CO 透过肺泡膜的弥散系数以及和血红蛋白的反应速率和氧的相似并呈线性相关。正常情况下血液中基本不含 CO，这使得易于测定 CO 摄取量，即使已有大量 CO 和血红蛋白结合了，但由于碳氧血红蛋白的解离曲线特征，血液中一氧化碳分压仍可保持很低的水平，这样就可以假定血液中的一氧化碳分压为零，从而避免了肺弥散功能测定时难于实现测定血液中 CO 分压这一步骤。一氧化碳与血红蛋白的亲和力远大于氧与血红蛋白的亲和力（约为 210 倍），因此用一氧化碳测定弥散量时，即使测试气体中含有正常生理范围浓度的氧气，也不会干扰测定结果。测定气体中采用低浓度（一般为 0.3%）CO 气体，也不会对人体造成危害。而且，CO 在转运过程中极少溶解在血浆中，所以 CO 成为测定肺弥散功能的理想气体。

依据公式：

$$D_{uCO} = \frac{\dot{V}CO}{P_ACO - P_CCO}$$

因 P_CCO（肺毛细血管内 CO 平均分压）定为零，只需测定每分钟 CO 从肺泡透过肺泡膜进入肺毛细血管血液内的量和肺泡内平均 CO 分压，即可得到 DLCO。

（二）检查步骤

1. 检查前准备

（1）检查仪器的准备：肺量计、呼出气体采集系统、气体分析仪、标配测试气体和记录仪系统。

（2）受试者准备

①检查前应详细询问受试者病史，并了解其 Hb 值，以便进行 Hb 校正时使用。

②避免任何影响受试者肺毛细血管血容量及弥散能力的因素：如检查前 2h 应避免饱餐和剧烈运动；停止吸烟至少 24h，吸烟者应在检查报告中注明吸烟情况及时间；停止喝酒至少 4h；对于吸氧的受试者，在情况许可的范围内建议检查前至少停止吸氧 10min，如果病情不允许停止吸氧，应在检查报告中注明吸氧情况。

③肺弥散功能检查前应先准确测定受试者的肺活量或用力肺活量，这是确定受试者在肺弥散功能检查中吸气容量是否充分的重要判断标准。

④操作者应向受试者详细介绍检查动作，并亲自示范指导受试者依次练习呼气、深吸气、屏气、呼气等动作，帮助受试者更快速地掌握动作要领。

2. 检查方法　受试者夹上鼻夹、口含咬嘴后平静呼吸 4 ~ 5 个周期，待潮气末基线平稳后，指导其呼气完全至残气量位，然后令受试者快速均匀吸气完全至肺总量位，建议 2s 内完成吸气，气道阻塞者应在 4s 内完成吸气，接着屏气 10s，最后均匀持续中速呼气完全至残气量位，建议在 2 ~ 4s 完成呼气（图 7-12）。

检查次数由操作者依据受试者情况和配合程度决定，至少测定 2 次，一般 < 5 次。重复检查至少应间隔 4min，气道阻塞受试者可能需要更长的时间（ > 10min），以保证受试者肺内剩余的测试和标示气体得以全部排空。最佳 2 次间 DLCO 相差 < 3ml/（min·mmHg），或在最大值的 10% 之内，取最佳 2 次测定值的平均值。

3. 常用检查指标

（1）肺一氧化碳弥散量（DLCO）：指 CO 在单位时间（1min）及单位压力差（1mmHg 或 0.133kPa）条件下从肺泡转移至肺泡毛细血管内并与 Hb 结合的量（ml 或 mmol），是反映肺弥散功能的主要指标。

（2）肺泡通气量（VA）：指每分钟吸入气量中能达到肺泡并进行气体交换的有效通气量，用于估算肺内 CO 能够扩散并通过肺泡毛细血管膜

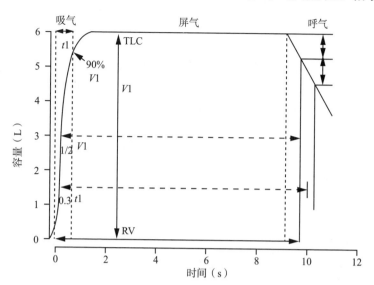

图7-12 一口气呼吸法弥散功能检查步骤

的肺容积，正常受试者 VA 大致与 TLC 相等。

（3）肺一氧化碳弥散量与肺泡通气量比值（DLCO/VA）：也称单位肺泡容积的弥散量或比弥散量，由于弥散量受肺泡通气量影响，肺泡通气量减少可导致 DLCO 减少，因此评价弥散功能时应该考虑受试者的肺泡通气量（VA），以排除肺容积对弥散量的影响。临床上常用 DLCO/VA 作矫正，DLCO/VA 更容易区分肺部的病理生理改变。但由于 DLCO 与 VA 的关系不是线性且显著小于 1∶1，因此不能准确校正容量的影响。

（4）校正后 DLCO 值（DLCOc），常用血红蛋白（Hb）、吸入气体氧分压（PiO_2）和碳氧血红蛋白（COHb）进行校正。

（三）临床意义

凡能影响肺泡毛细血管膜面积与厚度、肺泡毛细血管床容积、通气血流不匹配及 CO 与血红蛋白反应者，均能影响 CO 弥散量，使测定值降低或增高。

1. DLCO 降低的病理生理状态或疾病　弥散距离增加，如间质性肺疾病、肺水肿；弥散面积减少，如肺气肿、肺叶切除术后等；肺血管病如肺动脉高压、肺血管炎、肺栓塞等；贫血等引起血红蛋白水平下降；少数过度肥胖、右心衰竭、红细胞增多症及弥漫性肺泡出血等均可引起DLCO下降。此外一些肺外疾病，如糖尿病、肾功能不全、甲状腺功能亢进、化疗药物及抗心律失常药物的长期使用也会造成 DLCO 的降低。

2. DLCO 测定值升高的病理生理状态或疾病　能使肺毛细血管流量增加，使正常情况下很少开放的肺毛细血管开放的生理或病理状态，均能使弥散量增加。如世居高原、运动、平卧体位、肥胖、部分左向右分流的先天性心脏病变、部分早期的左心衰竭、早期的红细胞增多症及部分弥漫性肺泡出血等均可引起 DLCO 测定值升高。

四、肺功能检查在肺动脉高压中的应用

在肺动脉高压疾病进程中，结构异常重塑的肺血管可通过影响其相邻气道的功能，引起肺功能异常的改变，导致相应症状。通过无创方法，对 PH 患者呼吸系统功能状态进行检查评估，有助于充分了解病情，准确进行 PH 分类，使肺动脉高压患者得到及时精准的治疗，改善患者预后，进而提高患者生存率。

（一）肺通气功能检查

早期认为动脉性肺动脉高压（PAH）患者肺功能特点一般是轻度限制性通气功能障碍，患者的 FVC 及 TLC 可出现降低。但近年来越来越多的研究结果表明，肺动脉高压同时也可能存在阻塞性通气功能障碍，尤其小气道受损更为显著。肺血管结构重塑在解剖上对毗邻气道的影响以及内皮素释放增多导致的支气管平滑肌细胞及成纤维细胞的增殖可能是气道阻塞的主要原因。除了常见的慢性阻塞性肺疾病所致的肺动脉高压外，PAH 患者也存在外周气道阻塞，并且阻塞性通气功能障碍与疾病的严重程度呈正相关。WHO 功能分级越高，其外周小气道阻塞情况越严重。

常规肺功能检测中的 MEF25、MEF50、MMEF75/25 是评价小气道功

能应用较为广泛的参数，其中 MEF50 可能是评估肺动脉高压患者外周气道阻塞最重要的测量方法。

（二）肺弥散功能检查

PAH 患者通常存在肺弥散功能下降。在五大类 PH 患者中均可发现弥散功能的异常，尤其在肺部疾病相关的 PAH 中更为常见。在慢性肺部疾病患者中，当发现 DLCO 与其他肺功能指标不成比例降低时，应高度怀疑是否并存 PH。肺血管结构的改变引起肺泡血管灌注不佳从而导致肺血管床面积减少，内皮细胞增殖导致弥散膜的增厚以及小气道功能的受限引起的通气不足共同参与弥散功能改变的机制。有研究发现 DLCO 与 IPAH 患者的生存预后有关，认为 DLCO < 45% 预计值生存率更差。此外，DLCO 同时被认为是 CTD-PAH 预后的独立预测因素。对于发生肺动脉高压的高危人群进行持续定期的 DLCO 监测，可能有助于早期检出肺动脉高压。

（三）病例分析

病例　男，62 岁，主诉"活动后喘憋 2 年，加重 6 个月"，既往高血压病史 5 年；入院查体：双肺呼吸音略低，未闻及干、湿啰音，心率 90 次 / 分，律齐，各瓣膜区未闻及杂音，P2 亢进，腹软，无压痛、反跳痛，双下肢轻度可凹性水肿；入院后完善肺动脉 CT 未见明显肺动脉血栓及肺动静脉瘘，肺窗可见小叶周围型肺气肿；肺灌注显像未见血流灌注减低；双下肢静脉超声未见血栓；心脏彩超提示右心增大，右心功能不全，TI 法估测肺动脉收缩压 69.5mmHg；睡眠监测提示轻度阻塞性睡眠暂停低通气；右心导管检查：PAP 106/45（65）mmHg，RAP 8/0（3）mmHg，CVP 8mmHg，PAWP 11mmHg，CO 3.07L/min，PVR 1407dyn·s/cm^5；自身抗体、肿瘤标志物、狼疮抗凝物、抗心磷脂抗体等未见异常；血气分析提示 I 型呼吸衰竭；肺功能检查提示 FVC 1.82L，FEV$_1$ 1.42L，FEV$_1$ 占预计值 83.2%，FEV$_1$/FVC 77.97%，MEF$_{75\%}$ 占预计值 91.9%，MEF$_{50\%}$ 占预计值 59.9%，MEF$_{25\%}$ 占预计值 39.9%，MMEF 占预计值 39.2%，MVV 占预计值 131.9%，DLCO SB 占预计值 61.2%。此患者胸部 CT 虽有肺气肿表现，但其肺功能

FEV_1、FEV_1/FVC 未见严重异常，不能解释该患者的肺动脉高压，故综合考虑，该患者诊断为特发性肺动脉高压。特发性肺动脉高压的肺功能主要表现为 FEV_1、FEV_1/FVC 尚在正常范围或轻度减低，$MEF_{75\%}$、$MEF_{50\%}$、$MEF_{25\%}$、MMEF 显著下降，表现为小气道阻塞性通气功能障碍，弥散减低。

第二节　血 气 分 析

血气分析是临床上常用的血液检测指标，对判断人体的呼吸功能、肺通气与肺换气状态、酸碱平衡状态等具有重要的临床价值。在肺动脉高压患者的诊疗与随访过程中，血气分析是重要的监测指标之一，不同类型的肺动脉高压具有不同的血气分析特点。在判读血气分析的指标时，应全面评价患者的疾病类型、临床状态，同时还需结合其他临床指标，如心排血量、混合静脉血相关指标等。本节将在阐述血气分析、酸碱及电解质平衡有关基础理论上，就其在肺动脉高压患者中的临床应用进行重点介绍。

一、血气分析的操作步骤

（一）物品准备

无菌治疗盘：血气分析采血注射器、安尔碘（或其他消毒物品）、消毒棉签。

（二）采血部位

1. 桡动脉穿刺采血，患者体位以舒适为主（平卧位或坐位），手臂摆放以同侧桡动脉搏动最明显时为宜。

2. 肱动脉穿刺采血，临床上较少采取，如必要时，患者可取坐位或平卧位。

3. 股动脉穿刺采血，患者取平卧位。

（三）穿刺方法

1. 取出血气分析专用采血注射器，安装针头，将针栓抽至 2ml 刻度处备用。

2. 明确动脉穿刺部位，以选中动脉搏动最强处为穿刺点，用安尔碘消毒穿刺部位和术者左手手指。

3. 用左手示指和中指固定动脉，右手持注射器与皮肤成 45° 穿刺进针；若采血部位为股动脉，则进针角度为 90°，鲜红色血液自行涌入针管内则为穿刺成功，采血 2ml。

4. 取血后立即拔针，将针头刺入专用密封套内，若注射器内有气泡，应尽快排出，以免空气混入血液引起标本中动脉血氧分压（PaO_2）、动脉血二氧化碳分压（$PaCO_2$）、血红蛋白（Hb）等改变，影响分析结果；采血后应轻微晃动注射器，使血液与注射器内肝素抗凝剂充分混合，防止凝血。

5. 用消毒棉签压迫穿刺点 5 ~ 10min。

（四）注意事项

取血后应注意避免标本混入空气，混入空气后有可能导致标本中 $PaCO_2$ 降低、血液酸碱度（pH）升高等，使检测结果出现偏差。同时采血后应及时送检，防止时间过长会导致标本内细胞代谢耗氧，使 PaO_2 降低，pH 升高等。

二、血气分析中的主要指标

（一）动脉血氧分压（PaO_2）

PaO_2 是指物理溶解在血液中的氧分子所产生的压力，正常值（标准大气压条件下）是 80 ~ 100mmHg，受年龄的影响，计算公式为：

$$PaO_2=100mmHg-年龄×0.33$$

PaO_2 可以判断有无缺氧或缺氧的程度，低于 60mmHg，即达到呼吸衰竭的程度；低于 45mmHg 时，为重度低氧血症；当 PaO_2 低于 20mmHg（2.67kPa 相应血氧饱和度 32%）时，正常的组织间氧阶梯消失，生命将受到威胁。不同类型的肺动脉高压患者会有不同程度的低氧血症，在临床诊疗中需关注患者的氧分压情况，顽固的重度低氧血症可见于有严重的右向左分流的 PH 患者、慢性血栓栓塞性肺动脉高压患者或低氧相关肺动脉高压患者等。

（二）动脉血氧饱和度（SaO_2）

SaO_2 可反映动脉血氧与血红蛋白（Hb）的结合程度，是实际上 Hb 结合的氧含量与全部 Hb 能够结合的氧容量之比，正常值为 95% ~ 99%。计算公式为：

$$SaO_2 = \frac{氧合Hb}{全部Hb} \times 100\%$$

SaO_2 与 PaO_2 之间的关系可以用氧合血红蛋白解离曲线（ODC）表示，PaO_2 在 60mmHg 以上时，曲线平坦，表明在此阶段即使 PaO_2 有大幅度变化，SaO_2 也变化很小；PaO_2 在 60mmHg 以下时，曲线陡直，PaO_2 稍有变化也可引起 SaO_2 的显著变化。人血 pH 下降、$PaCO_2$ 上升、温度降低和红细胞内 2，3-DPG 含量增加时，ODC 右移，此时 Hb 结合氧能力下降，但外周组织氧合血红蛋白释放氧增加，防止组织缺氧；反之，ODC 左移，组织缺氧加重。目前血气分析中的 SaO_2 结果，多是通过 PaO_2 和 pH 推算所得。目前临床常用的指尖脉搏血氧仪通过吸收光谱的不同，计算得出 SaO_2，但是患者肢端循环不良时，尤其是肺动脉高压终末期患者，心排血量（CO）减低、外周循环不稳定，可能会因为血流信号弱而导致指脉氧监测的结果不准确，需临床医师综合患者病情分析。

（三）肺泡-动脉血氧分压差 [$P_{(A-a)}O_2$]

$P_{(A-a)}O_2$ 是指肺泡与动脉的氧分压之差，是反映肺换气功能的指标，在正常生理条件下，吸空气时 $P_{(A-a)}O_2$ 正常值约为 10mmHg。$P_{(A-a)}O_2$ 产生的原因为肺内存在生理分流，一部分是正常支气管动脉血未经氧合直接进入肺静脉，另一部分是影响心肌的最小静脉血直接进入左心室，导致左心射出的动脉血中有 3% ~ 5% 的静脉血掺杂。计算公式为：

$$P_{(A-a)}O_2 = P_AO_2 - PaO_2 = PiO_2 - \frac{P_aCO_2}{R} - PaO_2$$

式中，PiO_2 为吸入气氧分压，R 为呼吸商 $=0.8$。

当 $P_{(A-a)}O_2$ 增大伴有 PaO_2 降低时，提示肺换气功能障碍，$\dot{V}/\dot{Q}$ 比例失调，如心脏右向左分流、肺内动 - 静脉分流、肺栓塞等。在第三、四大类肺动脉高压患者中也可能会出现 $P_{(A-a)}O_2$ 增大的情况。

（四）动脉血氧含量（CaO_2）

CaO_2 是指每升动脉全血中含氧的毫摩尔数或每 100ml 动脉血中含氧的毫升数，正常值为 $20ml\%\pm1ml\%$（$9.0mmol/L\pm0.45mmol/L$）。Hb 或 SaO_2 下降都可以引起 CaO_2 减少。计算公式为：

$$CaO_2 = 1.34 \times Hb \times SaO_2 + 0.0031 \times PaO_2$$

（五）混合静脉血氧分压（PvO_2）、血氧含量（CvO_2）、血氧饱和度（SvO_2）

混合静脉血是指经全身循环后混合好的静脉血，取血部位为肺动脉，通常是经右心导管取得。混合静脉血指标可以很好地反映全身组织的供氧水平，也是反映心排血量、动脉血氧合及机体耗氧的综合指标。PvO_2 的正常值是 $40mmHg\pm3mmHg$，当小于 $35mmHg$ 时，可能存在组织缺氧的情况。CvO_2 的正常值约为 $13ml\%$，计算公式为：

$$CvO_2 = 1.34 \times Hb \times SvO_2 + 0.0031 \times PvO_2$$

SvO_2 反映了全身氧的供需平衡、组织灌注和氧合情况，需要考虑 CO、Hb 及 SaO_2 的情况，以对病情做出综合判断。SvO_2 正常值为 75%，正常情况下，心肺功能正常，可以将适当的氧饱和度的血流输送到组织，约 25% 的氧被组织利用。当 SvO_2 低于正常值时，提示身体氧储备减低，需氧量超过了供氧量。PH 患者大多具有此情况，由于心功能不全，导致输送至各个组织的氧下降，进而表现为 SvO_2 下降，对判断 PH 患者预后具有重要价值。

（六）肺内分流量（Qs/Qt）

正常人可存在小量解剖分流，一般不超过 3% ~ 7%。分流量（Qs）与总血流量（Qt）的关系，类似于无效腔通气与全肺通气之间的关系。而动脉血中的氧含量应是流经毛细血管的血液与分流血液中氧含量之和，那么动脉血氧含量（CaO_2）与总血流量（Qt）的乘积，应等于流经毛细血管的血氧含量（CcO_2）与血流量（Qc）的乘积和分流血液氧含量（CvO_2）与分流血液量（Qs）的乘积之和。其计算公式可以简化如下：

$$Qs/Qt = \frac{P_{(A-a)}O_2 \times 0.0031}{P_{(A-a)}O_2 \times 0.0031 + (CaO_2 - CvO_2)}$$

计算 Qs/Qt 对评估肺动脉高压患者的病情具有一定的临床意义，如先天性心脏病患者出现右向左分流，或肺动脉高压患者肺血管阻力增高时，肺血流减少导致 $\dot{V}/\dot{Q}$ 比值严重失调，均可以导致 Qs/Qt 显著增加。

（七）动脉血二氧化碳分压（$PaCO_2$）

$PaCO_2$ 是物理溶解在血液中的二氧化碳分子所产生的压力，正常值为 35 ~ 45mmHg，是可以直接测得的评估通气功能的重要指标，可以用于判断呼吸衰竭的类型以及酸碱平衡中呼吸调节的作用。呼吸衰竭的判断标准：$PaO_2 < 60mmHg$，$PaCO_2 < 50mmHg$ 为 I 型呼吸衰竭；$PaO_2 < 60mmHg$，$PaCO_2 > 50mmHg$ 为 II 型呼吸衰竭。

（八）碳酸氢盐（HCO_3^-）

HCO_3^- 是反映机体酸碱代谢情况的重要指标。包括标准碳酸氢盐（SB）和实际碳酸氢盐（AB）。SB 是指在标准条件下（37℃，$PaCO_2$ 40mmHg，Hb 完全饱和）测得的 HCO_3^- 值。AB 是指在隔绝空气的血液标本在实际条件下测得的 HCO_3^-，正常范围是 22 ~ 27mmol/L。正常人 AB 和 SB 相等，当 AB > SB，提示存在呼吸性酸中毒；当 AB < SB，提示存在呼吸性碱中毒；当 AB=SB <正常值，提示存在代谢性酸中毒；当 AB=SB >正常值，提示存在代谢性碱中毒。

为了排除高阴离子间隙（AG）代酸对 HCO_3^- 的掩盖作用，提出了潜在 HCO_3^- 的概念，其计算公式为：

$$潜在 HCO_3^- = 实测 HCO_3^- + \Delta AG$$

潜在 HCO_3^- 对判断多重酸碱失衡十分重要，可以揭示代碱 + 高 AG 代酸和三重酸碱失衡中的代碱存在。肺动脉高压患者由于心功能不全，大多需要接受利尿剂治疗，易出现酸碱失衡及电解质紊乱，通过分析血气结果中的潜在 HCO_3^- 可以更好地判断患者的酸碱平衡紊乱的类型，并及时予以治疗。

（九）缓冲碱（BB）

BB 是体液中所有缓冲阴离子的总和，包括 HCO_3^-、Hb、血浆蛋白和 HPO_4^{2-}，正常范围是 45 ~ 55mmol/L，其中主要成分是 HCO_3^-（SB），当血液中 HCO_3^- 正常时，BB 减低应考虑有导致血红蛋白或血浆蛋白减少的因素存在。

（十）碱剩余（BE）

BE 表示血浆碱储备增加或减少的量，是将血标本在标准条件下（37℃、$PaCO_2$ 40mmHg、Hb 完全饱和）滴定至 pH 7.40 时所消耗的酸或碱的量，不受呼吸因素的影响，正常值为 ±3mmol/L。BE 正值增加表明缓冲碱增加，负值增加则表明缓冲碱减少，反映血液中总缓冲碱的变化，较 SB 更加全面。

（十一）阴离子间隙（AG）

AG 是血液中未测定阳离子数（UC）与未测定阴离子数（UA）之差，正常为 12±4。AG 升高，提示体内存在过多的 UA，包括乳酸根、丙酮酸根、硫酸根等。UC 包括 K^+、Ca^{2+}、Mg^{2+}。由于血液中阴离子与阳离子处于动态平衡，当体内未测定阴离子异常堆积，会导致 HCO_3^- 下降，当 AG > 16mmol/L 时，提示高 AG 代谢性酸中毒。

（十二）pH

pH 是血液中氢离子浓度的负对数，是反映血液总酸碱度的指标，受呼吸和代谢的双重影响，正常值是 7.35 ~ 7.45，pH ＜ 7.35 为酸中毒，pH ＞ 7.45 为碱中毒，但 pH 在正常值范围内时，也需根据患者病情具体分析其酸碱是否平衡，是否存在复合型酸碱失衡。

三、酸碱平衡紊乱类型及判别方法

正常情况下，血液的酸碱度（pH）会维持在一个正常的范围（7.35 ~ 7.45），这种稳定就是酸碱平衡。当体内的酸与碱的动态平衡被打破，引起血液 pH 的变化，即为酸碱失衡。人体内的酸碱平衡主要由三部分组成，包括缓冲系统、肺调节以及肾调节。缓冲系统是人体调节酸碱平衡的第一道防线，包括碳酸 - 碳酸氢盐（H_2CO_3-HCO_3^-）、磷酸二氢钠 - 磷酸氢二钠（NaH_2PO_4-Na_2HPO_4）、血浆蛋白系统（HPr-Pr^-）、血红蛋白系统。肺脏的酸碱调节方式是通过增加或减少肺泡通气量，控制 CO_2 的排出，达到维持酸碱平衡的目的。肺脏的调节作用发生快，但是调节能力有限，当体内出现代谢性酸碱失衡时，肺脏可以很快通过代偿性调节呼吸频率或幅度，控制 CO_2 的排出量。肾脏的调节是通过改变排酸或保碱量对 HCO_3^- 的浓度进行调节，使其保持在正常范围内，在维持体内酸碱平衡中起着很重要的作用。肾脏调节酸碱平衡较慢但调节酸的能力较强，一般需要 72h 才能逐步达到调节水平，所以 72h 一般也作为判断急、慢性酸碱失衡的分水岭。由于多种调控机制共同参与调节酸碱平衡，导致机体会出现多种酸碱平衡紊乱的类型。

（一）代谢性酸中毒

代谢性酸中毒常发生于机体产酸过多时，如糖尿病酮症酸中毒、感染中毒性休克引起乳酸增加；或输注过多精氨酸、赖氨酸等含氯液体，导致高氯性酸中毒；各种急、慢性肾功能不全或肾小管损伤导致肾脏排酸减少；腹泻、肠瘘等肠液丢失过多；或其他原因导致碱性物质丢失过多。代酸时，

H^+ 浓度升高，刺激中枢和外周的化学感受器，引起通气功能增强，患者可表现为深大呼吸（Kussmaul 呼吸），严重时会出现呼吸困难、头痛、恶心、呕吐，甚至昏迷。肺动脉高压进展到晚期时，由于心功能极差，引起外周循环差，多有乳酸不同程度的堆积，可以出现代酸，而酸中毒时可引起小动脉扩张及静脉收缩，导致肺水肿及肺血流量增加，将进一步加重肺动脉高压。

临床上可分为高 AG 型代酸和高 Cl^- 型代酸。不管何种类型，血气表现为 HCO_3^- 降低，BE 负值增大，PCO_2 代偿性下降。预计代偿公式为 $PaCO_2=1.5×\Delta HCO_3^-+8±2$，代偿极限为 10mmHg。完全代偿需要 12 ~ 24h，表现为 pH 下降；K^+ 升高或正常；高 AG 代酸时，Cl^- 正常，$\Delta HCO_3^-=\Delta AG$；高 Cl^- 型代酸时，Cl^- 有等量地升高，AG 不变，$\Delta HCO_3^-=\Delta Cl^-$。

（二）代谢性碱中毒

患者由于长期呕吐、胃肠减压造成胃酸丢失过多，大量使用利尿剂或肾脏疾病引起尿液增多，导致细胞外液丢失过多，引起肾小球滤过率下降及继发性醛固酮分泌增加，进而引起 HCO_3^- 重吸收增多，同等量的 Cl^- 丢失，从而可出现代谢性碱中毒。另外，各种原因引起继发性盐皮质激素尤其是醛固酮分泌增加，导致 H^+ 和 K^+ 分泌增加，也会出现代谢性碱中毒。当人体摄入大量碱性物质时，也可引起代谢性碱中毒，如大量使用枸橼酸抗凝处理的血，或过快地纠正酸中毒时输注大量碱性液体等。由于肺动脉高压患者多合并心功能不全，利尿药是基础治疗之一。由于长时间应用利尿剂，极易出现电解质紊乱和代谢性碱中毒，应用利尿剂时应严格监测电解质及血气分析，及时处理。

代碱时 HCO_3^- 原发性升高，而机体的呼吸代偿无明显规律，预计代偿公示为 $PaCO_2=24+0.9×\Delta HCO_3^-±5$，代偿极限为 55mmHg；pH 升高；$K^+$ 下降；Cl^- 下降；AG 正常或轻度升高。

（三）呼吸性酸中毒

呼吸性酸中毒多是由于各种肺部、胸廓、呼吸中枢以及与呼吸运动相关的神经肌肉的疾病，引起肺泡通气不足，产生原发性 $PaCO_2$ 升高。发生高碳酸血症时，通常需要肾脏代偿，而肾脏的代偿往往需要 72h 左右才能发挥作用，因此通常用 72h 来区分急慢性呼酸。肺部疾病和（或）低氧相关肺动脉高压中，慢性阻塞性肺疾病（COPD）合并 PH 的患者，通常合并呼酸，如长期呼酸得不到纠正，会进一步加重心功能不全，影响预后。

呼酸时由于 $PaCO_2$ 原发性升高；HCO_3^- 可代偿性升高，代偿极限为 42 ~ 45mmol/L；而急性呼酸时，代偿程度一般在 3 ~ 4mmol/L，$HCO_3^- <$ 30mmol/L；pH 下降。

（四）呼吸性碱中毒

各种原因引起肺泡过度通气均可以引起呼吸性碱中毒，如甲状腺功能亢进、肺间质纤维化、肺栓塞等，肺动脉高压尤其是 PAH 患者也会有不同程度的低二氧化碳血症，但较少引起 pH 的变化。

呼碱时由于 $PaCO_2$ 原发性减低；HCO_3^- 代偿性下降，慢性呼碱的代偿极限为 12 ~ 15mmol/L；急性呼碱的代偿极限为 18mmol/L。

除以上四种基本类型的酸碱平衡紊乱外，还可发生多重酸碱紊乱，如呼酸合并代酸或代碱、呼碱合并代碱或代酸，此外还可发生三重酸碱紊乱，需要我们根据血气分析及电解质等结果综合分析。

四、肺动脉高压患者的血气变化

（一）动脉性肺动脉高压（PAH）

PAH 较少合并严重低氧血症，或仅有轻微的氧分压下降。如果 PAH 患者合并重度低氧血症或呼吸衰竭，应考虑患者是否合并卵圆孔未闭、肝肺综合征或其他可能导致右向左分流的疾病，如房间隔缺损等，以及其他可能导致弥散量（DLCO）减低的疾病，如系统性硬化症（SSc）。当小叶间隔静脉或小叶间隔后静脉被纤维组织充满时，血管内膜重构，会严重影响弥散，进而引起 PaO_2 降低，如肺静脉闭塞病（PVOD）、肺毛细血管瘤病。

此外，PAH 患者由于肺血流减少，$\dot{V}/\dot{Q}$ 失调导致通气效率降低，多呈现过度通气的状态，临床表现为低二氧化碳血症，并且 PAH 患者的 $PaCO_2$ 越低，其预后越差。

近期有学者提出"IPAH 伴肺表型（IPAH with a lung phenotype）"这一临床亚型，其特点是有吸烟史同时弥散量减低（DLCO < 45%），IPAH 伴肺表型患者无论是生存情况、临床表现，还是对治疗的敏感度都与第三类肺动脉高压 - 肺部疾病和（或）低氧相关肺动脉高压相似，其 PaO_2 通常低于 60mmHg，SvO_2 也相较于典型 PAH 更低。目前尚不清楚 IPAH 伴肺表型患者的发生机制，有可能与肺实质病变或肺小血管消失有关，具体机制仍有待考证。此外，有研究表明，肺动脉高压靶向药物可能会影响患者的换气功能，从而加重其低氧血症。因此临床上治疗这部分患者时，应格外谨慎，并要严格监测其氧合情况变化。

门静脉高压相关肺动脉高压（PoPH）患者由于一部分合并肝肺综合征，会出现低氧血症。其可能的机制有：①由于肺泡毛细血管扩张，无形中增加了氧分子结合 Hb 的路径，同时 PoPH 患者 CO 较高，导致红细胞在完成 Hb 与氧分子结合达到平衡前就返回到心脏；②由于肺血管扩张，导致肺血流量相对通气量增加更多，$\dot{V}/\dot{Q}$ 失调，并且会因为未扩张的血管因缺氧导致收缩而加剧；③当患者存在毛细血管前动静脉瘘时，未经氧合的血液直接回流，导致低氧，由于此原因导致的低氧通常很难通过吸氧纠正。值得注意的是，PoPH 患者通常会出现直立性低氧血症，表现为当患者从仰卧位变为直立位时，氧分压降低（降低≥5% 或≥4mmHg），这是由于直立位时，血流会更加集中在下肺，加重分流及 $\dot{V}/\dot{Q}$ 失调。

3% ~ 7% 的成人先天性心脏病患者会最终进展成为 CHD-PAH。先天性心脏病相关性肺动脉高压（CHD-PAH）晚期进展到艾森门格综合征（AS）时，会出现顽固的、中重度低氧血症，且氧饱和度减低与其死亡率明显相关。在判断成人 CHD-PAH 患者是否具有介入治疗指征时，可以通过右心导管取得肺动脉血液，利用多部位血氧饱和度计算 Qp/Qs，这种方法计算得到的 Qp/Qs 相较于超声心动图测量的数值，更加接近生理条件。

（二）左心疾病相关性肺动脉高压（PH-LHD）

根据最新 2022 版 ERS/ESC 肺动脉高压指南及血流动力学特点，可以将 PH-LHD 分为单纯毛细血管后肺动脉高压（IpcPH）和混合性毛细血管后肺动脉高压（CpcPH）。PH-LHD 患者由于各种左心疾病导致左心房压力上升，进而引起肺充血，肺小血管重构，肺间质及肺血管的改变都会影响肺动脉内血液进行氧合，进而导致 PaO_2 及 PvO_2 降低。而 CpcPH 与 IpcPH 相比，由于其肺小血管重构的因素更加严重，导致肺充血似乎有所降低，但 $\dot{V}/\dot{Q}$ 失调更加严重，而且由于小血管重构的因素严重，导致肺动脉 – 肺泡气体交换更加无法正常进行，所以这部分患者的 PaO_2 和 PvO_2 减低的更严重，且预后较 IpcPH 更差。

（三）肺部疾病和（或）低氧相关性肺动脉高压

肺部疾病相关性肺动脉高压包含多种慢性肺部疾病引起的肺动脉高压，其中常见的有 COPD、间质性肺疾病（ILD）、肺纤维化合并肺气肿（CPFE）及低通气综合征等，还包括一些少见的累及肺实质的疾病，如淋巴管平滑肌瘤病。这部分患者，由于低氧引起的肺血管收缩是其导致肺动脉高压的主要因素，所以低氧也是这类患者的特征之一，患者多有顽固、不易纠正的低氧血症，可达呼吸衰竭的程度，尤其是合并重度 PH 的患者，通常还会合并低二氧化碳血症及弥散减低。目前并没有研究数据表明，患者低氧的程度与 PH 的严重程度有相关性，但是 SvO_2 以 65% 为界可以较好地预测 COPD 合并重度 PH 的生存情况，当 $SvO_2 < 65\%$ 时，患者生存率显著下降。

（四）慢性血栓栓塞性肺动脉高压（CTEPH）

CTEPH 的形成过程尚不明确，目前认为其发生发展的过程包括血栓的形成、机化造成管腔狭窄，血管内压力升高，进而肺血管阻力增大，肺血管重构。根据其可能的发病机制不难推测，由于肺血管堵塞，机化的血栓使肺小血管壁增厚，一方面，由于其肺血管阻力增高，血流量减少，导致 $\dot{V}/\dot{Q}$ 严重失调；另一方面，由于肺血管管壁上附着机化的血栓，以及肺血管内皮重构，导致肺小血管内血液无法正常完成氧气交换，使得未经氧合的血红蛋白重新运输回心脏，造成 CTEPH 患者有不同程度的低氧。然而，经过 PEA 或 BPA 治疗的患者，SaO_2 会有轻微改善，但是 PaO_2、CaO_2 等改善并不明显。但是 PEA 术后 3 个月的 $PaO_2 > 75mmHg$ 的 CTEPH 患者，生存率明显大于 $PaO_2 \leqslant 75mmHg$ 的患者。

（五）不明原因和（或）多种机制相关肺动脉高压

血液系统疾病合并肺动脉高压患者多有不同程度的低氧血症，但是血液系统疾病，如溶血性贫血、慢性粒细胞白血病等疾病本身也会由于贫血而造成血氧减低，其低氧程度与肺动脉高压的关系目前尚不清楚。结节病合并肺动脉高压患者通常病情较重，目前没有低氧与其预后相关性的证据，但是研究表明，这部分患者的弥散减低程度与预后相关，而弥散是与 PaO_2、SaO_2、CaO_2 等血氧指标相关的重要因素，加之患者肺动脉压力升高，$\dot{V}/\dot{Q}$ 失调，所以结节病合并 PH 患者均会有不同程度的低氧。肺朗格汉斯细胞组织细胞增多症，其引起肺动脉高压的机制可能是原发于肺血管病变，进而导致氧合功能减低，目前靶向治疗 PH 的药物对其低氧血症似乎无明显作用。肺肿瘤性血栓性微血管病（PTTM）是一种罕见疾病，起病迅速，通常合并进展很快的呼吸衰竭，好发于腺癌，尤其是胃癌。其发生低氧血症的机制是肿瘤细胞栓子堵塞肺小血管及淋巴管道，导致肺动静脉、淋巴管发生重构，肿瘤的患者一旦合并 PTTM，预后极差。纤维素性纵隔炎是由于纵隔内纤维组织增生，包裹纵隔内脏器，压迫支气管血管束，如果纤维组织压迫气管，则会造成通气功能障碍；如果纤维组织压迫肺静脉，则可能出现胸腔积液；如果纤维组织压迫肺动脉，则可能出现肺动脉高压，无论以上哪种情况，都可能导致低氧血症，甚至合并高碳酸血症。

五、病例分析

（一）肺部疾病相关肺动脉高压

病例 1　男，66 岁，主诉"活动后气短 10 年余，加重 2 个月"，既往特发性肺间质纤维化病史 10 余年，入院查体：双肺底可闻及爆裂音，心率 82 次 / 分，律齐，各瓣膜区未闻及杂音，P2 亢进，腹软，无压痛、反跳痛，双下肢中度可凹性水肿；入院后完善肺动脉 CT 未见肺动脉血栓及肺静脉瘘，肺窗可见双上肺肺气肿，双肺间质纤维化，以下肺为著；肺灌注显像未见血流灌注减低；心脏彩超提示右心增大、右心功能不全，TI 法估测肺动脉收缩压 72mmHg；腹部超声检查提示脂肪肝；下肢静脉超声未见血栓；肺功能提示混合型通气功能障碍，弥散重度减低；睡眠监测提示轻度阻塞性睡眠暂停低通气；自身抗体、肿瘤标志物、狼疮抗凝物、抗心磷脂抗体等未见异常；右心导管检查 PAP 65/24（40）mmHg，RAP 9/1（4）mmHg，PAWP 10mmHg，CO 4.172 L/min，PVR 575dyn·s/cm^5。该患者动脉血气分析结果（储氧面罩吸氧，FiO_2 80%）：pH 7.40，PCO_2 33mmHg，PO_2 56mmHg，Lac 2.2mmol/L，Na^+ 142mmol/L，Cl^- 108.8mmol/L，HCO_3^- 20.4mmol/L，BE −4.4mmol/L。患者血气结果提示 PO_2 显著降低，存在 I 型呼吸衰竭，结合该患者肺功能等相关检查结果，考虑为"肺间质纤维化相关肺动脉高压"；其 PCO_2 降低、HCO_3^- 升高，同时 BE 负值增加，患者同时存在呼吸性碱中毒合并代谢性酸中毒，根据已测定离子计算，该患者 AG 为 12.8mmol/L，在正常范围内，因此，综合判断该患者诊断为"肺间质纤维化相关肺动脉高压、I 型呼吸衰竭、呼吸性碱中毒合并代谢性酸中毒。"

（二）门静脉高压相关肺动脉高压

病例 2 男，56 岁，主诉"活动后气短 2 年余，加重 1 个月"，既往乙型肝炎肝硬化 16 年余，曾行脾切除及门体分流术，入院查体：皮肤及巩膜黄染，双肺呼吸音清，未闻及干湿啰音，心率 66 次 / 分，律齐，各瓣膜区未闻及杂音，P2 亢进，肝区、脾区无叩击痛，腹软，无压痛、反跳痛；入院后完善肺动脉 CT 未见肺动脉血栓及肺动静脉瘘，双侧远端肺动脉扩张，肺窗未见明显异常；肺灌注显像未见明显血流灌注减低；心脏彩超提示右心增大、右心功能不全，TI 法估测肺动脉收缩压 70mmHg；腹部超声检查提示肝脏回声增粗，门静脉显示不清，脾脏切除术后；下肢静脉超声未见血栓；肺功能提示轻度阻塞性通气功能障碍，弥散量减低；睡眠监测提示轻度阻塞性睡眠暂停低通气；右心导管检查 PAP 68/30（43）mmHg，RAP 11/4（6）mmHg，PAWP 11mmHg，CO 4.82L/min，PVR 531dyn·s/cm^5；乙肝表面抗原、乙肝 e 抗体、乙肝核心抗体阳性；自身抗体、肿瘤标志物、狼疮抗凝物、抗心磷脂抗体等未见异常。其动脉血气分析结果（未吸氧）如下。①卧位：pH 7.50，PCO_2 37mmHg，PO_2 75mmHg，Lac 1.4mmol/L，Na^+ 131mmol/L，K^+ 3.2mmol/L，Cl^- 97.2mmol/L，HCO_3^- 28.9mmol/L，BE −5.7mmol/L；②直立位：pH 7.48，PCO_2 40mmHg，PO_2 63mmHg，Lac 1.2mmol/L，Na^+ 131mmol/L，K^+ 3.3mmol/L，Cl^- 97.0mmol/L，HCO_3^- 29.8mmol/L，BE −6.3mmol/L，当患者体位从卧位变为直立位后 PO_2 显著降低，综合以上检查结果，考虑该患者符合"肝肺综合征"的诊断。肝肺综合征常导致低氧相关肺动脉高压，但该患者的肺动脉高压严重程度不足以用低氧解释，所以考虑该患者为"门静脉高压相关性肺动脉高压、肝肺综合征"；该患者 pH 7.48～7.5，PCO_2 正常，计算潜在碳酸氢根约为 32mmol/L，存在原发代谢性碱中毒；K^+、Cl^- 减低，考虑为低氯低钾性碱中毒，计算 AG 为 4.2～4.9，为非高 AG 型代酸，综上判断该患者为"门静脉高压相关性肺动脉高压、肝肺综合征、低氧血症、低氯低钾性碱中毒合并代谢性酸中毒"。

（逯　勇　丁　缓　杨媛华）

参 考 文 献

［1］穆魁津，林友华. 肺功能测定原理与临床应用. 北京：北京医科大学、中国协和医科大学联合出版社，1992.

［2］翁心植. 慢性阻塞性肺疾病与肺原性心脏病. 北京：北京出版社，1998.

［3］郑劲平，陈荣昌. 肺功能学－基础与临床. 广州：广东科技出版社，2007.

［4］Miller MR，Crapo R，Hankinson J，et al. General considerations for lung function testing. Eur Respir J，2005，26：153-161.

［5］中华医学会呼吸病学分会肺功能专业组. 肺功能检查指南——肺容量检查. 中华结核和呼吸杂志，2015，38：255-260.

［6］中华医学会呼吸病学分会肺功能专业组. 肺功能检查指南——体积描记法肺容量和气道阻力检查. 中华结核和呼吸杂志，2015，38：342-347.

［7］中华医学会呼吸病学分会肺功能专业组．肺功能检查指南（第二部分）——肺量计检查．中华结核和呼吸杂志，2014，37：481-486．

［8］Miller MR，Hankinson J，Brusasco V，et al．Standardisation of spirometry．Eur Respir J，2005，26：319-338．

［9］Pellegrino R，Viegi G，Brusasco V，et al．Interpretative strategies for lung function tests．Eur Respir J，2005，26：948-968．

［10］朱蕾，刘又宁，于润江．临床肺功能．北京：人民卫生出版社，2004

［11］中华医学会呼吸病学分会肺功能专业组．肺功能检查指南——肺弥散功能检查．中华结核和呼吸杂志，2015，38：164-168．

［12］唐志君，刘锦铭，等，肺动脉高压患者肺功能变化特点研究．国际呼吸杂志，2014．34（21）：1642-1648．

［13］Jing ZC，Xu XQ，Badesch DB，et al．Pulmonary function testing in patients with pulmonary arterial hypertension．Respir Med，2009，103：1136-1142．

［14］Low AT，Medford AR，Millar AB，et al．Lung function in pulmonary hypertension．Respir Med，2015，109：1244-1249．

［15］Farha S，Laskowski D，George D，et al．Loss of alveolar membrane diffusing capacity and pulmonary capillary blood volume in pulmonary arterial hypertension．Respir Res，2013，14：6．

［16］Lewis RA，Thompson AAR，Billings CG，et al．Mild parenchymal lung disease and/or low diffusion capacity impacts survival and treatment response in patients diagnosed with idiopathic pulmonary arterial hypertension．Eur Respir J，2020：55．

［17］Xiong J，Li J，Huang Y，et al．The role of pulmonary function test for pulmonary arterial hypertension in patients with connective tissue disease．Dis Markers，2022，2022：6066291．

［18］蔡柏蔷，李龙芸．协和呼吸病学．2版．北京：中国协和医科大学出版社，2010．

［19］钟南山，刘又宁．呼吸病学．2版．北京：人民卫生出版社，2012．

［20］万雪红，卢雪峰．诊断学．9版．北京：人民卫生出版社，2018．

［21］中华医学会呼吸病学分会肺栓塞与肺血管病学组，中国医师协会呼吸医师分会肺栓塞与肺血管病工作委员会，全国肺栓塞与肺血管病防治协作组，等．中国肺动脉高压诊断与治疗指南（2021版），中华医学杂志，2021，

101（1）：11-51.

［22］Galie N，Humbert M，Vachiery JL，et al. 2015 ESC/ERS Guidelines for the diagnosis and treatment of pulmonary hypertension：The Joint Task Force for the Diagnosis and Treatment of Pulmonary Hypertension of the European Society of Cardiology（ESC）and the European Respiratory Society（ERS）：Endorsed by：Association for European Paediatric and Congenital Cardiology（AEPC），International Society for Heart and Lung Transplantation（ISHLT）. Eur Heart J，2016，37：67-119.

［23］Nathan SD，Barbera JA，Gaine SP，et al. Pulmonary hypertension in chronic lung disease and hypoxia. Eur Respir J，2019（1）：1801914.

［24］Mélot C，Naeije R. Pulmonary vascular disease，Compr Physiol，2011（2）：593-619.

［25］Agbor-Enoh S，Fessler HE. Lie down and breathe. Ann Am Thorac Soc，2014（7）：1155-1158.

［26］Chiang ST. A nomogram for venous shunt（$\dot{V}/\dot{Q}$）calculation. Thorax，1968（23）：563-565.

［27］Hassoun PM. Pulmonary arterial hypertension. N Engl J Med，2021（25）：2361-2376.

第8章 运动耐量评估

对于肺动脉高压患者，客观评估运动耐量，对于判定病情严重程度和治疗效果有重要意义。最常用检查包括 6min 步行试验（6MWT）和心肺运动试验。

一、6min 步行试验

6min 步行试验（six-minute walking test，6MWT）是评价运动能力的亚极量水平的试验，通过对运动耐力的检测，可以较好地反映受试者日常生活体力活动水平，包括运动能力、心肺功能以及骨骼、肌肉功能和营养水平，是生命质量评估的一项重要内容；还可以发现肺疾病患者在运动中的低氧血症，为患者的氧疗提供了依据。目前，6MWT 已经成为一种很成熟的评价肺动脉高压患者运动能力的方法。

（一）适应证与禁忌证

国际上应用 6MWT 是对中重度疾病患者的全身功能状态的综合评价，重点是运动能力，包括心肺功能、骨骼肌肉功能、营养水平。6MWT 与运动耗氧量高度相关。

1. 适应证

（1）治疗前后疗效观察：肺移植，肺切除术，肺叶部分切除术，慢性阻塞性肺疾病，肺动脉高压，心力衰竭。

（2）运动功能状态（单独测量）：慢性阻塞性肺疾病，肺纤维化，心力衰竭，周围血管病，纤维肌痛综合征，各类老年患者。

（3）预后评价：心力衰竭，慢性阻塞性肺疾病，肺动脉高压等。

2. 禁忌证

（1）绝对禁忌证：近 1 个月内发作过心肌梗死。

（2）相对禁忌证：静息状态心率＞ 120 次 / 分；收缩压＞ 180mmHg，舒张压＞ 100mmHg；平时需要持续吸氧者。

具有以上危险因素的患者试验时发生心律失常或心力衰竭的危险性增加。但有研究报道，数千名老年患者、心力衰竭或心肌病患者已顺利完成试验（无心电监测），没有发生严重的不良事件。6MWT 患者应严格遵守医嘱。有禁忌证的患者如果临床必须要评价其运动情况或因需要 6MWT 指导下一步治疗措施而必须进行试验，应在严格监护下进行。试验前复习患者最近 6 个月的静息心电图。稳定的劳力性心绞痛不是 6MWT 的绝对禁忌证，但有心绞痛症状的患者试验前应使用抗心绞痛药物，并准备好硝酸甘油。

（二）检测条件

1. 技术人员要求 由医师或者注册护士接受专科培训后，专人负责这项试验。负责试验的技术人员（或者护士）应熟练掌握 6MWT 的适应证、禁忌证、仪器设备使用，相关知识宣教，试验流程，注意事项及心肺复苏及抢救技能，能准确判断患者试验期间可能发生的意外，并能配合抢救等。

2. 试验场地要求 6MWT 不需要特殊运动设备，除极度虚弱的患者，行走是人们日常生活中司空见惯的活动方式。试验应在很少有人走动的封闭走廊进行，试验场地路长至少 30m，地面平直坚硬，每 3m 做个标记，折返处放上颜色鲜艳的锥形标志（如橙色锥形路标）。起始处地面有颜色鲜艳的彩带，标记每圈 60 ~ 100m 的开始和终止点。如气候适宜患者也可在户外进行。如果试验在距离较短的走廊进行，会因患者折返次数过多，影响 6MWT 结果。

3. 设备要求

（1）急救物品：氧气袋、除颤仪、心电监护仪、平车、轮椅等。

（2）测量工具：脉搏血氧监测仪、血压计、听诊器、倒计时器（或秒表）、圈数计数器。

（3）其他：2 个颜色鲜艳的小锥形标志、椅子、6MWT 记录单。

（三）检测前宣教

1. 患者观看 6MWT 视频或宣教手册；技术人员（护士）带领患者熟悉走廊环境。

2. 告知患者试验过程是在走廊上，沿着彩色线，尽最大努力来回走 6min，能走多远就走多远，但不能奔跑或慢跑，走到折返点转弯要迅速，并为患者示范怎样快速转弯，掌握安全转弯的技巧；走的过程中不要说话；可能会气喘或精疲力竭，如果确实无法坚持，可减慢速度，甚至停下来休息，但计时器不停止；休息时可靠在墙上，但只要还能坚持就请振作精神绕着锥形标志来回继续走下去，直到走完 6min；实在不能坚持下去者，也可中途停止步行。

3. 须穿棉质的衣服，裤子长短合适，合脚的鞋子。

4. 如行动不便，可使用习惯的行走辅助器（拐杖、走路使用的支持物等）。

5. 平时的医学支持可以继续进行，如吸氧。

6. 试验前 2h 内不要做剧烈运动；10：00 以后或 15：00 以后进行试验的，试验前可少量加餐。

7. 告知患者发生下列情况需要立即终止 6MWT：胸痛；难以忍受的呼吸困难；下肢痉挛；步履蹒跚；冒虚汗；面色苍白；患者无法接受。

8. 如果患者完成一次试验，要进行第二次试验至少要等 1h。

（四）操作流程

1. 技术人员（护士）核对患者有无禁忌证，检查患者是否做好试验前准备，符合试验要求。

2. 技术人员（护士）用脉搏血氧监测仪测量患者的基础心率、血压、指末氧饱和度，并记录。记录时注明脉搏是否规律和血氧仪信号质量是否满意。

3. 试验前患者起立，技术人员（护士）指导患者用 Borg 呼吸困难分级表自行评估运动前呼吸困难分级和全身疲劳情况。

4. 试验前患者在起点旁座椅上休息至少 10min。

5. 技术人员（护士）站在起跑线旁，指导患者站在起跑线上，患者一出发就开始计时（不要陪伴患者行走）。运动中不需持续监测 SpO_2，技术人员（护士）也不必为观察 SpO_2 陪同患者行走。如行走时佩戴脉动血氧计，应选轻便的设备，电池电量充足，放置位置合适（也可放在裤子的后布兜内）不必为防止脱离而用手持续握紧影响行走速度。

6. 患者试验过程中，技术人员（护士）可以用平和语调讲规范的鼓励语；目视患者，集中精力，不要漏计圈数；患者每次返回起跑线，就按一下计数器（或在记录表上记下圈数）。让患者看到你的计数动作。一般来说，第 1min，平和语调告诉患者："你走得很快，还剩 5min"；第 2min，告诉患者："保持这速度，还剩 4min"；第 3min，告诉患者："你走得很快，时间已过了一半"；第 4min，告诉患者："保持这速度，仅剩 2min"；第 5min，告诉患者："你走得很快，仅剩 1min"。不要使用其他鼓励性的语言（或身体语言）来鼓励患者加速。如试验中患者要停下休息，应说："你可以在墙上靠一会，什么时候你觉得能行就接着走"，不要停止计时。如不到 6min，患者停下拒绝再走（或你觉得患者不能再继续），结束试验，让患者坐上轮椅，在记录表上记下走过的距离、终止的时间、提前结束试验的原因。还剩 15s 的时候一般应告诉患者："过一会我叫你停，你就立刻停在原地不动，等我过来"。计时器铃声一响就喊"停！"，走近患者，如患者疲惫不堪应让患者坐下。在患者停步的地方做好标记。

7. 试验结束患者再次用 Borg 呼吸困难分级标准自行评估呼吸困难和疲劳情况；脉搏血氧监测仪监测心率和指末氧饱和度，每分钟测量一次血压，连续监测记录 15min；计算患者 6min 步行的总距离（精确到米），将相关数据及患者觉得走不动的最主要原因记录在 6min 步行距离试验记录单"备注"中（见附录）。

8. 给患者递杯温开水，并祝贺他取得好成绩；试验结束。

9. 6min 结束后计算其步行距离，评估患者 6min 步行距离试验分级（1级：小于300m；2级：300～374.9m；3级：375～449.5m；4级：大于450m）3～4级接近正常或达到正常。

（五）影响试验结果的因素

有很多因素影响 6MWT 的结果，技术人员（护士）的试验技巧和经验也会影响试验结果。试验本身的影响因素要尽量控制，按上述流程规范操作试验，可能结果更加精确。

1. 降低结果因素 身材矮小，高龄，体重大，女性，对试验不熟悉，走廊短（转弯多），运动系统疾病（关节炎、踝膝或髋关节外伤、肌肉萎缩等）。

2. 增加试验结果因素

（1）身高（腿长）、男性、求胜欲望强烈。

（2）有试验经验（经过多次试验，往往可提高动作协调性，找到最佳步幅，克服焦虑而使结果增加，但这种增加不会持续）。

（3）试验前服用过缓解疾病症状的药物（已经证实，慢性阻塞性肺疾病患者解除支气管痉挛可明显提高步行距离、改善呼吸困难；心力衰竭患者使用心血管药物也有同样效果，记录表上应注明服药类型、剂量、试验前服药时间）。

（4）试验时出现血氧不足的患者予吸氧等。有研究表明，慢性阻塞性肺疾病和肺间质病患者吸氧后可提高 6MWT 的结果。重症呼吸功能不全患者如携带便携式氧气装置（但不用它吸氧），则平均结果降低 14%，如运动时用它吸氧则使平均结果提高 20% ~ 35%。

（5）技术人员（护士）或家属的鼓励，可明显影响一次试验的结果，所以要强调必须用规范化的语言鼓励患者，否则使结果不准确。我们用规范化语言鼓励患者 1 次 / 分。有研究显示，要求患者用最快的速度行走，尽管平均 6MWT 增大，但有学者建议不要这样做，因为这样会导致部分心脏病患者心脏负担加重，较早出现疲劳症状，甚至出现危险。

（六）结果分析和解释

6min 步行距离（six-minutes walk distance，6MWD） 是肺动脉高压中心最广泛使用的运动能力评估方法。2022 年 ESC/ERS 肺动脉高压指南中指出，6MWD 的变化是 PAH 临床试验中最常用的参数之一，是主要终点、关键次要终点或临床恶化的组成部分。测试结果通常以绝对距离（m）而不是预测值的百分比表示。若 6MWD < 150m，表明为重度心功能不全；150 ~ 425m 为中度；426 ~ 550m 为轻度心功能不全。6MWD 常用于评价心脏的储备功能及心衰治疗的疗效。

绝大多数 6MWT 是在治疗前及治疗后做的，最主要的问题是判断治疗后 6MWT 的显著提高是否有其他影响因素。《2022 年 ESC/ERS 肺动脉高压指南》指出，与所有肺动脉高压评估指标一样，6MWT 结果必须始终在临床背景下进行解释。6MWD 受性别、年龄、身高、体重、合并症、氧合情况、患者的意志等因素的影响。

目前还没有取得理想的正常参考值（在健康人群用标准 6MWT 方法取得的数据）。有研究报道，117 名健康男性平均 6MWT 是 580m，173 名健康女性平均距离是 500m。2009 年 ESC 关于肺高血压诊断治疗指南中提到 6MWT 行走距离小于 300m 往往提示预后不良。2022 年 ESC/ERS 指南指出，1 年死亡率和 1 年生存率的最佳阈值分别为 165m 和 440m。这些结果与临床试验和注册的观察结果一致；然而，没有适用于所有患者的单一阈值。6MWT 期间观察到的低氧血症与较差的生存相关，但这些发现仍有待大型多中心研究的证实。

由于行走的绝对距离受年龄、身高、体重等诸多因素影响，目前多推荐用 6MWD 变化值来反映治疗效果、病情进展情况。

6MWD 较低无特异性的诊断意义，但 6MWD 下降，则要全面查找原因。下列指标可能有帮助：肺功能、心功能、踝－臂指数、肌肉力量、营养状况、认知功能等。

（七）并发症及解决方案

晕厥：有些心功能不全的肺动脉高压、肺栓塞患者剧烈运动后，会出现黑矇，甚至晕厥。一般持续数秒至几分钟，意识恢复清醒。

措施：①试验前正确评估患者病情，适应证和禁忌证，并落实健康宣教；②试验过程中，严密观察患者病情变化，发现异常，及时停止试验，并协助患者休息，并报告医师等；③患者一旦发生晕厥，立即呼救，给氧，抬上平车，送到病床；④心电监护，监测生命体征变化；⑤开通静脉通道，遵医嘱给药。

附录 8A　6min 步行距离试验记录单

上海市肺科医院

6min 步行试验记录单

姓名		性别		年龄		病区		住院号	
ID 号		主要诊断						心功能分级	
6min 步行距离（m）		试验前	试验后						
			即刻	1min		2min		3min	
心率（次/分）									
血压（mmHg）									
氧饱和度（%）									
试验后									
试验前 Borg 呼吸困难分级				试验前吸氧			L/min	备注：	
试验后 Borg 呼吸困难分级				试验后吸氧			L/min		
试验过程中患者出现症状：									
家庭地址							邮编		
工作单位									
固定电话			电子邮箱						
移动电话									

　备注：1. 请正确工整填写联系方式；如有新药上市，我们能及时联系上您，并竭诚为您服务，谢谢！

　2. 试验过程中是否停歇；实际走了几分钟等。

报告者：

试验日期：

附录 8B　Borg 呼吸困难分级

Borg呼吸困难分级

分级	呼吸困难症状
0级	没有任何呼吸困难症状
0.5级	呼吸困难情况非常非常轻微（刚刚能觉察到）
1级	呼吸困难情况非常轻微
2分	呼吸困难情况非常轻微（轻）
3分	有中等程度的呼吸困难症状
4分	呼吸困难症状稍微有点重
5分	呼吸困难症状稍微严重（重）
6～8分	呼吸困难症状非常严重
9分	呼吸困难症状非常非常严重
10分	极度的呼吸困难症状，达到极限

二、心肺运动试验

心肺运动试验通过测量运动时的肺通气和气体交换，能够提供更多的病理生理信息。动脉型肺动脉高压患者峰值氧耗、最大做功、无氧阈及峰值氧脉搏降低；而代表无效通气的 VE/VCO_2 斜率增加。峰值氧耗与患者的预后相关。心肺运动试验在评估肺动脉高压严重程度以及预后方面广泛应用。

（一）操作步骤与规范

1. 病史采集　包括：①一般信息采集；②临床信息采集；③心血管危险因素；④既往史；⑤家族史。

2. 环境与设备要求

（1）检查室建议符合以下要求：①采光充分；②通风充分；③卫生清洁；④室内温度 20～25℃；⑤室内湿度 40%～60%。

（2）心肺运动试验测试仪，包括：①气体交换测量系统；②流量传感器和压差传感器；③二氧化碳分析器和氧分析器；④踏车功率计；⑤装有运动测试系统的计算机；⑥心电图监测系统；⑦动脉血压监测系统；⑧脉氧仪等。

（3）抢救设备包含：①抢救车（含抢救药物）；②心脏电除颤仪；③心肺复苏设备；④供氧设备；⑤血氧饱和度测量仪；⑥吸痰仪；⑦静脉输液设备；⑧可移动台车等。

（4）抢救药品包含：①肾上腺素；②多巴胺；③阿托品；④尼可刹米；⑤洛贝林；⑥硝酸甘油；⑦抗心律失常药物；⑧气管舒张剂；⑨生理盐水；⑩葡萄糖等。

注：抢救设备及药品需定期检查，定期更换补充。

（5）气体分析装置定标

1）大气压定标：建议在海平面一个大气压下通风良好的房间（CO_2 浓度为 0 ~ 0.04%，O_2 浓度为 20.93%）进行。房间较小、人员拥挤时，必须使用参考气。每天进行 1 ~ 2 次定标。

2）容量定标：建议使用 3L 容量注射筒按照 3 种或 5 种速度（缓慢、较慢、中、较快及快）分别抽推得到相同的约为 3L 的读数进行定标，每天进行 1 ~ 2 次定标。

3）O_2 和 CO_2 气体的传感定标建议采用两点式标准气体标定，需特别关注时间延迟中的采样延迟和分析延迟，每天进行 1 ~ 2 次定标。

4）气体流速传感器定标

（6）注意事项说明

1）药物管理：①记录服用的常规药物；②功能性检测时，常规服用药物；③用于诊断心肌缺血时，停用可能干扰试验结果的药物；④允许 24h 停药，运动试验结束后立即恢复用药。

2）测试前宣教：①测试目的；②测试流程；③正确执行测试的方法；④可能出现的症状及体征；⑤可能出现的并发症；⑥告知受试者若有任何不适时，及时指出；⑦感到胸部窘迫时可自行停止运动。

3）签知情同意书。

3. 受试者的常规准备　包括：①衣和鞋要舒适合理；②为受试者贴 12

导联心电图的电极片；③为受试者正确佩戴血压和血氧监测设备；④为受试者佩戴面罩或咬口器，并检查有无漏气；⑤踏车测试前为受试者调整踏车座位的高度：患者坐于座椅上，脚踏位于最低处，前脚掌放于脚踏上，膝关节屈曲约30°。

（二）检测过程与规范

1. 静息肺功能测定

（1）测试前准备，包括：①录入患者信息（姓名，出生日期，身高，体重等）；②患者坐于椅上；③使用口器时嘱患者用嘴完全含住咬口器，用手捏紧鼻子，嘴角不能漏气。

（2）肺活量（vital capacity，VC）测试：嘱患者平静呼吸，平静呼吸 2 ~ 3 次后进行一次深呼吸。

（3）用力肺活量（forced vital capacity，FVC）测试：嘱患者行 3 ~ 5 次平静呼吸后，嘱患者快速用力吸气至最大吸气量后，用力快速呼出并坚持 6s 以上，再嘱患者吸气后平静呼吸，重复至少 3 次。

（4）最大通气量（maximal ventilatory volume，MVV）测试：单位时间内嘱患者尽可能的快速吸气与呼气，一般为 7 ~ 12s。

（5）肺弥散功能测试：患者含住咬口器或戴面罩，嘱患者吸气，慢慢呼出全部气后，嘱患者用力快速吸气至无法再吸入，憋气至系统倒计时结束剩 1s 时，嘱患者用力呼出。

2. 运动心肺功能测定

（1）设置个体化运动试验方案：最常使用的方案是用功率自行车进行最大（症状限制性）递增运动试验，在此将详细描述此方案。

（2）静息阶段测试：采集静息状态下 12 导联心电图、血压、指脉氧饱和度、耗氧量等指标，持续 3min。

（3）热身阶段测试

1）热身方案：常规为 3min，踏车负荷多采用 0 ~ 20W，受试者逐渐达到 55 ~ 65r/min 的恒定速率。

2）运动实时监测心电图、指脉氧饱和度。

3）运动实时监测血压，监测的间隔时间根据试验时间长短情况而设定，2～5min 不等。

（4）递增负荷阶段

1）递增负荷试验的方案：①50 岁及 50 岁以下者踏车负荷递增方案 20W/min；②经常锻炼者踏车负荷递增方案 30～40W/min；③患者运动能力差适当减少负荷递增，原则为预估运动持续时间在 8～12min。

2）负荷递增中观察运动负荷试验终止指标是否出现，充分把握受试者的状态。

3）负荷试验过程中关注患者 Borg 主观疲劳指数，嘱患者用手指出当前自感劳累分级，避免说话。

（5）恢复阶段

1）恢复阶段一般为 6～8min，无负荷踏车恢复期 3min。

2）安静恢复期确认受试者以下情况：①下肢与呼吸的主观感觉；②Borg 主观疲劳指数；③心电图；④血压；⑤客观症状等。

（6）心肺运动试验的终止指标

1）主观症状：①气短；②下肢乏力、疼痛；③胸痛；④Borg 主观疲劳指数评分≥17；⑤中枢神经系统症状；⑥受试者要求中止运动。

2）客观症状：①低灌注症状；②冷汗；③运动失调。

3）血压异常：①收缩压随着负荷增加时，出现 10mmHg 以上的下降，或持续低于基线水平；②收缩压连续记录在 220mmHg 以上；③舒张压连续记录在 110mmHg 以上；④其他原因导致血压变化异常。

4）心电图异常：①心电图示相邻导联 ST 段水平压低或下斜型压低＞0.2mV 持续 2min 及以上或 ST 段弓背状急性抬高＞0.2mV；②发生严重心律失常，如二～三度房室传导阻滞、持续室性心动过速、频发室性期前收缩、快速心房颤动等；③其他原因导致的心电图记录异常。

（7）测试结束后设备消毒

1）测景传感器：使用 0.5% 邻苯二甲醛消毒液擦拭外壳表面，禁止浸泡消毒。

2）采样管：使用 70% 医用酒精擦拭接头部分，建议每 6 个月更换一次采样管。

3）流传感器：蒸馏水冲洗后，使用 0.5% 邻苯二甲醛消毒液浸泡 15min，再次蒸馏水冲洗，晾干。

4）呼吸面罩：每人消毒 1 次；方法同流速传感器消毒。

（三）数据结果解读

1. 确定心肺运动试验的相关指标

（1）耗氧量（oxygen consumption，VO_2）相关指标：①峰值耗氧量（peak oxygen consumption，peak VO_2）；②无氧阈值（anaerobic threshold，AT）；③无氧阈占峰值氧耗量的百分比（AT/Peak VO_2）；④ peak VO_2 占预计值的百分数；⑤氧脉搏（oxygen pulse，VO_2/HR）；⑥氧脉搏－功率变化（change in oxygen consumption/work rate，$\triangle VO_2$/W）。

（2）二氧化碳排出量（VCO_2）相关指标：① VCO_2/VO_2（RQ，respiratory quotient）；②峰值呼吸交换率（peak respiratory exchange ratio，Peak RER）。

（3）每分钟呼气量（minute ventilation volume，VE）；相关指标：① VE/VCO_2 和 VE/VCO_2 slope；② VE/VO_2；③ VO_2/VE（摄氧效率斜率，oxygen uptake efficiency slope，OUES）；④ VE/MVV。

（4）呼吸相关指标：①第 1 秒用力呼气容积（forced expiratory volume in one second，FEV_1）；②呼气峰流速（peak expiratory flow，PEF）；③呼气末二氧化碳分压（end-tidal carbon dioxide pressure，$PETCO_2$）；④呼气末氧分压（end-tidal oxygen pressure，$PETO_2$）；⑤呼吸频率（respiratory rate，RR）；⑥呼吸储备（breath reserve，BR）；⑦震荡呼吸（exercise oscillatory ventilation，EOV）。

（5）心率（heart rate，HR）相关指标：①运动心率；②心率储备（heart rate reserve，HRR）；③ 1min 心率恢复（heart rate recovery，HRR1）。

（6）其他指标：①心电图（EKG）；②血压（blood pressure，BP）；③血氧（SpO_2）；④运动负荷；⑤运动方案；⑥停止运动的原因等。

2. 结果判读

（1）静态肺功能：① MVV；② FEV_1；③ VC；④ PEF。

（2）肺通气效率：VE/VCO$_2$ slope。

（3）心肺储备功能：① HRR；② BR。

（4）有氧运动耐力：① peakVO$_2$；②峰值心率；③ AT；④峰值负荷。

（5）心血管系统反应：①运动心率；②运动血压；③运动心电图；④ VO$_2$/HR。

（四）肺动脉高压患者的心肺运动试验

1. 肺动脉高压及其分类　　肺动脉高压是指静息平均肺动脉压（mean pulmonary arterial pressure，mPAP）在病理上升高大于 20mmHg 的一种疾病。根据其产生原因分为特发性肺动脉高压、左心疾病引起的肺动脉高压、肺部疾病和（或）慢性缺氧引起的肺动脉高压、血栓及其他肺动脉阻塞性肺动脉高压以及不明确和（或）多因素机制引起的肺动脉高压。

肺动脉高压患者表现出多种体征和症状，通常以劳累时呼吸困难、疲劳、咳嗽、头晕和晕厥开始。症状最初出现在劳累时，更晚期时休息时也可出现。由于这些症状缺乏特异性，因此从症状出现到诊断的平均时间约为 3 年，导致严重的治疗延迟。

2. 肺动脉高压的运动病理生理学

（1）一般特征：肺动脉高压患者的生理紊乱导致运动期间观察到的特征性异常包括呼吸困难和运动限制。心功能受损导致摄氧能力、AT 和 VO$_2$降低。在心肺运动期间，高无效腔样通气（dead cavity ventilation，VD）和化学敏感性都会导致分钟通气（VE）与二氧化碳生成（VCO$_2$）的比率升高，以 VE/VCO$_2$ 表示。因此，在整个运动过程中，通常会观察到伴有低 PETCO$_2$ 的静息低碳酸血症，并与疾病的严重程度相关。运动期间经常出现运动性低氧血症，这可能与通气灌注不匹配、心排血量减少导致的混合静脉氧含量低，以及通过未闭的卵圆孔进行的右向左分流有关。即使在没有明显的静息气流阻塞的情况下，肺血管疾病也会发生动态过度充气，这会导致劳力性呼吸困难和运动耐量下降。外周肌肉功能障碍是这些情况下另一个常见的运动病理生理学组成部分。

（2）心血管异常：肺血管阻力增加引起的 mPAP 升高对心血管系统有

严重的有害影响。在肺动脉高压早期，肺血管系统的扩张性受损，损害右心室流出，从而增加其后负荷。因此，右心室流经肺部的血流减少，左心房充盈（即前负荷）下降。此外，右心室负荷过重导致的室间隔左移进一步限制左心的充盈。最终，这种失代偿的心脏形态限制了心排血量和每搏量，这影响心脏功能和患者预后。

在运动条件下，每搏输出量受损成为问题，因为活跃的外周肌肉的代谢需求增加需要心排血量成比例增加，而心排血量必须在更大程度上取决于心率的增加。心率变化依赖的运动期间心排血量减弱会产生多种后果，包括心肺运动期间 peak VO_2 降低和氧脉搏平缓（VO_2/HR）。骨骼肌微循环的构象异常和肺动脉高压中较低的 1 型肌纤维密度进一步损害了外周肌肉氧的使用并限制了整体肌力。因此，肺动脉高压患者的峰值功率（peak WR）会降低，但通常 VO_2/WR 的比率也很低，表明心血管功能受损和（或）外周氧利用异常。因此，肺动脉高压患者与健康人相比更依赖无氧代谢，反映在 AT 降低。

（3）通气异常：低毛细血管灌注和良好通气肺泡之间的不匹配是 PH 值的特征。因此，未参与气体交换的通气肺容积（即无效腔样通气）增加。为了补偿这种通气 - 灌注不匹配，患者必须增加他们的 VE 以排除过多的 CO_2，这会导致 VE/VCO_2 升高，通气效率低下。呼吸肌无力在肺动脉高压中也很常见，并导致最大吸气和呼气强度降低。因此，患者在运动期间经常依赖快速呼吸和浅呼吸。由于化学反射和代谢的交感神经过度刺激，也可观察到快速浅呼吸模式。尽管如此，一些肺动脉高压患者在没有呼吸肌疲劳的情况下表现出吸气能力的动态下降，这表明存在真正的动态过度充气，可能是由于轻度的呼气气流限制所致，这种限制在休息时可能无法检测到，但在快速呼吸时变得明显。这种动态的动态过度充气可能会进一步加剧运动期间呼吸困难的感觉。

VE 增加的结果是低 $PETCO_2$，但在负荷递增的运动期间，身体代谢产生更多的二氧化碳（更高的 VCO_2），因此通常 $PETCO_2$ 会增加。然而，在肺动脉高压中，患者的 VE 与 VCO_2 的升高不成比例，导致 $PETCO_2$ 降低。同样，当比较动脉二氧化碳分压（$PaCO_2$）和 $PETCO_2$ 差值时［动脉 - 潮气末二氧化锑分压差 P（a-ET）CO$_2$]，可以看到这种异常，即肺血管疾病患者的 PETCO$_2$ 低于 PaCO$_2$[导致 P（a-ET）CO$_2$ 正差]，而健康个体则相反[P（a-ET）CO$_2$ 负差]。尽管患者在休息和运动期间出现低碳酸血症，但由于交感神经过度刺激引起的特征性的快速浅呼吸模式（低 VT，高呼吸频率），因此相对于肺泡过度换气导致的 PaCO$_2$ 减少，PETCO$_2$ 上升的呼气时间更少。

3. 心肺运动试验对肺动脉高压患者的诊断及预后价值 2022 年 ESC/ERC 指南指出，动脉性肺动脉高压患者的心肺运动的特征表现为：PETCO$_2$ 低、VE/VCO$_2$ 升高、VO$_2$/HR 低和 VO$_2$ 低。虽然右心导管术是肺动脉高压诊断的金标准，但心肺运动试验揭示了运动期间的异常生理，提供额外的信息，可用于诊断肺动脉高压或预测肺动脉高压预后。例如，心肺运动有助于区分肺动脉高压患者与其他心肺异常患者，甚至区分不同类型的肺动脉高压。虽然肺动脉高压患者和慢性左心衰竭患者之间有几个共同的异常参数，但他们的功能障碍程度有助于区分这两组患者。例如，与左心衰竭患者相比，动脉性肺动脉高压患者的 VE/VCO$_2$ 斜率和生理无效腔（VD/VT）更高，PETCO$_2$ 和 VO$_2$/HR 更低。此外，动脉性肺动脉高压患者也经常出现劳力性低氧血症，而稳定性左心衰竭患者则没有。尽管动脉性肺动脉高压和左心衰竭患者的高 VE/VCO$_2$ 和化学敏感性表现相似，但在动脉性肺动脉高压中未发生的左心衰竭患者中，可以观察到运动期间的振荡呼吸模式。

心肺运动试验还可用于区分毛细血管前肺动脉高压亚类。具体而言，慢性血栓栓塞性肺动脉高压患者比动脉性肺动脉高压患者有更明显的血管阻塞，因此有更高的无效腔。这会导致运动时更大的通气需求和更低效的通气（VE/VCO$_2$ slope）。此外，P（a-ET）CO$_2$ > 7mmHg 可区分慢性血栓栓塞性肺动脉高压和动脉性肺动脉高压，敏感度为 88%，特异度为 90%。

心肺运动的结果也可以作为疾病严重程度和预后的有用指标。例如，运动期间的低峰值收缩压（≤ 120mmHg）和峰值摄氧能力降低[peak VO$_2$ ≤ 10.4ml/（kg·min）]是肺动脉高压患者存活率较低的指标。尽管类似的研究也证实了低效通气（例如，VE/VCO$_2$ slope@AT 和 VE/VCO$_2$ 比值升高）和运动后心率恢复延迟也预示着较高的死亡率。在《2022 年 ERS/ESC 肺动脉高压指南》中显示，在三项研究中已经证实 Peak VO$_2$ 和 VE/

VCO_2 是可靠的预测指标。心、肺运动在识别运动诱导的经卵圆孔未闭的右向左分流方面有一定临床价值。

三、应用病例

女，23岁。主诉"活动后胸闷、气短2年余"。患者2年前开始活动后反复出现胸闷、气短，伴颜面部及双下肢水肿，外院超声心动图提示重度肺动脉高压，为进一步诊治入住我科。既往无慢性病史，无特殊药物服用史。

1. 查体 血压100/70mmHg，口唇无发绀，颈静脉无充盈。双肺呼吸音清。心律齐，P2亢进，各瓣膜区未闻及杂音，无心包摩擦音。双下肢无水肿，无杵状指（趾）。

2. 辅助检查 N末端脑肽前体（NT-pro BNP）：675pg/ml；尿常规：蛋白（±）；血常规、D-二聚体、肝肾功能及电解质、红细胞沉降率、C反应蛋白、免疫指标、HIV及肝炎等指标正常。血气分析：pH7.43，二氧化碳分压90mmHg，氧分压34.1mmHg。

心电图：电轴右偏，$Rv_1 > 1.0mV$，$Rv_1+Sv_5 > 1.2mV$，提示右心室肥厚。

X线胸片：双肺纹理稍增粗，肺动脉段突出，右下肺动脉干增粗，心胸比约0.5。

超声心动图：重度肺动脉高压，估测肺动脉收缩压98mmHg，右心增大，右心房面积$18.9cm^2$，右心室收缩功能正常，TAPSE/sPAP 0.21mm/mmHg；重度三尖瓣关闭不全，轻度肺动脉瓣关闭不全，未见心包积液。

肺动脉CT血管造影（CTPA）和肺通气灌注显像：未见明显血栓征象。

6MWD：312m。

运动心肺试验提示：最高氧耗13ml/（min·kg），VE/VCO_2 slope 38。

3. 诊疗经过 完善右心导管检查：RAP 5mmHg，mPAP 65mmHg，PAWP 3mmHg，CO 4.4L/min，CI 2.8L/（min·m^2），PVR 14.09 Wood单位，SVI 32ml/h，混合静脉氧饱和度63%，急性血管扩张试验阴性。排除其他继发性因素后，明确诊断为特发性肺动脉高压，WHO FC Ⅲ级。

根据2022 PAH患者全面风险评估（2022年ESC/ERS推荐新三层模型）（表8-1），结合患者临床症状、体征、心功能、运动耐量、右心重构以及

表8-1 2022 PAH患者全面风险评估（2022年ESC/ERS推荐新三层模型）

预后决定因素（估计1年死亡率）	低风险（<5%）	中风险（5%~20%）	高风险（>20%）	患者目前评估情况
临床表现及可变指标				
右心衰竭的症状	无	无	有	有
症状及临床表现进展	无	慢	快	慢
晕厥	无	偶发晕厥	反复晕厥	无
WHO功能分级	Ⅰ、Ⅱ	Ⅲ	Ⅳ	Ⅲ
6MWD	>440m	165~440m	<165m	312m
心肺运动试验	最高氧耗 >15ml/(min·kg)(>65% pred) VE/VCO$_2$ slope <36	最高氧耗 11~15ml/(min·kg)(35%~65% pred) VE/VCO$_2$ slope 36~44	最高氧耗 <11ml/(min·kg)(<35% pred) VE/VCO$_2$ slope >44	最高氧耗 13ml/(min·kg) VE/VCO$_2$ slope 38
生物标记：BNP或NT-proBNP	BNP<50ng/L NT-proBNP<300ng/L	BNP 50~800ng/L NT-proBNP 300~1100ng/L	BNP>800ng/L NT-proBNP>1100ng/L	NT-proBNP 300~675ng/L

续表

预后决定因素 (估计1年 死亡率)	低风险 (<5%)	中风险 (5%~20%)	高风险 (>20%)	患者目前 评估情况
超声心动图	右心房面积<18cm² TAPSE/sPAP >0.32mm/mmHg 无心包积液	右心房面积18~26cm² TAPSE/sPAP 0.19~0.32mm/mmHg 少量心包积液	右心房面积>26cm² TAPSE/sPAP <0.19mm/mmHg 中大量心包积液	右心房面积 19cm² TAPSE/sPAP 0.21mm/mmHg 无心包积液
心脏磁共振	RVEF>54% SVI>40ml/m² RVESVI<42 ml/m²	RVEF 37%~54% SVI 26~40ml/m² RVESVI 42~54ml/m²	RVEF<37% SVI<26ml/m² RVESVI>54ml/m²	
血流动力学	RAP<8mmHg CI≥2.5L/(min·m²) SVI>38ml/m² SvO₂>65%	RAP 8~14mmHg CI 2.0~2.4L/(min·m²) SVI 31~38ml/m² SvO₂ 60%~65%	RAP>14mmHg CI<2.0L/(min·m²) SVI<31ml/m² SvO₂<60%	RAP 5mmHg CI 2.8L/(min·m²) SVI 32ml/m² SvO₂ 63%

血流动力学指标，考虑患者为中风险。初始治疗给予内皮素受体拮抗剂联合鸟苷酸环化酶激动剂足量治疗。

患者规律服用药物治疗 3 个月后复查，自觉活动耐量较前明显改善，超声心动图、6MWD 及 NT-proBNP 指标均有好转，根据 PAH 随访中简化版四层风险评估工具表（表 8-2）考虑达到中低风险，故继续肺动脉高压二联靶向药物治疗。

表8-2　PAH随访中简化版四层风险评估工具表

预后决定因素	低风险	中低风险	中高风险	高风险	患者评估情况
分数	1	2	3	4	1
WHO 心功能分级	I 或 II	—	III	IV	II
6MWD（m）	＞440	320～440	165～319	＜165	450
BNP 或	＜50	50～199	200～800	＞800	
NT-proBNP，ng/L	＜300	300～649	650～1100	＞1100	128

（王　岚）

参 考 文 献

［1］Butland RJ，Pang J，Gross ER，et al. Two-，six-，and 12minute walking tests in respiratory disease. Br Med J（Clin Res Ed），1982，284：1607-1608.

［2］Guyatt GH. Sullivan MJ，Thompson PJ，et al. The 6-minute walk：a new measure of exercise capacity in patients with chronic heart failure. Can Med Assoc J，1985，132（8）：919-923.

［3］Butland R J A，Pang J. Gross E R，et al. Two-，Six，and 12-minutes walking tests in respiratoty disease. Br Med J，1982，284：1607-1608.

［4］Solway S，Brooks D，Lacasse Y，et al. A qualitative systematic overview of the measurement properties of functional walk tests used in the cardiorespiratory domain. Chest，2001，119：256-270.

[5] Savarese G, Paolillo S, Costanzo P, et al. Do changes of 6-minute walk distance predict clinical events in patients with pulmonary arterial hypertension? A meta-analysis of 22 randomized trials. J Am Coll Cardiol, 2012, 60: 1192-1201.

[6] Humbert M, Kovacs G, Hoeper M M, et al. 2022 ESC/ERS Guidelines for the diagnosis and treatment of pulmonary hypertension. The European Respiratory Journal, 2022.

[7] Sun XG, Hansen JE, Oudiz RJ, et al. Exercise pathophysiology in patients with primary pulmonary hypertension. Circulation, 2001, 104 (4): 429-435.

[8] Badagliacca R, Papa S, Poscia R, et al. The added value of cardiopulmonary exercise testing in the follow-up of pulmonary arterial hypertension. J Heart Lung Transpl, 2019, 38: 306-314.

[9] Wensel R, Opitz CF, Anker S D, et al. Assessment of survival in patients with primary pulmonary hypertension: importance of cardiopulmonary exercise testing. Circulation, 2002, 106 (3): 319-324.

[10] Zhai Z, Murphy K, Tighe, et al. Differences in ventilatory inefficiency between pulmonary arterial hypertension and chronic thromboembolic pulmonary hypertension. Chest, 2011, 140 (5): 1284-1291.

第9章　右心导管术

右心导管术是一种将心导管经外周静脉送入右心系统，从而测定血流动力学及各部位血氧动力学参数的导管技术，是了解肺循环状态（如肺动脉压力、心排血量和肺血管阻力等）的重要手段，在肺动脉高压的诊断、鉴别诊断、危险分层及指导治疗等方面具有重要作用。

第一节　右心导管术操作过程

（一）适应证

（1）肺动脉高压的定性和定量诊断。

（2）筛查肺动脉高压的病因。

（3）获取动脉型肺动脉高压危险分层的血流动力学参数。

（4）进行急性肺血管反应性试验。

（5）先天性心脏病合并肺动脉高压患者术前评估。

（6）肺移植或心肺联合移植患者术前肺血流动力学评估。

（7）肺动脉高压患者的治疗随访。

（二）禁忌证

如果病情需要进行右心导管术检查，特别是采用漂浮导管检查指导危重症患者救治时，并无绝对禁忌证，但对于择期右心导管检查的肺血管病患者，以下情况应视为右心导管术的相对禁忌证。

（1）急性感染性疾病。

（2）三尖瓣或肺动脉瓣机械瓣置换术后。

（3）右心腔或主肺动脉内漂浮血栓。

（4）电解质紊乱。

（5）严重恶性心律失常。

（6）完全性左束支传导阻滞（有起搏器者除外）。

（7）重症肺动脉高压右心衰竭失代偿期患者严重凝血功能障碍。

（8）近期（3个月）置入起搏器或除颤器。

（9）严重肝肾功能不全。

（10）妊娠。

（11）不能配合进行右心导管检查者。

（三）术前准备

术前完善血常规、肝肾功能、电解质、凝血功能、传染病等必要的常规化验及相关的影像学检查，与患者及其家属谈话交代右心导管检查的必要性、操作流程和可能出现的意外情况，取得知情同意并签字。

器材准备：①穿刺针、5～8F血管鞘；②常用导管包括5～6F猪尾导管、Swan-Ganz导管、端孔导管等，常用导丝为150cm长、0.035英寸、0.025英寸"J"形头导丝或普通泥鳅导丝；③多导生理记录仪；④血气分析仪；⑤所需药物：肝素生理盐水（临床上常在每500ml生理盐水中添加6250U肝素钠配制冲洗液，浓度为12.5U/ml），局部麻醉药物如利多卡因，急性血管反应性试验所需药物如依前列醇、一氧化氮或伊洛前列素等；⑥抢救设备：电除颤仪、简易呼吸器、供氧设备、简单的手术器械及心包穿刺器械等。

（四）右心导管检查入路的选择

常用的右心导管检查入路包括股静脉、颈内静脉、肘静脉和锁骨下静脉。应根据患者的具体病情、设备配置和医务人员的技术熟练程度综合考虑，选择适宜的入路，提高检查成功率、减少并发症。

1. 股静脉穿刺技术 简单容易成功，但是Swan-Ganz导管不易进入肺动脉，需要在导丝的指引下进入。对于下腔静脉、髂静脉及股静脉内存在血栓的患者宜避开选用其他入路。

2. 颈内静脉穿刺 右侧颈内静脉离右心房距离近，穿刺成功后易将导管送至理想位置。颈内静脉穿刺不适用于过度肥胖及有出血倾向者。

3. 锁骨下静脉穿刺 常选用左锁骨下静脉，该处易于消毒，便于固定，适用于需长时间血流动力学监测者。由于解剖位置比较固定，可用于相对肥胖者。但不适用于肺气肿患者，易造成气胸、血气胸。

4. 肘静脉穿刺 出血风险小，可用于不能平卧的患者。易引起血管痉挛，有时不易进入锁骨下静脉而使检查失败。

（五）操作过程

1. 准备工作 患者取仰卧位，建立外周静脉通道。连接心电监护仪，连接压力传感器。连接三通管、压力延长管、传感器，并以肝素生理盐水冲洗、排气，保证各部位连接严密和通畅，并避免气泡堵塞导管影响压力测定。调节压力零点：患者平卧时零点水平常用的标志点为仰卧位第 4 肋间隙前胸壁至操作床面中点。选择合适的静脉穿刺部位，常规消毒，铺巾。肝素生理盐水预冲洗导管及 Swan-Ganz 球囊导管、导丝、血管鞘，并检查 Swan-Ganz 球囊密闭性。

2. 静脉穿刺 穿刺部位以 1% ~ 2% 利多卡因局部麻醉。采用 Seldinger 技术穿刺静脉，穿刺成功后在穿刺针内置入导丝，沿导丝送入血管扩张鞘和外鞘，随后撤除导丝及血管扩张鞘，保留外鞘，以肝素盐水冲洗鞘管抗凝。

3. 导管操作及各部位取血测压 将导管经鞘管送入，在导丝引导下将心导管依次送至上、下腔静脉、右心房、右心室、主肺动脉、左肺动脉、右肺动脉，测量各部位压力并取血做血气分析。采股动脉血测定股动脉血氧饱和度。经导管采血测定血氧饱和度时，为确保结果的准确性，在每个部位取血前先抽取 2 ~ 4ml 导管内血液弃掉，再抽取 1 ~ 2ml 血样送检。各腔室取血部位如图 9-1 所示。当上腔静脉或下腔静脉血氧饱和度异常增高时可增加两个取血部位：高位上腔静脉即上腔静脉与头臂静脉交叉处和低位下腔静脉即腰椎 L_5 水平，可以获取更多的信息量，减少因层流造成的

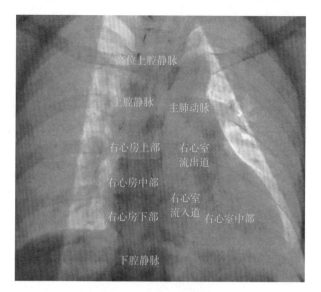

图9-1 各腔室取血部位

误差。

（1）测定右心室肺动脉连续压：测压状态下将导管头端由主肺动脉缓慢匀速回拉至右心室流出道、右心室室中、右心室流入道。观察测定肺动脉瓣上瓣下，肺动脉至右心室流出道、右心室室中、右心室流入道是否存在压力阶差，一般认为收缩压差在 10 mmHg（1 mmHg=0.133 kPa）以上有血流动力学意义。

（2）测定肺动脉楔压（PAWP）：将 Swan-Ganz 导管经鞘管送入右心房，充气使球囊充盈。顺着血流方向将漂浮导管依次送入右心室、肺动脉，楔入肺动脉远端。测定 PAWP 的注意事项：透视下确定导管头端嵌顿于肺动脉远端，压力波形呈现明确的 A 波和 V 波（心房颤动患者除外），有呼吸起伏波形，部分患者顶端可抽出肺静脉血，测得的 PAWP 数值不高于肺动脉舒张压。记录 3 ~ 5 个正常呼吸末（避免屏气或做 Valsalva 动作）的均值作为 PAWP；当 PAWP 波形受呼吸影响较大时，推荐多导生理记录仪自动描记的平均 PAWP。

（3）心排血量测定：目前常用的心排血量测定方法有 Fick 法和热稀释法。Fick 法的主要原理是：某个器官对一种物质的摄取或释放，是流经这个器官的血流量和动静脉血中这种物质差值的乘积，基于此原理可通过血氧饱和度计算心排血量。热稀释法是将漂浮导管顶端置于主肺动脉内，4s 内由右心房孔快速平稳注射 10ml 冷生理盐水，顶端热敏电阻感知温度变化，经电脑计算出心排血量。重复注射，两次注射需间隔 70s 以上，由一个人操作，取相差不大于 10% 的 3 个值的平均数。心内分流性先天性心脏病患者，优选 Fick 法计算心排血量；无心内分流患者可以采用热稀释法直接测定心排血量。

4. 急性肺血管反应性试验　特发性肺动脉高压、可遗传性肺动脉高压、药物相关性肺动脉高压患者首次进行右心导管检查时，如病情相对平稳应进行急性肺血管反应性试验，以筛选出适合长期应用钙通道阻滞剂（CCB）治疗的患者。

在获取血流动力学基线数据后，给予急性肺血管反应性试验用药物，当用药剂量达到目标剂量或出现低血压、严重心动过缓、头晕、胸闷、四肢麻木等不良反应时终止试验，并复测肺动脉压力、心排血量等血流动力学参数。推荐试验药物如表 9-1 所示。

表9-1　急性血管反应性试验药物用法

药物	给药途径	半衰期	剂量	持续时间
依前列醇*	静脉	3 min	2 ~ 12 ng/kg/min	10 min
一氧化氮	吸入	15 ~ 30 s	10 ~ 20 ppm	5 ~ 10 min
伊洛前列素△	吸入	5 ~ 25 min	20 μg#	10 ~ 15 min

注：*. 递增为 2ng/（kg·min），每个剂量持续 10min；△. 吸入伊洛前列素推荐使用空气压缩式雾化器，保证雾化颗粒大小适合沉积于肺泡；#. 为雾化器剂量，对应口含器剂量为伊洛前列素原液 5μg

5. 肝静脉压力梯度测定　当肺动脉高压患者同时合并肝脏疾病时，为明确是否存在门静脉高压相关性肺动脉高压，可行肝静脉压力梯度测定。

肝静脉压力梯度是肝静脉楔压和肝静脉自由压之间的差值。透视下将球囊导管送至肝静脉，在距离下腔静脉 2 ~ 4 cm 处，等待至少 20s，压力数值稳定后，读取肝静脉自由压。注入空气使球囊扩张以充分阻断肝静脉血流，等待至少 40s，压力数值稳定后，读取肝静脉楔压。测量过程中可在扩张球囊时，嘱患者屏住呼吸，经球囊导管缓慢注入 5ml 对比剂行肝静脉造影检查，确认无对比剂反流或静脉 - 静脉侧支分流。

6. 右心导管术后常规 右心导管所有检查结束后撤出导管和鞘管，穿刺部位压迫止血、包扎，股静脉穿刺术后需卧床 4 ~ 6h。返回病房，测量血压、心率，复查心电图、血常规、肝肾功能、电解质。注意密切观察生命体征、穿刺部位出血、血肿、动静脉瘘、假性动脉瘤等情况。

7. 并发症 右心导管术的总体安全性较好，严重并发症发生率低。但肺血管病，特别是肺动脉高压患者因右心扩张、三尖瓣反流、肺动脉增宽等原因，使操作难度增加，术中易发生并发症，常与技术不熟练、导管检查时间过长有关。

右心导管术操作并发症如下。

（1）穿刺并发症：局部血肿、动静脉瘘、假性动脉瘤、血气胸。

（2）心律失常：最常见。可见到各种心律失常，多与右心房室心肌应激性升高、心导管机械刺激室壁及心内结构有关，特别是操作不顺利、检查时间过长时易发生。重度右心功能不全的患者更易发生恶性心律失常。心房扑动、心房颤动及室性心动过速的患者如血压不稳定应及时电复律，维持血压。此外，右心导管术可引发右束支传导阻滞，因此，存在完全性左束支传导阻滞的患者要警惕心搏骤停的发生，必要时在临时起搏器保驾下完成检查。

（3）急性肺水肿、心力衰竭：较少见。往往见于重度肺动脉高压、右心高度增大、病情不稳定的患者。多与术中患者精神过度紧张和并发的各种心律失常有关。应及时撤出心导管，停止检查。头部垫高给予氧气吸入，同时给予呋塞米等药物，必要时行气管内插管辅助呼吸。

（4）肺动脉穿孔、破裂：是右心导管术的罕见并发症，可导致咯血、低氧血症和休克，严重者窒息死亡，需要紧急请胸外科、血管外科、介入科等多科会诊处理。

（5）血栓形成或栓塞：多见于高凝状态患者，术中应间断用肝素生理盐水冲洗导管。

（6）迷走反射：可见于术中或术后，精神紧张、疼痛、禁食等因素诱发患者出现血压下降、脉搏细弱、出汗等症状，应及时处理，给予快速补液，静脉给予阿托品、多巴胺和扩容药物。

（7）导管打折、断裂：往往因操作不当引起，打折导管应小心解开死扣，然后取出即可。断裂的导管可应用异物钳取出。

（8）心脏穿孔和心脏压塞：一旦确诊急性心脏压塞，应立即行心包穿刺术，迅速排除积液，必要时行外科心包切开引流术。

第二节　右心导管术报告及解读

一、血流动力学参数的记录和计算

（一）压力记录

记录右心房压力（A 波 /V 波 / 平均压）、右心室压力（收缩压 / 舒张压 / 右室舒张末压）、肺动脉压力（收缩压 / 舒张压 / 平均压）、PAWP。正常值范围见表 9-2。

（二）Fick 法计算体体循环和肺循环血量

$$体循环血流量（L/min）=\frac{氧耗量（ml/min）}{（体动脉血氧饱和度-混合静脉血氧饱和度）×1.34×Hb（g/dl）}×\frac{1}{10}$$

$$肺循环血流量（L/min）=\frac{氧耗量（ml/min）}{（肺静脉血氧饱和度-肺动脉血氧饱和度）×1.34×Hb（g/dl）}×\frac{1}{10}$$

表9-2 右心导管检查常规参数的正常值范围

测量参数	单位	正常值范围
肺动脉收缩压	mmHg	15 ~ 30
肺动脉舒张压	mmHg	4 ~ 12
平均肺动脉压	mmHg	8 ~ 20
平均右房压	mmHg	2 ~ 6
肺动脉楔压	mmHg	6 ~ 12
心排血量	L/min	4 ~ 8
混合静脉血氧饱和度	%	65 ~ 80
计算的参数	单位	正常值范围
肺血管阻力	WU	0.3 ~ 2
肺血管阻力指数	WU · m^2	3 ~ 3.5
全肺阻力	WU	<3
心脏指数	L/ (min · m^2)	2.5 ~ 4.0
每搏量	ml	60 ~ 100
每搏指数	ml/m^2	33 ~ 47

注：1 mmHg = 0.133 kPa

$$Qp/Qs = \frac{肺循环血流量}{体循环血流量} = \frac{体动脉与混合静脉血氧饱和度差值}{肺静脉与肺动脉血氧饱和度差值}$$

1. 关于氧耗量的计算 直接测定氧耗量比较繁琐，临床上常采用体表面积和基础热量间接推算出每分钟氧耗量，公式如下：

$$氧消耗量（ml/min）= \frac{基础热量 \left[kcal（m^2 \cdot h）\right] \times 209}{60} \times 体表面积（m^2）$$

基础热量可按年龄、体重和身高查表获得，常数209为每卡热量需氧毫升数，60为每小时换算为每分。

氧耗量也可以用简易公式计算获得：氧耗量（ml/min）=125 ml/（min·m²）×BSAm²

2. 关于血氧饱和度的说明

（1）体动脉和肺动脉血氧饱和度以实测值为准。

（2）混合静脉血氧饱和度（SvO_2）：由于不同途径的静脉血在肺动脉混合均匀，肺动脉血氧饱和度可反映 SvO_2，然而临床中常遇到患者存在心内分流的状况，肺动脉血氧饱和度受分流影响无法准确反映 SvO_2，因此采用以下公式计算 SvO_2：

$$SvO_2 = \frac{上腔静脉血氧饱和度 + 下腔静脉血氧饱和度}{2}$$

（3）肺静脉血氧饱和度：导管送入肺静脉或左心房者，肺静脉血氧饱和度按实测值计算，否则需估算：当存在心内分流时，若无肺实质疾病，肺静脉血氧饱和度按98%估算；存在肺实质病变时，当体动脉血氧饱和度＜95%时，若无右向左分流，肺静脉血氧饱和度按股动脉血氧饱和度估算，若同时存在右向左分流，肺静脉血氧饱和度无法估算，建议导管经分流口至肺静脉直接测定肺静脉血氧饱和度。

采用 Ficks 法计算心排血量时，氧耗量是根据正常人年龄、性别和体表面积得到的估算值。由于患者基础代谢与正常人不同，而且有创检查带来的不适和紧张会进一步影响代谢状况，致使患者实际氧耗量与估算值不符。且肺动脉高压患者多数伴有低氧血症，当动脉血氧饱和度＜95%时肺静脉血氧饱和度估算并无统一标准。以上均可能导致 Ficks 法测量存在一些。如患者不存在心内分流，采用标准热稀释法直接测定心排血量可以避免上述不足。热稀释法与间接 Fick 法测定肺动脉高压患者的心排血量一致性欠佳，两种方法测定结果不能互换。

心排血量正常值范围为 4 ~ 8 L/min。当出现心排血量升高时，应考虑存在高血流动力学状态或心外分流，如甲状腺功能亢进、贫血、外周动静脉分流或门体分流等。

3. 计算心脏指数

心脏指数 CI $[$ L/（min·m^2）$]$ = 体循环血流量（L/min）/ 体表面积（m^2）

心脏每搏指数（SVI）=（CI×1000）/ 心率

CI 是动脉型肺动脉高压危险分层的指标之一，心脏指数 ≥ 2.5 L/（min·m^2）属于低危，心脏指数 2.0 ~ 2.4 L/（min·m^2）属于中危，心脏指数 < 2.0 L/（min·m^2）属于高危。SVI 也是动脉型肺动脉高压危险分层的指标，SVI > 38ml/m^2 属于低危，SVI 31 ~ 38 ml/m^2 属于中危，SVI < 31ml/m^2 属于高危。

4. 计算全肺阻力（TPR）及肺血管阻力（PVR）

$$TPR = \frac{肺动脉平均压（mmHg）}{肺循环血流量（L/min）} \times 80（dyn·s/cm^5）$$

$$PVR = \frac{肺动脉平均压 - 肺动脉楔压（mmHg）}{肺循环血流量（L/min）} \times 80（dyn·s/cm^5）$$

Wood 单位（WU）= 达因单位（dyn·s/cm^5）/80（Wood）

肺血管阻力指数（PVRI）= PVR × 体表面积

根据《2022 欧洲心脏病学会 / 欧洲呼吸学会肺动脉高压诊治指南》，动脉型肺动脉高压血流动力学诊断必须满足肺动脉平均压（mPAP）> 20mmHg，PAWP ≤ 15mmHg，同时 PVR > 2WU。由于部分肺动脉高压患者不易测到 PAWP，特别是重度肺动脉高压伴有肺动脉扩张和（或）肺动脉关闭不全时，即使在 X 线透视下将导管送到理想位置后也不易固定，常弹回至主肺动脉内，只能用 TPR 反映 PVR 的变化。在肺动脉压力正常或轻度增高者中，PAWP 变化对 TPR 与 PVR 差别影响较大，而在中至重度肺动脉高压时影响较小，可以用 TPR 反映肺动脉高压患者 PVR 变化的情况。当 PAWP 不易获取时，不建议反复尝试，反复测量 PAWP 将延长导管检查时间，增加并发症的风险。

二、血氧饱和度结果分析

根据右心各腔室血氧饱和度可判断有无心内分流、分流方向、分流水平等。

（1）左向右分流水平及分流量判断：左向右分流可发生在心房水平、心室水平、肺动脉水平和腔静脉水平。早年国内外对左向右分流的判断主要来自于分流前后血氧含量的差异，随着血气分析方法学的进展，逐渐用血氧饱和度来替代血氧含量，以减少患者血红蛋白含量对结果的影响，但并没有一致的标准。肺动脉高压患者右心导管术的目的之一就是除外分流性先天性心脏病，但随着肺动脉压力的升高，左向右分流逐渐减少，血氧饱和度的差异亦随之减小。因此，为避免减少先天性心脏病的漏诊，专家建议采用最低的血氧饱和度差异值作为标准，以指导临床医生进一步寻找肺动脉高压原因。

1）心房水平存在左向右分流：当右心房平均血氧饱和度较上下腔静脉高 9% 及以上时，除外心室水平左向右分流伴有三尖瓣关闭不全者，需考虑存在心房水平的左向右分流。常见于房间隔缺损、肺静脉异位引流入右心房、冠状动脉瘘入右心房等疾病。

2）心室水平存在左向右分流：当右心室平均血氧饱和度较右心房高 5% 及以上时，需警惕心室水平存在左向右分流。常见于室间隔缺损、主动脉窦瘤破入右心室等疾病。

3）肺动脉水平存在左向右分流：当肺动脉血氧饱和度较右心室高 3% 以上时，考虑存在肺动脉水平左向右分流。常见于动脉导管未闭、主肺间隔缺损等疾病。

4）腔静脉水平存在左向右分流：当腔静脉不同水平血氧饱和度相差很大时，应怀疑腔静脉水平存在左向右分流。多见于肺静脉异位引流入腔静脉，也可见位于腔静脉或髂股静脉水平的动静脉瘘。

5）左向右分流量的判断：通过 Qp/Qs 来判断分流量大小。正常时，Qp/Qs=1；$1 < Qp/Qs < 1.5$ 为少量分流；$1.5 \leqslant Qp/Qs < 2$ 为中等量分流；$Qp/Qs \geqslant 2$ 为大量分流。

（2）右向左分流判断：正常人外周动脉血氧饱和度为 95%～100%，如果外周动脉血氧饱和度 <95%，在排除肺部疾患导致的血氧交换障碍后，应考虑存在右向左分流，低于 90% 时患者可出现发绀。

（3）SvO_2 是动脉型肺动脉高压危险分层的指标之一，$SvO_2 > 65\%$ 属于低危，SvO_2 60% ~ 65% 属于中危，SvO_2 < 60% 属于高危。

三、急性肺血管反应性试验结果解读

目前多采用欧洲心脏病学会和欧洲呼吸学会的肺动脉高压诊治指南推荐的急性肺血管反应性试验阳性标准：mPAP 下降 ≥ 10 mmHg，并且 mPAP 绝对值 ≤ 40 mmHg，同时心排血量保持不变或增加。对于基线 mPAP < 40 mmHg 的患者，支持判断阳性依据的数据极少。若患者吸药后心排血量正常的条件下 mPAP 显著下降（超过 20%），合理做法是进行 CCB 的试验治疗，并评估临床疗效。

需要注意的是，急性肺血管反应性试验阳性口服 CCB 的患者，需要逐渐滴定至能够耐受的最大剂量，并在 3 ~ 6 个月评价患者功能状态及血流动力学指标，以明确长期使用 CCB 的有效性和安全性。

四、右心导管报告书写

右心导管术结束后，应撰写检查报告，报告内容翔实规范，报告格式相对统一。书写报告过程中注意：①认真记录，对照仪器记录的压力数值与压力波形，避免误差；②书写的右心导管术报告注意保存；③报告需要包括基本资料，右心导管术检查的导管路径及经过描述、各部位的压力与血氧饱和度、计算的血流动力学参数、急性肺血管反应性试验结果及右心导管术后诊断。右心导管术报告的参考模板见图 9-2。

右心导管术报告参考模板

一般情况

姓名：	病案号：	病区：	检查日期：
性别：	年龄（岁）：	Hb（g/L）：	基础热量［cal/（m^2·h）］：
身高（cm）：	体重（kg）：	体表面积（m^2）：	氧耗量（ml/min）：
术前诊断：			
操作内容：	附加试验：	术者：	助手：
麻醉方法：		穿刺路径：	
导管类型：		附加试验用药：	

血流动力学及血氧饱和度

部位/项目		血氧饱和度（%）试验前	血氧饱和度（%）试验后	压力（mmHg）试验前	压力（mmHg）试验后	循环血量及阻力	试验前	试验后
上腔静脉						Qp（L/min）		
下腔静脉								
左心房	上部					Qs（L/min）		
	中部							
	下部					Qp/Qs		
左心室	流入道					肺血管阻力（WU）		
	流出道							
肺动脉	主肺					全肺阻力（WU）		
	右肺							
	左肺					肺血管阻力指数（WU·m^2）		
股动脉								
肺动脉楔压						血压（mmHg）		
左心房						心率（次/分）		
肺静脉						热稀释法		
肝静脉						CO（L/min）		
						CI［L/（min·m^2）］		
						SVI（ml/m^2）		

右心导管术操作过程及诊断

报告医师：	校对医师：

注：Hb. 血红蛋白浓度；Qp. 肺循环血流量；Qs. 体循环血流量；CI. 心脏指数；CO. 心排血量；SVI. 每搏指数。1 mmHg＝0.133 kPa

图9-2　右心导管术报告参考模板

第三节 右心导管在肺动脉高压中的应用

一、明确肺动脉高压诊断

病例1 男，62岁，因间断出现活动气短，当地医院超声心动图提示肺动脉收缩压66mmHg，肺动脉CTA未见明显异常，给予西地那非口服。心电图、X线胸片未见明显异常。呼吸功能提示轻度阻塞性通气功能障碍。右心导管检查：mPAP 15mmHg，PAWP 9mmHg，PVR 1.06WU。该例患者超声心动图高估肺动脉收缩压，经右心导管检查排除肺动脉高压。

超声心动图可以通过三尖瓣反流速率计算肺动脉收缩压，但是容易高估或低估。因此，需要结合其他超声心动图表现，以及心电图或X线胸片等判断肺动脉高压可能性，最终还需要右心导管检查来确诊。

二、明确动脉型肺动脉高压诊断

病例2 女，64岁，因活动气短3年，伴下肢水肿入院，偶有夜间阵发性呼吸困难。既往反复鼻出血病史。入院后血常规提示红细胞$2.52×10^{12}$/L，血红蛋白73g/L。超声心动图提示LA 51mm，LV 58mm，LVEF 58%，右心室壁增厚，右心房室扩大，估测肺动脉收缩压64mmHg。右心导管检查：mPAP 27mmHg，PAWP 13mmHg，肺循环血量14.4L/min，体循环血量8.24L/min，Qp/Qs 1.75，PVR 0.97WU。诊断：遗传性出血性毛细血管扩张症、肝动静脉瘘可能性大、贫血。

按照新修订的肺动脉高压诊断标准，动脉型肺动脉高压的血流动力学定义为海平面，静息状态下右心导管测定mPAP > 20mmHg，PAWP ≤ 15mmHg，且PVR > 2WU，因此，确诊动脉型肺动脉高压必须进行右心导管检查，测定血流动力学指标，并计算PVR（这个患者是高排低阻型，肺动脉高压，PVR不高，属于未分类型PH）。

三、明确肺动脉高压性质

病例3 男，49岁；因房间隔缺损修补术后6年，夜间阵发性呼吸困难1年入院。6年前行房间隔缺损修补术，术后症状缓解；1年前感冒后出现夜间阵发性呼吸困难，咳痰，痰中带血丝；口服西地那非及贝前列腺素钠后心衰加重，出现全心衰。NT-proBNP 4147.3pmol/L。超声心动图：左心房59mm，左心室前后径48mm，右心室前后径40mm，左心室射血分数38%，估测肺动脉收缩压80mmHg。冠状动脉CTA未见有意义冠状动脉狭窄。睡眠呼吸监测：重度阻塞性睡眠呼吸暂停（睡眠呼吸暂停低通气指数53.6/h），重度低氧血症（最低血氧饱和度76%）。停用西地那非及贝前列腺素钠，给予改善心衰及无创呼吸机正压通气治疗阻塞性睡眠呼吸暂停。3周后行右心导管检查提示：右心房压1mmHg，mPAP 23mmHg，PCWP 17mmHg，PVR 331.49dyn·s/cm^5，考虑诊断为毛细血管后性肺动脉高压，阻塞性睡眠呼吸暂停综合征，高血压病，糖尿病。

根据右心导管检查的mPAP、PVR和PAWP，可以将肺动脉高压分为毛细血管前性、单纯性毛细血管后性、混合性毛细血管后性肺动脉高压，见表9-3。临床上很多肺动脉高压患者同时存在多种致病原因，如左心疾病、肺部疾病及动脉型肺动脉高压危险因素等，此时明确肺动脉高压性质，对于制订合适的治疗策略尤为关键。

表9-3 新修订的肺动脉高压血流动力学分类

血流动力学分类	血流动力学参数
肺动脉高压（PH）	mPAP > 20mmHg
毛细血管前性肺动脉高压	mPAP > 20mmHg，PAWP ≤ 15mmHg，PVR > 2WU
单纯毛细血管后性肺动脉高压	mPAP > 20mmHg，PAWP > 15mmHg，PVR ≤ 2WU
混合性毛细血管后性肺动脉高压	mPAP > 20mmHg，PAWP > 15mmHg，PVR > 2WU

四、寻找肺动脉高压原因

病例4 男，31岁，因"活动时胸闷气短3个月，双下肢水肿1个月"。超声心动图示右心房、右心室增大，肺动脉明显扩张，三尖瓣中量高速反流，肺动脉瓣少量高速反流，估测肺动脉收缩压102 mmHg。肺动脉CTA提示肺动脉增宽，右心扩大，未见明显肺动脉充盈缺损及心内结构异常。核素肺灌注显像未见明显异常。右心导管提示，mPAP 59mmHg，PAWP 8mmHg，PVR 483.86dym·s/cm^5，心脏指数2.36 L/（min·m^2），Qp/Qs=2.62，测定下腔静脉及低位下腔静脉血氧饱和度较正常值明显升高，提示下腔静脉与体动脉间存在分流可能。遂行主动脉CTA，结果示右髂外动静脉瘘，右髂外静脉假性血管瘤形成。行右髂外动静脉瘘封堵术，症状明显缓解。诊断为右侧髂外动静脉瘘，右侧髂外动脉假性动脉瘤，肺动脉高压，心功能Ⅲ级。

右心导管检查包括采取上、下腔静脉及右心房室各部位血气分析，可通过血氧饱和度的异常差异及计算Qp/Qs等判断是否存在心内和心外分流，进一步寻找肺动脉高压原因。因此，对于肺动脉高压查因的患者，必须行规范的右心导管检查，获取全套血流动力学数据。

五、急性血管反应性试验，筛选对CCB治疗有效的动脉型肺动脉高压患者

病例5 女，20岁。因活动气短1年入院。经完善各项检查及右心导管诊断为特发性肺动脉高压。右心导管提示吸药前：mPAP 49 mmHg，PAWP 12mmHg，PVR 8.85WU，心脏指数2.51 L/（min·m^2）；吸入伊洛前列素20μg 10min后，mPAP 33 mmHg，PAWP 12mmHg，PVR 4.39WU，心脏指数2.8 L/（min·m^2），急性肺血管反应性试验阳性。给予氨氯地平口服，逐渐增加至最大耐受剂量20mg qd，定期复查。患者最近一次复查（治疗5年后）：WHO功能Ⅰ级，NT-proBNP 124pg/ml，6min步行距离654m，心肺运动试验peakVO$_2$ 32.9ml/（min·kg），超声心动图示静息状态下未见明显异常。

急性血管反应性试验阳性的动脉型肺动脉高压患者可能对钙通道阻滞剂治疗有效。约 10% 特发性肺动脉高压、遗传性肺动脉高压、药物和毒物相关性肺动脉高压患者急性血管反应性试验阳性，应接受最大耐受剂量的钙通道阻滞剂，并每 3 ~ 6 个月进行评估，观察其安全性和有效性。如果患者维持在低危状态，建议持续应用；否则应行右心导管检查，对于反应不佳或恶化的患者，需要逐渐减停 CCB，根据危险分层，给予靶向药物治疗。

六、动脉型肺动脉高压危险分层

病例 6 女，44 岁。因活动后头晕、黑朦、气短 6 个月，伴双下肢水肿入院。完善各项检查及右心导管，诊断为特发性肺动脉高压，慢性肺源性心脏病，心脏扩大，WHO 功能 Ⅳ 级。NT-proBNP 6620pg/ml，6min 步行距离 160m。右心导管：mPAP 64mmHg，PAWP 6mmHg，PVR 35.15WU，心脏指数 1.38L/（min·m²）。根据以上检查结果考虑危险分层为高危，给予曲前列尼尔静脉注射及西地那非口服。

结合右心导管检查的血流动力学指标，对初治动脉型肺动脉高压进行危险分层（表 9-4），对于高危患者可给予包括静脉用前列环素类似物的靶向药物联合治疗，对于低危或中危患者可给予口服靶向药物联合治疗。

表9-4 动脉型肺动脉高压危险分层

预后因素	低危（<5%）	中危（5% ~ 20%）	高危（>20%）
WHO 功能分级	Ⅰ、Ⅱ	Ⅲ	Ⅳ
6MWD	>440m	介于165 ~ 440m	<165m
血浆 NT-proBNP/BNP 水平或RAP	BNP < 50ng/L NT–proBNP < 300ng/L 或RAP < 8mmHg	BNP介于50 ~ 300ng/L NT–proBNP介于300 ~ 1400ng/L 或RAP介于8 ~ 14mmHg	BNP > 300ng/L NT–proBNP > 1400ng/L 或RAP > 14mmHg
CI 或 SvO_2	CI ≥ 2.5L/（min·m²）或 SvO_2 > 65%	CI介于2.0 ~ 2.5L/（min·m²）或 SvO_2 介于60% ~ 65%	CI < 2.5L/（min·m²）或 SvO_2 < 60%

注：BNP，利钠肽；CI，心脏指数；NT–proBNP，N末端利钠肽前体；RAP，右心房平均压；SvO_2，混合静脉血氧饱和度；WHO，世界卫生组织；6MWD，6min 步行距离

评判标准：低危：至少符合三项低危标准且不具有高危标准；中危：不属于低危和高危者均属中危；高危：至少两个高风险指标，其中包括 CI 或 SvO_2

（罗　勤）

参 考 文 献

［1］华毅. 肺血管病的右心导管检查. //程显声. 肺血管疾病学. 北京：北京医科大学　中国协和医科大学联合出版社，1993.

［2］中华医学会麻醉学分会. 围术期肺动脉导管临床专家共识. 2014 版中国麻醉学指南与专家共识/中华医学会麻醉学分会编. 北京：人民卫生出版社，2014.

［3］Gupta D, Karrowni W, Chatterjee K. Swan-Ganz catheters. In：Chatterjee K, Anderson M, Heistad D, et al, eds. Cardiology：An Illustrated Textbook. New Delhi：Jaypee Brothers Medical Publishers Ltd, 2012：503-516.

［4］Martin UJ, Krachman S. Hemodynamic monitoring. In：Criner GJ, D'Alonzo GE, eds. Critical Care Study Guide：Text and Review. Philadelphia：Springer-Verlag, 2002：44-69.

［5］Kern MJ, Sorajja P, Lim M. The Cardiac Catheterization Handbook. 6th Edn. Oxford：Elsevier Health Sciences, 2015.

［6］Kovacs G, Avian A, Olschewski A, et al. Zero reference level for right heart catheterisation. European Respiratory Journal, 2013, 42（6）：1586-1594.

［7］Kovacs G, Avian A, Pienn M, et al. Reading Pulmonary Vascular Pressure Tracings. How to Handle the Problems of Zero Leveling and Respiratory Swings. American Journal of Respiratory and Critical Care Medicine, 2014, 190（3）：252-257.

［8］Galiè N, Hoeper M M, Humbert M, et al. Guidelines for the diagnosis and treatment of pulmonary hypertension：the Task Force for the Diagnosis and Treatment of Pulmonary Hypertension of the European Society of Cardiology（ESC）and the European Respiratory Society（ERS），endorsed by the International Society of Heart and Lung Transplantation（ISHLT）. Eur Heart J,

2015，37（1）：67-119.

［9］Rosenkranz S，Preston LR. Right heart catheterisation：best practice and pit-falls in pulmonary hypertension. Eur Respir Rev，2015，24：642-652.

［10］拜姆，梁雨露. Grossman心血管介入学这［M］. 人民卫生出版社，2009.

［11］作者：中国门静脉高压诊断与监测研究组（CHESS）中华医学会消化病学分会微创介入协作组中国医师协会介入医师分会急诊介入专委会等. 祁小龙等. 中国肝静脉压力梯度临床应用专家共识（2018年版）. 实用肝脏病杂志，2019，22（3）：321-326.

［12］Hoeper MM，Lee SH，Voswinckel R，et al. Complications of right heart catheterization procedures in patients with pulmonary hypertension in experienced centers. J Am Coll Cardiol，2006，48：2546-2552.

［13］Ranu H，Smith K，Nimako K，et al. A retrospective review to evaluate the safety of right heart catheterization via the internal jugular vein in the assessment of pulmonary hypertension. Clin Cardiol，2010，33：303-306.

［14］张维君，姜腾勇. 心导管学［M］. 人民卫生出版社，1997.

［15］毛继文，孙瑞龙. 心导管检查及诊断. 长春：吉林人民出版社，1979.

［16］Tonelli AR，Wang XF，Abbay A，et al. Can we better estimate resting oxygen consumption by incorporating arterial blood gases and spirometric determinations? Respir Care，2015，60（4）：517-525.

［17］Flamm MD，Cohn KE，Hancock EW. Measurement of systemic cardiac output at rest and exercise in patients with atrial septal defect. Am J Cardiol，1969，23（2）：258-265.

［18］朱锋，熊长明，何建国，等. 间歇热稀释法与间接Fick法测定肺动脉高压患者心排出量结果的比较. 中国循环杂志，2011，26：248-251.

［19］Humbert M，Kovacs G，Hoeper MM，et al. 2022 ESC/ERS Guidelines for the diagnosis and treatment of pulmonary hypertension［published correction appears in Eur Heart J. 2023 Apr 17；44（15）：1312］. Eur Heart J. 2022；43（38）：3618-3731. doi：10.1093/eurheartj/ehac237.

［20］McLaughlin VV，Archer SL，David B. et al. ACCF/AHA 2009 Expert consensus document on pulmonary hypertension. A Report of the American College of Cardiology Foundation Task Force on Expert Consensus Documents and the American Heart Association. JACC，2009，53：1573-1619.

第 10 章　肺动脉造影

肺动脉造影术（pulmonary angiography）是一种侵入性介入诊疗操作，将导管送入肺动脉后注入对比剂使肺动脉显像，是了解肺血管解剖结构、血流灌注及疗效评估的重要手段。1938 年 Robb 和 Steinberg 第一次进行了肺动脉造影，1956 年 Aitchison 和 Mckay 首先采用肺动脉造影诊断肺栓塞，1977 年数字减影血管造影（DSA）图像开始应用与临床，近年来随着肺动脉介入治疗的发展，选择性肺动脉造影广泛应用于临床。

第一节　肺动脉造影的操作及结果解读

一、肺动脉造影的适应证和禁忌证

1. 适应证　①疑似诊断急性或慢性肺栓塞；②诊断或评估其他肺血管病变，如肺血管炎、肺血管畸形、肺部占位压迫肺血管等；③肺动脉取栓术或肺动脉内膜剥脱术前后评估；④球囊肺动脉成形术及肺动脉支架术前术后评估；⑤评估肺动脉血流灌注情况。

2. 禁忌证　①对比剂过敏者；②严重肝肾功能不全者；③严重心力衰竭不能平卧者；④凝血功能障碍者；⑤妊娠期妇女。

二、检查前准备

1. 仔细询问既往过敏史术前停用抗凝血药物，完善血常规、肝肾功能、电解质、凝血功能等必要的常规化验和影像检查，与患者及其家属谈话交代右心导管检查的必要性、操作流程和可能出现的意外情况，取得患方签字同意。

2.器材准备: ①穿刺针、5 ~ 8F血管鞘; ②常用导管包括5 ~ 6F猪尾导管、MPA导管等; 常用导丝为150cm长、0.035英寸 "J" 形头导丝或普通泥鳅导丝; ③多导生理记录仪; ④对比剂、高压注射器、DSA血管造影机等; ⑤抢救设备: 电除颤仪、简易呼吸器、供氧设备、简单的手术器械及心包穿刺器械等。

三、肺动脉造影操作步骤

1.建立血管通路 首选右侧股静脉入路,也可选择颈内静脉、贵要静脉。常规消毒,铺巾,用1% ~ 2%利多卡因局部麻醉,穿刺成功后,采用Seldinger法置入5 ~ 7F血管鞘。

2.导管送入 通常选择5 ~ 7F猪尾导管行肺动脉造影,经鞘管送入0.035英寸导丝和猪尾导管,猪尾导管在导丝导引下经右心房、三尖瓣、右心室和肺动脉瓣进入主肺动脉和左、右肺动脉。

3.肺动脉造影 通常先将猪尾导管送至右肺动脉,右肺动脉造影完成后,撤回猪尾导管至主肺动脉,然后向前推送猪尾导管即可进入左肺动脉,左肺动脉造影完成后,撤回猪尾导管至主肺动脉行双侧肺动脉造影。

(1)造影模式:包括电影摄影模式和数字减影血管造影(DSA)。DSA的主要优势是使用较少的对比剂获得较高质量的诊断图像; 缺点是要求固定图像采集,造影过程需要屏气,不能配合屏气的患者无法获得清晰的诊断图像。进行肺动脉介入治疗过程中一般采用电影摄影模式。

(2)摄片速度:取决于对比剂通过肺血管的情况,通常对比剂在2 ~ 3s到达毛细血管,4 ~ 6s充盈左心房,通常的采集速度是15 ~ 30帧/秒。对于配合不佳或肥胖患者需要较高的采集速度,对于心排血量低的患者建议降低采集速度。

(3)造影体位:通常采用前后位造影观察肺动脉系统。右或左肺动脉选择性造影,最好采用右前斜或左前斜体位。侧位和斜位肺动脉造影时,患者双手抱头可避免上肢对造影图像的影响。

(4)对比剂选择:推荐应用低渗对比剂,非离子型对比剂可减少咳嗽、面部潮红、低血压和恶心,有利于静止图像的采集,等渗非离子型对比剂可能减少对比剂肾病的发生。对比剂注射速度取决于目标肺动脉血流速度、压力、造影导管和成像模式。在注射对比剂前记录右心房、右心室和肺动脉压力。如果肺动脉收缩压和平均右心房压或右心室舒张压正常，可用 15 ~ 20ml/s 速度注射对比剂 30 ~ 40ml。为避免肺动脉高压或合并右心衰竭患者急性容量负荷加重，推荐选择性左、右肺动脉造影，流量 10ml/s 注射 15 ~ 20ml 对比剂（表 10-1）。Cigarroa 等提出肾脏疾病患者对比剂最大用量的计算公式：5ml× 体重（kg）/ 血肌酐（mg/dl），最大用量不超过 300ml。根据肺动脉、静脉显影情况进行血流分级（表 10-2）。

表 10-1 推荐对比剂注射剂量

注射部位	电影摄影	DSA
右心室／肺动脉主干	40 ~ 50ml	30 ~ 40ml
左／右主肺动脉	30 ~ 40ml	20 ~ 30ml
叶肺动脉	20 ~ 30ml	15 ~ 20ml
段肺动脉	10 ~ 15ml	5 ~ 10ml

表 10-2 肺动脉造影血流分级

血流分级	造影所见
0级	肺动脉血流显影极差（病变部位无显影或显影极不规则，末梢毛细血管床无显影）
1级	肺动脉血流显影受限（病变部位可显影，稍远血管显影延迟，末梢毛细血管床显影不均）
2级	肺动脉血流显影良好但肺静脉显影受限（末梢毛细血管床显影不均，肺静脉显影不良或延迟显影）
3级	肺动脉、静脉血流显影都良好（肺动脉无明显的血流受限，肺静脉显影没有明显延迟）

四、术后注意事项

1. 股静脉穿刺术后平卧 4 ~ 6h。

2. 术后密切观察生命体征和穿刺部位是否有出血、血肿、假性动脉瘤和动静脉瘘。

3. 潜在肾功能不全患者术后给予水化 0.5 ~ 1.0ml/kg，监测液体负荷。

4. 术后监测血肌酐水平。

五、并发症

1. 心导管操作所致　包括心律失常（如房、室性期前收缩，房、室性心动过速等），心脏停搏，心脏穿孔、心脏压塞、导管打结、血栓形成等，一旦确诊急性心脏压塞，应立即行心包穿刺引流，必要时行外科心包切开引流术。

2. 对比剂相关并发症

（1）过敏反应。严重的反应包括高热、严重的药物皮疹、血管性水肿、支气管痉挛、严重的心律失常、呼吸心搏骤停等，必须立即抢救，给予抗组胺药物、肾上腺素、糖皮质激素治疗，积极抗休克甚至心肺复苏治疗。

（2）对比剂肾病：术后密切监测肾功能的变化，在心功能允许情况下，鼓励饮水或水化补液，促进对比剂排出。发生严重肾功能不全，需要血液透析。

3. 血管穿刺并发症　主要为局部出血、血肿、假性动脉瘤或动静脉瘘，处理措施主要是加强局部压迫，必要时可行介入或外科手术治疗。

六、造影结果分析

肺动脉造影后尽快撰写造影诊断报告，以便协助临床诊治决策。正常人的肺动脉造影显示主肺动脉、左右肺动脉、叶段肺动脉管径正常，管壁光滑，无充盈缺损，外周血管丰富并快速显影（图 10-1）。慢性血栓栓塞患者可见血管壁扭曲变形、充盈缺损、远端血管充盈缓慢、截断症，外周血管呈"枯树枝"样等改变（图 10-2）。肺血管炎则呈管腔不规则，管腔狭窄或闭塞（图 10-3）。急性肺栓塞多呈中心性血栓、密度较均匀，可见充盈缺损或闭塞。

造影诊断报告内容应该包括以下几方面：①主肺动脉及左右肺动脉是

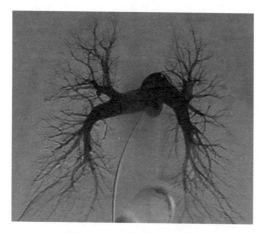

图10-1 正常肺血管造影

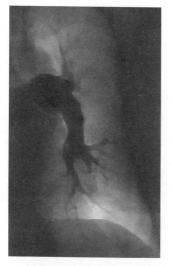

图10-2 慢性血栓栓塞性肺动脉高压

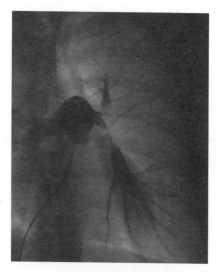

图10-3 肺血管炎

否扩张？②肺动脉瓣是否存在反流？反流程度如何？③肺动脉显影和肺静脉回流状况如何？肺动脉血流分级？④是否存在肺动脉充盈缺损？哪个部位？⑤是否存在肺动脉狭窄、闭塞、扩张或血管瘤样征象？哪个部位？

第二节 肺动脉造影技术在肺动脉高压患者中的应用

1. 慢性血栓栓塞性肺动脉高压的诊断与评估

病例1 男，49岁。主因"活动后胸闷、气短5年，加重伴双下肢水肿3个月"入院，外院超声心动图提示肺动脉高压，肺动脉CT提示肺动脉多发充盈缺损，给予华法林抗凝治疗，未规范检测INR。入院后肺灌注显像显示双肺多发灌注缺损。右心导管提示肺动脉压72/37/52mmHg，肺动脉造影（图10-4）：主肺动脉及左右肺动脉扩张，双肺多个分支充盈缺损，狭窄、闭塞，外周血流慢。诊断为慢性血栓栓塞性肺动脉高压。右肺动脉病变位于段肺动脉以上，外科评估考虑存在肺动脉内膜剥脱术手术指征。

病例2 男，61岁。6年前患者突觉活动后气短发作性黑矇2次，未正规就诊。5年前外院超声心动图提示：肺动脉高压；肺动脉CTA：双肺动脉多个分支内充盈缺损影。诊断为"肺血栓栓塞症"，给予抗凝治疗，

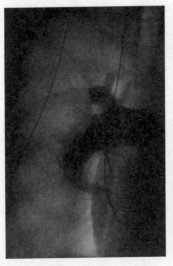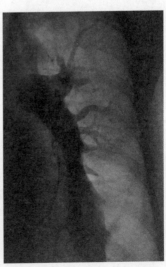

图10-4 慢性血栓栓塞性肺动脉高压：右肺动脉病变部位位于段肺动脉以上

出院后服用华法林，未规律监测 INR。入院后肺灌注显像提示双肺多发灌注缺损，右心导管检查提示肺动脉压 92/32/50mmHg。肺动脉造影（图 10-5）：主肺动脉及左右肺动脉干扩张，双肺动脉多个分支狭窄，闭塞，外周血流慢，显影差。诊断为慢性血栓栓塞性肺动脉高压。肺动脉病变位与亚段肺动脉以远，根据病变类型适合行肺动脉球囊成形术治疗。

2. 肺血管炎的诊断与评估

病例 3　女，36 岁。间断胸痛、气促 3 年余，偶有咳嗽，咯血。患者活动耐量逐渐下降，于外院超声心动图提示肺动脉收缩压 64mmHg，肺动脉 CT 提示肺动脉多发狭窄闭塞。右心导管检查提示肺动脉压 77/14/36mmHg。行肺动脉造影检查见图 10-3，提示左肺动脉多发狭窄闭塞，左上肺动脉及左下肺动脉开口局限性狭窄。诊断为肺血管炎，多发性肺动脉狭窄。

3. 纤维纵隔炎的诊断与评估

病例 4　男，57 岁，石棉厂工人。4 年前开始出现活动耐量下降。外院肺功能检查：肺通气功能重度减退（混合性），弥散功能轻度减退。肺

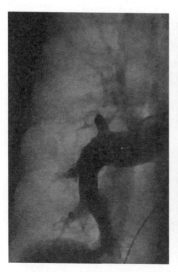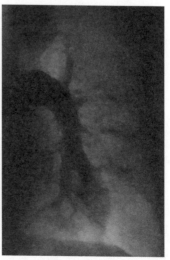

图 10-5　慢性血栓栓塞性肺动脉高压：肺动脉病变位于段肺动脉以下及更远端

部 CT 增强：双肺多发粟粒、团块灶、纵隔、肺门淋巴结增大，多发肺动脉狭窄。右心导管检查：肺动脉压 97/25/53mmHg。肺动脉造影（图 10-6 ）：右肺动脉多发狭窄闭塞，结合肺部 CT 结果考虑诊断为纤维纵隔炎，多发性肺动脉狭窄，肺动脉高压。

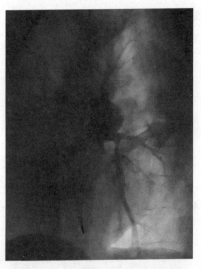

图 10-6 右肺动脉多发狭窄闭塞

（杨 涛）

参 考 文 献

［1］Kollath J，Riemann H. Pulmonary digital subtraction angiography. Cardiovasc Intervent Radiol，1983，6（4-6）：233-238.

［2］Nilsson T，Carlsson A，Mâre K. Pulmonary angiography：a safe procedure with modern contrast media and technique. Eur Radiol，1998，8（1）：86-89.

［3］Grossman's cardiac catheterization，angiography，and intervention［M］. Lippincott Williams & Wilkins，2006.

［4］Springer International Publishing，2016.

［5］Guillinta P，Peterson KL，Ben-Yehuda O. Cardiac catheterization techniques in pulmonary hypertension. Cardiol Clin，2004，22（3）：401-415.

［6］Kawakami T，Ogawa A，Miyaji K，et al. Novel angiographic classification of each vascular lesion in chronic thromboembolic pulmonary hypertension based on selective angiogram and results of balloon pulmonary angioplasty. Circ Cardiovasc Interv，2016，9（10）：e003318.

［7］全国肺栓塞－深静脉血栓形成防治协作组，中华医学会呼吸病学分会肺栓塞与肺血管病学组. 肺血栓栓塞症－深静脉血栓形成影像学检查操作规程（推荐方案）. 中华结核和呼吸杂志，2005，28（09）：580-589.

［8］陈文彬. 肺动脉造影技术的临床应用. 实用内科杂志，1990（10）：521-522.

第 11 章　经皮肺动脉球囊扩张术

经皮肺动脉球囊扩张术（balloon pulmonary angioplasty，BPA）指利用导管造影对肺动脉狭窄/闭塞病变进行定位，再经导丝通过病变部位，然后用球囊扩张病变达到改善血流或开通阻塞血管的介入技术。该技术的目的是改善肺血流灌注，降低右心室后负荷，目前已经成为慢性血栓栓塞性肺动脉高压（chronic thromboembolic pulmonary hypertension，CTEPH）的重要治疗手段。

一、适应证

对于症状性的 CTEPH 患者，经多学科团队评估无法行肺动脉内膜剥脱术（pulmonary endarterectomy，PEA），均可进行 BPA 治疗。也包括因合并疾病而不适合行 PEA 手术，或 PEA 术后残存或复发的肺动脉高压患者；2022 欧洲心脏病学会/欧洲呼吸病学会肺动脉高压的诊断和治疗指南建议对技术上无法开展外科手术，远端病变符合 BPA 适应证的患者，可行 BPA 手术；对于远端病变比例较高且 PEA 手术风险获益比较低的 CTEPH 患者，可以考虑 BPA；有症状的无肺动脉高压的慢性血栓栓塞性肺疾病（chronic pulmonary thromboembolic pulmonary disease，CTEPD）患者，也可考虑 BPA，以利于改善 CTEPD 患者的活动耐量。

二、禁忌证

高龄通常不是禁忌证，但需要与患者家属充分沟通，评估风险/受益比。在严重肾功能不全的情况下，亦应考虑风险/受益比。

心功能Ⅳ级状态，因精神异常等原因无法配合手术，不能平卧 2 ~ 3h。急性感染性疾病期，抗过敏药物无法预防的碘对比剂过敏，妊娠，严重凝血功能障碍等不适于介入手术。

三、术前准备

1. 检查准备　完成血常规、肝肾功能、凝血功能、BNP 或 NT-proBNP、动脉血气分析、HIV、病毒性肝炎及梅毒相关检测、心电图、超声心动图、肺动脉 CTA（computed tomography pulmonary angiography，CTPA）、WHO 心功能分级。根据病情完成肺功能、心肺运动试验、核素肺通气 / 灌注（ventilation/perfusion，V/Q）显像检查和 6min 步行距离等。BPA 术前肺通气灌注显像是对于 CTEPH 的诊断是非常必要的。

2. 患者准备　肺动脉高压的基础和靶向药物治疗，原则上术前到术后都要持续使用。对于术前使用口服抗凝药物的患者，术者根据患者情况评估出血风险，决定是否暂停口服抗凝血药物，或改为低分子量肝素或肝素替代抗凝治疗，以减少手术相关出血风险。术前腹股沟区备皮，留置左上肢静脉通道，手术时间长可留置导尿管或尿套。术前与患者充分沟通，知晓术中屏气要求和出现咯血的可能性，避免过度紧张。

3. 药物准备　利多卡因、普通肝素、对比剂、相关抢救药物。

4. 手术器械准备　穿刺针、5 ~ 8 F 血管鞘、血管长鞘、造影导丝、猪尾导管、指引导管、压力泵、0.014 英寸导丝、不同型号球囊导管。

5. 导管室准备　多导生理记录仪、血管造影机、心电血压监护、高压注射器、抢救设备。

6. 人员准备　BPA 术者、助手、护士、技师。

四、BPA 操作技术和流程

1. 静脉入路选择　BPA 首选经右股静脉入路，易于操作，术者辐射暴露量相对较低。如存在股静脉穿刺部位局部感染、下腔静脉血栓形成等异常情况患者，可以选择经右颈内静脉入路。对于下腔静脉滤器置入术后 3 个月，没有下腔静脉血栓，可以经股静脉入路。常规消毒，铺巾，用 1% ~ 2% 利多卡因局部麻醉；采用 Seldinger 技术穿刺右股静脉，穿刺成功后置入导丝和鞘管，以肝素盐水冲洗鞘管。亦有肺血管中心采用上臂静脉入路。

2. 右心导管检查　　通过漂浮导管可以测肺动脉楔压和热稀释法心排血量。采用猪尾导管或多功能导管进行常规右心导管检查，采集上腔静脉、下腔静脉和肺动脉血氧饱和度、右心房压力、右心室压力、肺动脉压力、肺动脉楔压以及肺循环血流量、体循环血流量、肺血管阻力（pulmonary vascular resistance，PVR）、心排血量、心脏指数。旨在评估 BPA 术前血流动力学状态，有助于制订 BPA 术中操作策略。

3. 肺动脉造影　　BPA 术前可以针对拟介入治疗区域进行选择性肺动脉造影，以减少术中造影剂用量。正常的肺动脉及其分支不同体位解剖结构示意图（图 11-1）。根据肺动脉造影显示的肺动脉形态，将肺动脉血栓栓

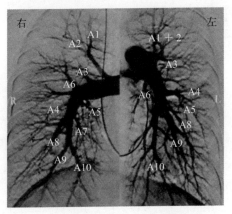

图 11-1　正常肺动脉造影图像

A. 动脉

塞性病变分为 5 种类型：环形狭窄病变（带状病变）、网状病变、次全闭塞病变、完全闭塞病变（囊状病变）和迂曲病变（图 11-2）。

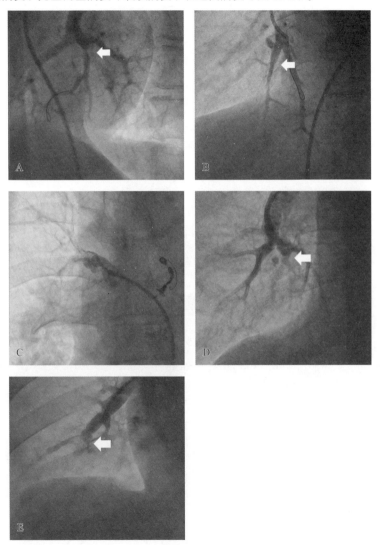

图 11-2　肺动脉血栓栓塞的病变

A. 环形病变；B. 网状病变；C. 次全闭塞病变；D. 完全闭塞病变；E. 迂曲病变

4. BPA 操作技术

（1）肺动脉造影后撤去造影导管，给予普通肝素 50 ~ 100U/kg，之后每小时追加 500 ~ 1000U，必要时可监测活化凝血时间（activated clotting time，ACT），目标值通常为 250 ~ 300 s。以 5 ~ 8 L/min 的流速给氧。

（2）将 70 ~ 80 cm 长鞘跟随 0.035 英寸导丝经右心房、右心室进入主肺动脉，右 / 左肺动脉随后经长鞘，沿导丝置入指引导管，置入长鞘的目的是提供强大且稳定的支撑力，防止指引导管随心脏跳动摆动幅度过大，并易于指引导管、导丝和球囊的交换，其次，还可根据指引导管伸出长鞘的长度调整不同的弯曲角度，便于进入靶病变血管。

（3）根据肺动脉解剖选择指引导管。亦可参考日本冈山医学中心 Hiromi Matsbara 教授建议选用指引导管（表 11-1）。

表 11-1　指引导管选择

右肺动脉	指引导管	左肺动脉	指引导管
A1	MP < JR-4	A1 + 2	MP < JR-4
A2	MP < JR-4		
A3	MP	A3	AL-1 < JL-4
A4	MP	A4	AL-1 > JL-4
A5	AL-1 > MP	A5	AL-1 > JL-4
A6	MP	A6	MP > AL-1
A7	AL-1 > JR-4	-	-
A8	MP	A8	MP < AL-1
A9	MP	A9	MP < AL-1
A10	MP	A10	MP < AL-1

注：MP. 多用途型；AL. Amplatz 左型；JL. Judkins 左型；JR. Judkins 右型

（4）置入指引导管后，送入 0.014$^{#}$ 导丝通过靶病变，导丝通过病变后多角度造影确保导丝在目标血管腔内。根据管腔大小和狭窄性质选择适合的球囊导管，并沿导丝送至靶病变部位，造影确认球囊位置合适后，应用压力泵加压充盈球囊扩张靶病变，球囊压力可在 4 ~ 14 个大气压，扩张时间 10s 左右。

（5）治疗后复查血管造影，根据肺动脉血流分级（pulmonary flow grade，PFG）（表 11-2）判断治疗效果。对于扩张效果不理想的病变，可适当增大球囊导管直径、延长扩张时间。处理完成一处病变后再选择下个病变进行处理。

表11-2　肺动脉造影肺血流分级（PFG）

分级	
0级	肺动脉血流显影极差，病变部位无显影或显影不规则，末梢毛细血管床无显影
1级	肺动脉血流显影受限，病变部位可显影，稍远部位血管显影延迟，末梢毛细血管床显影不均
2级	肺动脉血流显影良好但肺静脉血流显影受限，末梢毛细血管床显影不均，肺静脉显影不良或延迟显影
3级	肺动脉、肺静脉血流显影都良好，肺动脉无明显的血流受限，肺静脉显影没有明显延迟

（6）单次 BPA 具体手术时间根据病变情况、患者状态及术者熟练程度决定。一般建议单次手术总放射辐射剂量不超过 2000 mGy，对比剂用量的计算公式为：5 ml× 体重（kg）/Cr（mg/dl），建议最大用量 < 300 ml/ 台次（图 11-3）。

5. 肺动脉靶病变的选择　BPA 治疗靶血管选择可按照以下顺序：右肺动脉＞左肺动脉；下叶肺动脉＞上叶或中叶肺动脉；网状或带状病变＞次全闭塞＞慢性完全闭塞＞迂曲病变。网状或带状病变手术并发症约 2%，次全闭塞 15.5%，完全闭塞 6%，迂曲病变 43.2%。网状或带状病变手术成功率接近 100%，次全闭塞 86.5%，完全闭塞 52.2%，迂曲病变 63.6%，因此在初次 BPA 治疗或存在高肺动脉平均压（mean pulmonary artery pressure，mPAP）或低心排血量等不良血流动力学因素时应避免选择慢性次全 / 完全闭塞和迂曲病变血管。与左肺相比，右肺血流量和血管病变分布更多；由

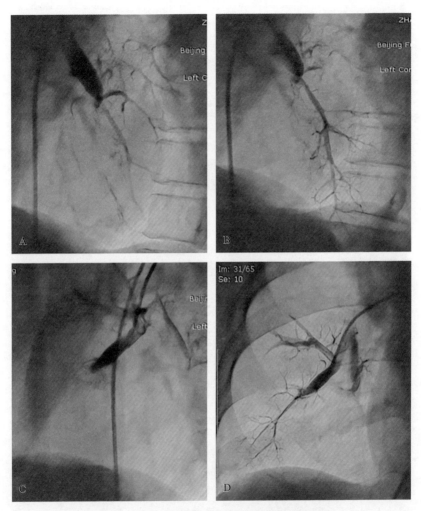

图 11-3　BPA 球囊扩张前和扩张后肺血管造影

A. 右下肺 A10 段扩张前造影；B. 右下肺 A10 段扩张后造影，远端血流恢复；C. 右下肺 A8 段扩张前造影；D. 右下肺 A8 段扩张后造影，远端血流恢复。BPA. 球囊肺动脉成形术

于重力的影响，下肺的血流量大于上肺和中肺，因此治疗下叶肺动脉病变可能使肺循环血流动力学发生更显著的改善。

6. 肺动脉靶病变球囊扩张策略 根据病变形态选择合适的球囊直径和长度。BPA 术前高 mPAP 是术后发生肺损伤、需要机械通气的独立预测因素。对于首次行 BPA，当 mPAP > 40mmHg，为避免急性肺水肿发生，要选择直径较小球囊，如直径 2mm 球囊，长 12 ~ 20mm。如球囊难以通过狭窄病变，可选择更小规格的球囊或微导管。根据球囊大小和血管直径动态调整充盈压力。再次 BPA 时，若经小球囊扩张效果不佳，可考虑逐步增大的球囊尺寸重复扩张。值得注意的是，单根血管不应过度扩张以避免可能的并发症，扩张的效果可能不会立即显现，靶血管直径会随着血流冲击自发性增加。何时终止球囊扩张可从以下几点进行初步判断：①靶血管的造影直径增加至接近正常大小；②血管造影提示 PFG Ⅲ 级或可见明显的肺静脉回流。

首次 BPA 时，由于采用小球囊（2 ~ 3mm）扩张，故对肺血流动力学影响较小。可对单侧肺动脉病变进行扩张。1 周 ~ 1 个月进行第二次球囊扩张，可针对对侧肺动脉病变采用小球囊扩张。过 1 ~ 3 个月进行第三次球囊扩张，根据血管病变性质，病变管腔直径，采用合适尺寸的球囊进行病变血管扩张。不同中心的 BPA 手术间隔时间从 1 周至数月不等，原则上以减少急性血运重建后潜在的再灌注肺损伤、频繁操作引起的血管损伤以及短期内过量的射线和对比剂暴露来决定每次 BPA 间隔时间。

7. BPA 术中辅助诊断措施的应用 除了常规肺血管造影，还有许多影像学方法可以准确评估病变位置、形状和类型，提供实时动态图像，协助判断 BPA 的策略。血管内超声（intravascular ultrasound，IVUS）是一种血管内成像技术，使用微型超声探头产生声波并产生实时的血管内图像，可用于评估肺动脉中机化血栓的存在及其形态，主要用于确定血管直径，以选择合适的球囊，同时判断导丝进入真腔或假腔。光学相干断层扫描技术（optical coherence tomography，OCT）指导下行 BPA 治疗可精确评估病变类型和血管直径，并选择适当的球囊大小，还可用于评估 BPA 的效果，但可能导致潜在的容量超负荷和右心衰竭。压力导丝能够准确客观地判断扩张效果，对指导球囊导管选择，预警再灌注性肺水肿发生，尤其对于再灌注性肺水肿风险较高的患者具有较好的应用价值。

五、BPA 的术后管理

1. 术后普通病区管理或 ICU 管理 BPA 术后如无特殊情况一般不需在 ICU 监护，大部分患者术后只需给氧、持续心电监护和血氧饱和度监测、观察尿量、保留外周静脉通道、适当水化、复查 X 线胸片即可。BPA 手术治疗当天和次日要严密监测再灌注肺水肿的发生，监测血氧饱和度，听诊肺部啰音，复查胸片，必要时做胸部 CT。术后加压包扎 4 ~ 6h，术后恢复良好尽早下床活动。对于 BPA 术中出现严重并发症，如气管插管等，病情不稳定者建议送 ICU 严密监护。

2. 术后药物使用 无肺血管损伤患者术后根据体重给予低分子量肝素抗凝。术中、术后发生咯血者，根据咯血情况调整抗凝方案，必要时可暂停抗凝血药物。术后给予利尿剂减少再灌注肺水肿发生，根据患者血压、尿量调整利尿剂用量。术后使用生理盐水进行水化，建议根据心功能确定水化用量 0.5 ~ 1ml/（kg·h），持续 6 ~ 12h。水化治疗过程中应关注患者出入量，保证出量大于入量 500 ~ 1000ml。

3. BPA 术中和术后并发症处理 BPA 并发症一般包括再灌注性肺水肿和肺血管损伤。

（1）再灌注性肺水肿（reperfusion pulmonary edema，RPE）：国外研究显示 mPAP 和 PVR 越高，RPE 发生率越高，同时也有研究显示 RPE 与术中肺动脉血流分级改善有关，采用改良小球囊分次 BPA 扩张技术可减少 RPE 发生率。术中或术后患者发生气促、咳粉红色或淡黄色泡沫痰，监护出现血氧饱和度下降，治疗部位新出现湿啰音提示可能发生 RPE。可给予吸氧，静脉注射利尿剂对症治疗，血氧饱和度下降明显可应用无创呼吸机辅助通气治疗，如果病情加重建议及时气管插管行有创呼吸机辅助通气，必要时采用体外膜肺氧合（extracorporeal membrane oxygenation，ECMO）救治。

（2）肺血管损伤：BPA 相关肺血管损伤包括导丝和球囊损伤，操作时选择头端较软导丝、合理选择球囊大小以及提高手术操作技巧可降低 BPA 相关肺血管损伤的发生率。病变类型也与手术成功率和并发症相关，环状狭窄、网状病变的成功率和安全性较高，而完全闭塞病变和迂曲病变成功率低，并发症发生率较高。术中新发咳嗽、心率突然增加＞ 20 次 / 分、肺动脉压升高＞ 10% 或突发血氧饱和度下降＞ 5%，即使未出现咯血，提示可能已经出现 BPA 相关肺血管损伤，立即暂停 BPA 操作密切观察，可采用球囊导管封堵血管近端 10 ～ 15min 止血，待咳嗽停止，心率、肺动脉压力、血氧饱和度恢复操作前水平，可继续治疗其他血管。如果咯血明显，球囊导管封堵血管近端无法完全止血，可采用明胶海绵栓塞出血部位。需注意导管、导丝损伤及造影可能导致肺动脉夹层，肺动脉夹层如果出现咯血按照咯血处理，如果无咯血，停止处理夹层血管，观察。

（3）对比剂肾病：随着碘对比剂的普遍使用，对比剂肾病发生率逐年增加。目前常用碘对比剂含碘量较高，其渗透压高于血浆，在体内以原形由肾小球滤过而不被肾小管吸收，脱水时其在肾内的浓度增高，从而导致急性肾损伤。高渗对比剂是对比剂肾病危险因素，指南推荐使用非离子型低渗或等渗对比剂。国内指南推荐最大对比剂量用量计算公式为：5ml× 体重（kg）/Cr（mg/dl）。对于慢性肾功能不全、75 岁以上老年人、高血压及糖尿病患者，水化是防治对比剂肾病的有效手段。

（4）BPA 治疗终点及效果评价：BPA 治疗每个病变治疗的终点为：①球囊扩张后靶血管血流分级（PFG）为Ⅲ级；②为避免 RPE，治疗病变远端平均肺动脉压不超过 35 mmHg。BPA 治疗的一个重要治疗目标是缓解肺动脉高压，将平均肺动脉压力（mPAP）降至 25 mmHg 以下和提升氧饱和度（吸空气下＞ 95%）。而 BPA 治疗的最终目标是通过分阶段多次 BPA 治疗，降低 mPAP 和 PVR，改善血氧饱和度，在不使用任何靶向药物或辅助供氧情况下改善患者症状，减少 PAH 靶向药物使用和提高生活质量和改善长期预后。

BPA 作为一种新的治疗方法，可以显著改善不适合行 PEA 的 CTEPH 患者的症状和血流动力学，然而其长期存活率和疗效有待大样本量的高质量研究进一步证实。BPA 已成为一种有前途的、疗效肯定的治疗无法手术的 CTEPH 的方法。

（赵智慧）

参 考 文 献

［1］Humbert M，Kovacs G，Hoeper M M，et al. 2022 ESC/ERS Guidelines for the diagnosis and treatment of pulmonary hypertension. European Respiratory Journal，2022，43（38）：3618-3731.

［2］Delcroix M，Torbicki A，Gopalan D，et al. ERS statement on chronic thromboembolic pulmonary hypertension. European Respiratory Journal，2021，57（6）：2002828.

［3］中华医学会呼吸病学分会肺栓塞与肺血管病学组，中国医师协会呼吸医师分会肺栓塞与肺血管病工作委员会，全国肺栓塞与肺血管病防治协作组，等. 中国肺动脉高压诊断与治疗指南（2021版）. 中华医学杂志，2021，101（01）：11-51.

［4］Hirakawa K，Yamamoto E，Takashio S，et al. Balloon pulmonary angioplasty in chronic thromboembolic pulmonary hypertension. Cardiovascular Intervention and Therapeutics，2022，37（1）：60-65.

［5］Fujii S，Nagayoshi S，Ogawa K，et al. A pilot cohort study assessing the feasibility of complete revascularization with balloon pulmonary angioplasty for chronic thromboembolic pulmonary hypertension. Plos one，2021，16（7）：e0254770.

［6］Wang L，Han X，Wang M，et al. Ventilation/perfusion imaging predicts response to balloon pulmonary angioplasty in patients with chronic thromboembolic pulmonary hypertension. Annals of Nuclear Medicine，2022，36（6）：515-522.

［7］Jin Q，Luo Q，Yang T，et al. Improved hemodynamics and cardiopulmonary function in patients with inoperable chronic thromboembolic pulmonary hypertension after balloon pulmonary angioplasty. Respir Res，2019，20：250.

［8］中华医学会临床药学分会，中国药学会医院药学专业委员会，中华医学会肾脏病学分会. 碘对比剂诱导的急性肾损伤防治的专家共识. 中华肾脏病

杂志，2022，38（3）：265-288.

［9］Kataoka M，Inami T，Kawakami T，et al. Balloon pulmonary angioplasty（percutaneous transluminal pulmonary angioplasty）for chronic thromboembolic pulmonary hypertension：a japanese perspective. JACC Cardiovasc Interv，2019，12（14）：1382-1388.

［10］Ogawa A，Matsubara H. Balloon pulmonary angioplasty：a treatment option for inoperable patients with chronic thromboembolic pulmonary hypertension. Front Cardiovasc Med，2015，2：4.

［11］Kawakami T，Ogawa A，Miyaji K，et al. Novel angiographic classification of each vascular lesion in chronic thromboembolic pulmonary hypertension based on selective angiogram and results of balloon pulmonary angioplasty. Circ Cardiovasc Interv，2016，9（10）：e003318.

［12］Ejiri K，Ogawa A，Fujii S，et al. Vascular injury is a major cause of lung injury after balloon pulmonary angioplasty in patients with chronic thromboembolic pulmonary hypertension. Circ Cardiovasc Interv，2018，11（12）：e005884.

［13］Bouvaist H，Thony F，Jondot M，et al. Balloon pulmonary angioplasty in a patient with chronic thromboembolic pulmonary hypertension. Eur Respir Rev，2014，23（133）：393-395.

［14］Roik M，Wretowski D，Labyk A，et al. Optical coherence tomography of inoperable chronic thromboembolic pulmonary hypertension treated with refined balloon pulmonary angioplasty. Pol Arch Med Wewn，2014，124（12）：742-743.

［15］Alerhand S，Hickey SM. Tricuspid annular plane systolic excursion（TAPSE）for risk stratification and prognostication of patients with pulmonary embolism. J Emerg Med，2020，58（3）：449-456.

［16］Inami T，Kataoka M，Shimura N，et al. Pressure-Wire-Guided percutaneous transluminal pulmonary angioplasty. JACC：Cardiovascular Interventions，2014，7（11）：1297-1306.

［17］Inami T，Kataoka M，Shimura N，et al. Pulmonary edema predictive scoring index（PEPSI），a new index to predict risk of reperfusion pulmonary edema and improvement of hemodynamics in percutaneous transluminal pulmonary angioplasty. Cardiovascular Interventions, 2013, 6（7）: 725-736.

[18] Ishiguro H, Kataoka M, Inami T, et al. Diversity of lesion morphology in CTEPH analyzed by OCT, pressure Wire, and angiography. Jacc-cardiovascular Imaging, 2016, 9（3）: 324-325.

[19] Contrast Media Safety Committee. ESUR guidelines on contrast agents, version 10. 0 [EB/OL]. 2018, http: //www.esur-cm.org/index.php/en.

[20] Ogawa A, Satoh T, Fukuda T, et al. Balloon pulmonary angioplasty for chronic thromboembolic pulmonary hypertension: results of a multicenter registry. Circulation: Cardiovascular Quality and Outcomes, 2017, 10（11）: e004029.

第 12 章　经皮肺动脉支架置入术

第一节　肺动脉狭窄

　　肺动脉狭窄是指由于先天性或后天性原因，导致肺动脉主干、左右肺动脉或周围分支肺动脉出现单发或多发性狭窄的病变。其狭窄的形式多样，按狭窄范围分为局限性狭窄、节段性狭窄及弥漫性狭窄三大类。可单侧肺动脉，也可双侧肺动脉同时累及。其病理生理是由于肺动脉狭窄而造成狭窄近心端肺动脉压力增高，继而右心室高压肺血流分布不均，导致狭窄上下游形成压力阶差。最终可因狭窄近端严重的肺动脉高压而导致右心衰竭甚至死亡。

　　既往外科手术是该疾病唯一有效的治疗方法，但因外科手术创伤大、风险高且术中、术后死亡率高，探索肺动脉狭窄的新型治疗方案便成为研究热点。自 20 世纪 80 年代以来，肺动脉球囊扩张成形术成功地应用于肺动脉狭窄的介入治疗。其创伤小、风险低，可明显降低右心室收缩压减轻肺动脉狭窄程度，且获得了较好的疗效。但该式术后再狭窄发生率较高，患者长期预后不佳，使其无法成为外科手术的有效替代治疗方案。自 1991 年起，国外逐渐出现支架置入用于肺动脉狭窄的成功治疗报道，至此，不同种类的肺动脉支架在肺动脉狭窄治疗领域应用越来越广泛。显示出了良好的疗效和广阔的发展前景。

第二节　肺动脉支架的分类及特点

　　导致肺动脉狭窄的疾病，根据病因不同可分为六大类，分别为慢性血栓栓塞性肺动脉高压（chronic thromboembolic pulmonary hypertension，CTEPH）、肺血管炎、纤维纵隔炎、肿瘤相关性肺动脉狭窄、先天性肺动脉分支狭窄、复杂先天性心脏病术后残余肺动脉狭窄。其中，CTEPH 主要通过球囊肺血管成形术（balloon pulmonary angioplasty，BPA）进行介入治疗，其余五类均可通过肺动脉支架置入获得满意治疗效果。

临床上用于治疗肺动脉狭窄的支架根据其结构和材质，分为金属支架和生物可降解支架；根据支架释放的方式，分为自膨胀支架和球囊扩张支架；根据扩张后大小，分为小型（直径可扩至 4 ~ 5mm）、中型（直径可扩至 10 ~ 12mm）、大型（直径可扩至 18mm）和超大型（直径可扩至 25mm）；根据连接方式，分为闭合式和开放式；根据治疗功能，分为金属裸支架和覆膜支架。但在目前国内外临床上应用于治疗肺动脉狭窄的支架中，绝大多数并非专门针对肺动脉设计，存在一定的局限性。

1. 自膨胀支架　自膨胀支架由镍肽记忆合金制成。自膨胀支架的优点是柔韧性较好，有利于通过扭曲血管，能顺应血管壁的自然曲度，不易受压变形、甚至可跨越分叉血管释放。其传统应用领域在外周血管狭窄的治疗，国外报道自膨胀支架应用于肺动脉狭窄患者，术后即刻效果佳，但长期随访过程中发现，自膨胀支架具有记忆性，因此对局部血管产生持续的张力刺激，可能会加重再狭窄，小样本研究中，自膨胀支架术后再狭窄发生率达 28% 并且支架越大，随访时间越长，内膜增殖越明显。自膨胀支架缺乏可塑性，不能进行球囊扩张增加直径，不适用于儿童和青少年。同时置入后内膜增殖严重，容易移位。因此，自膨胀支架现在很少用于先心病肺动脉狭窄的治疗，仅在部分先天性心脏病术后成人患者外管道狭窄中有一定的使用价值。常用商品支架为 Wallstent-Schneider 支架。

2. 球囊扩张支架　球囊扩张支架采用手工方式或预载于球囊之上，通过球囊扩张后置入血管狭窄部位。其置入病变血管后的直径取决于扩张球囊的大小。同时，根据需要可以再次进行扩张以增大其直径，因此可用于婴幼儿和青少年的肺动脉狭窄的治疗。其优点在于径向支撑力良好，定位准确并且可以获得较大的扩张直径，但球囊扩张支架本身缺乏弹性、受压后易出现塌陷闭塞，柔韧性欠佳，边缘锐利，易损伤血管和球囊。目前临床上，球囊扩张支架已成为最为广泛的支架选择类型。常见的临床球囊扩张支架有 Plamaz 系列支架和 CP 支架等。

3. 金属裸支架 表面经抛光处理后不添加任何涂层和覆膜材料的金属支架称为金属裸支架。裸支架最重要的两大优点：可作为单独球囊扩张成形术失败的有效补救性措施，降低术后远期再狭窄率。金属裸支架通过其良好的径向支撑力为血管壁提供了有效的机械支撑作用，从而防止血管弹性回缩，并为血管提供了更大的管腔面积和更平滑的内膜面，使血流以层流形式流动，以及限制远期血管负性重构所致的再狭窄。因此，金属裸支架可有效保持远期血管通畅率和降低血管再狭窄率。然而金属裸支架仅具有机械支撑作用，缺乏内在的生物学活性，不能抑制内膜增殖，而这也是血管内远期再狭窄的主要病理基础。依据该理论，促进了药物洗脱支架和覆膜支架等新型支架的应用，但目前使用最广泛的仍为金属裸支架。金属裸支架包括球囊扩张支架和自膨胀支架。

4. 覆膜支架 覆膜支架为在普通金属裸支架的平台上覆盖高分子特殊膜性材料构成，是金属裸支架的支撑理化特性和覆膜材料的特有性能的有效组合。覆盖的高分子膜性材料以生物非降解性聚合物为主，主要有可膨性聚四氟乙烯（expended polytetrafluoroethylene，ePTFE），涤纶（polyethylene terephthalate，PET，即俗称 dacron）、聚酯（polyester，PE）、聚氨基甲酸乙酯（polyurethane，PU）和真丝等。覆膜支架相对于金属裸支架，最大优势是避免了网眼增殖导致支架内再狭窄缺陷，可通过物理屏障限制内膜在支架腔内的增殖。但同时也存在覆膜材料的皱缩、塌陷和破损造成覆膜的薄弱或破损区形成支架内膜增殖再狭窄或内瘘；用于外周小口径血管时早期血栓形成概率增高，且覆膜材料存在阻碍支架腔内的内皮化进程导致晚期血栓形成风险增加等问题。应用于肺动脉狭窄的覆膜支架，同样包括了球囊扩张支架和自膨胀支架，其中以自膨胀支架更常见。常见的覆膜支架有 Wallgraft 覆膜支架（Boston Scientific），Talent（Medtronic）和 Zenith（Cook），Ancura（深圳先健）和 Aegis（上海微创）等。

5. 生物可降解支架 生物可降解材料是指材料被置入生物体内后通过一系列的生物化学反应而最终分解成生物体可以吸收的多聚物、小分子，或者置入的器件会诱导生物体特定细胞的生长逐渐演变为生物体的自身组织。

目前可降解支架根据材料可以分为高分子多聚材料和金属材料两种。常用的高分子多聚材料为多聚左旋乳酸，但多聚物制成的支架的机械支撑力较金属支架弱，需通过增加支架结构厚度才能达到与金属支架近似的强度，限制了其在小直径血管中的应用；而且由于在常规造影下无法显影，增加了支架准确置入的难度。这类支架还具有较明显的局部炎症反应，以及降解速度过慢、再狭窄率较高等缺点，故需要进一步改进，目前尚没有上市产品可以应用。

目前的金属可降解支架的材料主要为铁和镁，在其降解过程中没有发现对人体有毒性损害。金属可降解支架的主要优点有：①金属材料具有足够的直径支撑强度，对狭窄血管可以起到良好的机械支撑作用；②具有良好的生物相容性；③金属可降解支架的降解速度较快，避免了血管内异物长期存在引发的炎症反应或者血栓形成等副作用；④动物研究显示，铁的氧化代谢产物对新生内膜增生和血管内血栓形成有一定的抑制作用，镁的代谢产物可以促进再内膜化的速度；⑤置入可降解支架后狭窄的血管能够自行重塑和发育。国外有案例报道，使用金属可降解支架，有利于患儿肺动脉的自身生长发育。金属可降解支架中镁基支架的代表为 BIOTRONIK 公司 AMS 系列、DREAMS-1G 系列和 DREAMS-2G 系列，其中 DREAMS-2G 系列支架在 2016 年成为首个取得 CE 认证，并在欧洲上市销售的可降解金属支架。

6. 新型 Pul-Stent 支架　自 1991 年首次使用支架置入治疗肺动脉狭窄以来，国内外临床上应用于治疗肺动脉狭窄的支架，均并非专门针对肺动脉设计，多采用外周血管支架置入肺动脉，存在一定的局限性。目前中国北京迈迪顶峰公司创新性地研发了一种专门用于肺动脉狭窄的钴基合金、激光切割支架——Pul-Stent 支架。该支架具有良好的生物相容性、足够的径向支撑强度、良好的显影性能等特点。相对于闭环设计的 Palmaz 支架和 CP 支架，采用半开环设计的 Pul-Stent 支架具有良好的柔顺性、较小的轴向缩短率，有利于术中定位及释放。Pul-Stent 支架有 S、M、L 3 种系列，每个系列的长度有 6 种型号，可以满足各种狭窄病变的需求。此外，支架可再次扩张直至最大直径，适用于儿童的生长发育。国内多个中心发布了有关新型 Pul-Stent 支架的临床研究，结果提示新型 Pul-Stent 支架术中操作简便，未见严重血管损伤、恶性心律失常等术中操作并发症，术后短期随访支架再狭窄率低，患儿肺动脉生长发育良好，但仍需长期随访观察。

第三节　肺动脉狭窄的病因分类及治疗

（一）慢性血栓栓塞性肺动脉高压

1. 概念　CTEPH 是由于肺动脉内未完全溶解的血栓机化、肺血管重构所致管腔狭窄或闭塞，从而引起肺动脉压力及肺血管阻力（pulmonary vascular resistance，PVR）进行性升高，最终导致右心衰竭的一类疾病。

它是以呼吸困难、乏力、活动耐力减低为主要表现的一组综合征。这种病的病史多半为 2 个月以上至数年，少数患者的病史可达 20 余年，是一个慢性过程。急性肺栓塞后有 0.56% ~ 3.20% 的患者进展为 CTEPH，但约 25% 的 CTEPH 患者并无急性肺栓塞病史。CTEPH 的治疗主要包括肺动脉内膜剥脱术（pulmonary endarterectomy，PEA）、BPA 及靶向药物治疗。

2. 治疗　PEA 通过剥离肺动脉中血栓及机化内膜，恢复梗阻区域肺灌注，降低肺动脉压力及 PVR，减轻右室后负荷。PEA 的适应证为术前 WHO 心功能 Ⅱ ~ Ⅳ级、血栓位于外科手术可及的肺动脉主干、肺叶或肺动脉段。有研究表明，PEA 术后持续肺动脉高压患者的死亡风险是无肺动脉高压患者的 3.66 倍。其发生机制可能与内膜剥脱不完整、远端血栓栓塞和微血管病变等有关。但这部分患者可从 BPA 及靶向药物治疗中获益。

BPA 又称为经皮腔内肺血管成形术，是一种利用导丝通过闭塞的肺动脉，再使用球囊扩张促使闭塞的肺动脉重新开放的介入技术。日本学者通过不断地改善技术，包括限制一次治疗扩张肺血管数量，使用更小的球囊，利用压力导丝及血管内成像技术指导手术等，使得 BPA 疗效越来越好，获得了全世界在该领域的关注。BPA 主要用于无法行 PEA 手术的症状性 CTEPH 患者，可改善患者的症状及血流动力学指标。小样本回顾性分析研究发现，BPA 的有效性与 PEA 相似，术后患者 mPAP、PVR 和心排血量均明显改善。随着技术的不断发展，BPA 也逐渐应用于 PEA 术后持续性肺动脉高压的治疗，同时可作为一种过渡性治疗方案，用于 CTEPH 病情恶化时稳定病情以便接受 PEA。BPA 治疗 CTEPH 目前是除 PEA 外的有效手术治疗方式，其绝大多数患者不需要支架置入，但随着腔内影像技术的发展，特别是光学相干断层扫描发现的一些单腔厚壁病变的血管，单纯球囊扩张效果欠佳，可以尝试支架置入术，即刻效果比较好，但远期效果有待进一步观察。

靶向药物治疗中，可溶性鸟苷酸环化酶激动剂利奥西呱是目前指南唯一推荐用于无法手术治疗或 PEA 术后持续性肺动脉高压患者的靶向药物。目前存在众多小规模的对照研究表明利奥西呱可安全有效的治疗 CTEPH。

（二）肺血管炎

1. 概念　肺血管炎是指系统性坏死性血管炎累及肺血管的一类疾病的总称，其病理表现为肺动脉及其主要分支的慢性进行性、非特异性炎性改变。可引起左右肺动脉主干及其主要分支的狭窄、闭塞或迂曲、扩张，导致肺血管阻力和肺动脉压力升高，最终右心衰竭甚至死亡。

2. 治疗　肺血管炎目前的治疗方法有药物治疗、外科手术治疗和微创介入治疗。当患者有顽固且严重并发症的进展性病程（如出现中重度肺动脉高压或右心功能不全），通常药物疗效不佳，预后较差，需行血运重建治疗。而外科手术由于创伤大，术中、术后并发症发生率高，所以临床应用困难。当肺血管炎炎性病变趋于稳定时，可考虑采取经皮介入治疗。该方法创伤小、病变定位精准、并发症发生率较低，为肺血管炎所导致的肺动脉狭窄有效治疗方案。虽然肺血管炎的介入治疗经验在国内外各中心都有报道，但在介入治疗的适应证、机制、术前术后的抗炎治疗以及是否需要置入支架、支架类型、支架再狭窄方面经验较少，没有大规模、高质量的队列报道，相互之间缺乏共识，仍需更大范围的临床研究推广。

对于肺血管炎引起肺动脉狭窄患者，经皮腔内血管成形术和经皮支架置入术，均可获得较满意效果。目前普遍共识为：肺血管炎患者若处在炎症活动期，即便实施完美的腔内成形术或支架置入术，术后即刻效果满意，血管狭窄改善，但在介入部位的再狭窄率和亚急性期的血栓发生率均极高，故选择合适时机实施介入治疗，为肺血管炎所致肺血管狭窄的关键，通常以炎症控制2个月以上（炎症慢性期）为手术切入时机。

（三）纤维纵隔炎

1. 概念 纤维纵隔炎也称为硬化性纤维纵隔炎或纵隔纤维化，是一种罕见纵隔内纤维组织良性增生性疾病。增生的纤维组织包裹、浸润和压迫邻近的纵隔结构，导致肺血管、上腔静脉等纵隔内大血管和支气管狭窄，也可累及食管等纵隔内其他结构。纤维纵隔炎引起的纵隔内肺血管狭窄可导致肺动脉高压和右心衰竭，这也是纤维纵隔炎患者死亡的主要原因。

曹云山等结合纤维纵隔炎导致肺血管狭窄特点，将其分为3型，即动脉型、静脉型和混合型。动脉型较常见，指纤维纵隔炎导致肺动脉狭窄，绝大多数伴有支气管狭窄，不伴有肺静脉狭窄；静脉型较少见，指纤维纵隔炎导致肺静脉狭窄，不伴有肺动脉狭窄，大多数无支气管狭窄；混合型最常见，指纤维纵隔炎导致肺动脉和肺静脉狭窄，绝大多数伴有支气管狭窄。

2. 治疗 纤维纵隔炎导致肺血管狭窄的治疗方法主要分为药物治疗、外科手术治疗和腔内介入治疗。药物治疗，可分为对症及对因两种治疗方式。对症治疗为纤维纵隔炎导致肺血管狭窄的患者多合并肺动脉高压、右心衰竭，可通过肺动脉高压靶向药物治疗，但该治疗疗效尚未获得有力证据支持，有待观察。对因治疗为针对患者纵隔纤维化病因，如真菌感染、结节病或IgG4相关、CD20[+]B淋巴细胞相关纤维纵隔炎，可通过抗真菌、激素、利妥昔单抗等治疗，治疗能够获得一定疗效，但整体效果不佳。

外科手术在纤维纵隔炎治疗中，并无专门术式。由于纤维纵隔炎所累及的纵隔结构不同，常依据相应部位采取不同手术方式，以解除压迫、缓解症状为主要目的。但由于纤维纵隔炎病变结构复杂，外科治疗死亡率最高可达20%，并且有研究表明，接受外科手术治疗的患者，42%在随访期复发，需要其余干预治疗。

介入治疗即球囊扩张或支架置入术已在纤维纵隔炎所致肺血管狭窄中广泛应用，并被认为是目前的首选治疗方式。对于动脉型患者，应充分评估支气管狭窄对患者的影响后进行肺动脉支架置入治疗，对相应支气管闭塞肺不张的肺动脉狭窄避免介入干预；对于静脉型患者，进行肺静脉介入球囊扩张或支架置入治疗；对于混合型患者，一般情况下应先进行肺静脉介入球囊扩张或支架置入治疗，在肺静脉开通后行肺动脉介入球囊扩张及支架置入治疗，对于相对应肺静脉闭塞且无法开通的肺动脉狭窄患者，应避免介入干预。由于纤维纵隔炎独特的病理生理机制，纵隔内致密的纤维组织浸润血管，可与血管壁粘连，导致血管壁僵硬、易破裂。故在介入治疗前，应充分评估患者肺血管病变，做好围手术期管理，避免严重并发症的发生。

（四）肿瘤相关性肺动脉狭窄

1. 概念 肿瘤相关性肺动脉狭窄多为肿瘤范围扩大压迫肺动脉引起，属于机械性狭窄，是一种罕见的恶性肿瘤并发症。恶性肿瘤导致肺动脉狭窄最常发生于肺癌和纵隔肿瘤。根据原发病灶位置，可压迫肺动脉主干、左右肺动脉或周围分支肺动脉，出现单发或多发性狭窄，累及单侧或双侧血管，狭窄随肿瘤的扩大呈进行性加重，可因狭窄近心端肺动脉压力升高，继而右心室高压肺血流分布不均，导致狭窄上下游形成压力阶差。故即使肿瘤获得有效控制，但依旧可因狭窄近端严重的肺动脉高压而导致右心衰竭甚至死亡。

2. 治疗 针对肿瘤相关性肺动脉狭窄的治疗效果不佳，主要体现在原发肿瘤难以逆转，形成的压迫无法通过药物得到有效控制。外科手术可有效解除狭窄，但外科手术创伤大，手术风险极高，术中术后病死率高，且复发可能性大。

经皮血管球囊扩张成形术加经皮血管支架置入术现已广泛应用于恶性肿瘤所致上腔静脉狭窄的治疗，但支架在肿瘤所致肺动脉狭窄应用较少。一些使用介入支架治疗肿瘤相关性肺动脉狭窄的案例研究提示，肿瘤相关性肺动脉狭窄可通过置入肺动脉支架，使患者已出现的右心衰竭症状术后即刻缓解。但球囊扩张及支架置入对于肿瘤相关性肺动脉狭窄患者属于一种姑息性治疗，远期预后不佳。单纯支架治疗维持血管通畅的近期效果有限，术后联合肿瘤相关治疗也十分重要，可改善患者生活质量，延长患者生存期。

（五）先天性肺动脉分支狭窄

1. 概念 先天性心脏病患者中有 2%～3% 存在肺动脉分支狭窄（pulmonary branch stenosis，PBS），可累及单支或多支肺动脉。PBS 可单独发生，也可与其他先天性心脏病并存，如单心室、房间隔缺损、室间隔缺损及法洛四联症等；PBS 亦可见于一些遗传性综合征，如 Williams 及 Alagille 综合征等。通常认为 PBS 的治疗指征为：右心室或主肺动脉压大于主动脉的 1/2 或单侧肺血流量小于总肺血流 35%。即使是单侧病变也可潜在影响 PA 血流动力学进而造成右心室的功能不全，引起患者的临床症状及表现，因此，只要 PBS 显著均需择期治疗。

2. 治疗 PBS 属于结构性病变，难以通过药物纠正，药物治疗在 PBS 相关疾病中只能起到对症效果，主要针对改善患者血流动力学异常和右心功能不全所致症状。当前有关 PBS 治疗方式分为三大类：外科手术治疗、内科介入治疗和内外科杂交手术（hybrid procedure）治疗。

外科手术治疗 PBS，普遍应用于临床的术式包括以补片扩大狭窄的肺动脉，以及改良 B-T 分流手术（Blalock-Taussig shunt）和中心分流术，后者通过从主动脉到肺动脉分支或左、右肺动脉融合部搭建人工血管，增加单侧或双侧肺动脉分支血流，从而达到促进肺动脉分支增宽、远端肺血管床发育的目的。其面临的主要问题同样是手术创伤大，术中术后并发症发生率高，同时 PBS 手术过程中补片材料的质量和选择，以及左、右肺动脉分支远端解剖结构不易于游离等问题，非常依赖于术者的经验判断，难以推广。

内科介入治疗，则是通过经皮球囊扩张术和经皮肺动脉支架置入术进行。自 1991 年首次使用支架治疗 PBS 后，支架应用于 PBS 已被国际临床证实有较好的疗效，包括扩大肺动脉管径、降低右心室压，并在低龄儿童中更好地促进肺发育等。个别长期随访也显示了支架治疗 PBS 的安全性及有效性，但支架内再狭窄、血管内皮损伤、支撑强度等问题，仍需进一步观察。而球囊扩张则更多用于外科手术难以治疗的病例或术后再狭窄的发生，常作为无法进行支架置入的患者的姑息性治疗。

内外科杂交手术因操作简捷、风险低、侵入性少等优势被临床广泛接受。术中可同期行心脏手术及肺动脉重建，避免了多次外科手术带来的风险，还能更准确定位狭窄部位，同时该术式也适用于经导管无法置入支架的病例。最早在 1993 年国外即出现了杂交手术的案例报道，术后患者即刻效果佳，但由于缺乏随访结果，其远期预后尚不清楚。但当前多中心小样本研究报道，内外杂交手术可显著改善 PBS 的预后。

（六）复杂先天性心脏病术后残余肺动脉狭窄

1. 概念 复杂先天性心脏病术后残余肺动脉狭窄，通常指在复杂先天性心脏病如法洛四联症、肺动脉闭锁、右心室双出口等外科术后存在的肺动脉狭窄。其产生原因一是原发病变本身就存在肺动脉分支狭窄而外科手术难以到达，二是肺动脉补片处出现瘢痕挛缩、吻合口纤维化、血管内皮损伤及人工管道牵拉等导致肺动脉狭窄，故肺动脉狭窄也属于复杂先天性心脏病术后较常见并发症之一，其结构特征类似 PBS。与手术操作相关的肺动脉分支狭窄亦可称为获得性 PBS。

2. 治疗 复杂先天性心脏病相关性肺动脉狭窄的治疗与 PBS 类似。治疗方案同样分为介入治疗、外科手术治疗、内外科杂交手术治疗。相对于 PBS 的治疗模式，复杂先天性心脏病术后肺动脉狭窄更倾向于选择内科介入治疗。其主要原因为二次手术导致的胸膜心包粘连会对手术效果产生较大影响。同时，对于一次手术难以矫治的肺动脉分支狭窄，二次手术将面临同样问题，故内科介入支架置入广泛应用于复杂先天性心脏病术后残余肺动脉狭窄的治疗中，已成为其首选治疗方案。支架置入术常见的并发症有支架移位、断裂、堵塞分支血管，血管破裂，假性动脉瘤形成，栓塞形成，肺水肿。目前研究表明，支架置入术治疗复杂先天性心脏病术后残余肺动脉狭窄，有效性和安全性良好，患者中远期预后相对良好，右心功能不全发生率明显下降。

第四节　肺动脉支架置入术案例分享

案例简介：某院 2020 年收治一患者，主诉为"活动后胸闷喘气 1 年余，再发加重伴水肿 1 个月"，经正电子发射计算机断层显像提示血管炎。结合临床常规检查，确诊为血管炎相关肺动脉狭窄。予以抗血管炎药物治疗后，患者疗效欠佳，结合患者临床指标评估，外科手术风险极高，遂行经导管双侧支架置入术。

手术过程：患者平卧，全身麻醉后，经右侧股静脉入径，在导丝指引下，将 6F 猪尾导管分别送至左、右肺动脉分支造影，可见双侧肺动脉均有严重狭窄，其中左肺动脉狭窄处直径 4mm，右肺动脉狭窄处直径 7.2mm（图 12-1A、B）。随即沿导丝将 5F 端孔导管分别送入左、右肺动脉远段，测量主肺动脉压力 118/7mmHg，右肺动脉远段压力 25/10mmHg，左肺动脉远段压力 13/8mmHg。采用北京迈迪顶峰科技有限公司研制的新型 Pul-Stent 肺动脉支架，球囊扩张导管选用 BIB 球囊导管（Balloon in Balloon catheter，NuMed，美国），支架输送鞘管选用 Mullins 输送长鞘（Cook，美国）。根据造影后病变特点选择支架型号，球囊导管直径由临近狭窄处血管直径决定，支架长度由血管狭窄长度决定。经评估测量后，针对左肺动脉狭窄选择 9mm×29mm 裸金属支架（Omnlink Elite®）经 8 F MP 导管送至狭窄处，以 9～11atm（1atm=101.325kPa）压力扩张完成后（图 12-1C），复测支架远端压力为 44/11mmHg。针对右肺动脉狭窄选择 PAS.M25 裸金属支架（Pul-Stent®）装载于 8mm×30mm/16mm×40mm BIB 球囊导管，利用 12 F 输送鞘送至狭窄处，4atm 序贯扩张球囊后释放支架（图 12-1D），复测狭窄远端压力为 36/11mmHg，主肺动脉压力为 42/8mmHg。支架置入完成。

出院随访：术后 1 个月复查肺动脉 CTA，支架内无狭窄（图 12-1E），左肺动脉狭窄处内径扩大至 6.3mm，右肺动脉狭窄处内径扩大至

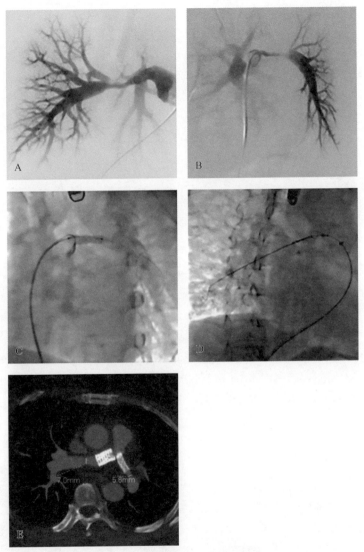

图 12-1　患者术前术后的影像学变化

A. 肺动脉造影示右肺动脉重度狭窄，最窄处直径 7.2mm；B. 肺动脉造影示左肺动脉重度狭窄，最窄处直径 4mm；C. 左肺动脉支架成功置入；D. 右肺动脉支架成功置入；E. 术后 1 个月复查 CT 血管造影提示支架通畅

10.5mm，患者临床心功能改善。支架置入成功。

（张刚成）

参 考 文 献

［1］刘廷亮. 先天性心脏病术后肺动脉分支狭窄的介入治疗现状及进展. 中华实用儿科临床杂志，2013，29（10）：725-727.

［2］Cheung YF. Early and intermediate-term complications of self-expanding stents limit its potential application in children with congenital heart disease. J Am Coll Cardiol，2000，35（4）：1007-1015.

［3］万俊义. 新型 Pul-Stent 支架在姑息性右心室-肺动脉连接术后肺动脉狭窄中的应用. 中国介入心脏病学杂志，2019，27（09）：506-509.

［4］万俊义. 应用新型 Pul-Stent 支架治疗肺动脉分支狭窄的临床研究. 中国循环杂志，2019，34（09）：904-908.

［5］Delcroix M. Long-Term outcome of patients with chronic thromboembolic pulmonary hypertension：results from an international prospective registry. Circulation，2016，133（9）：859-871.

［6］王高峰. 慢性血栓栓塞性肺动脉高压新治疗方法的进展. 心血管病学进展，2021，43（1）：14-17.

［7］Taniguchi Y. Balloon pulmonary angioplasty：an additional treatment option to improve the prognosis of patients with chronic thromboembolic pulmonary hypertension. EuroIntervention，2014，10（4）：518-525.

［8］Ghofrani HA. Riociguat for the treatment of chronic thromboembolic pulmonary hypertension. N Engl J Med，2013，369（4）：319-329.

［9］张辉. 肺血管疾病介入治疗的现状与进展. 中国医药，2020，15（02）：307-310.

［10］Loyd JE. Mediastinal fibrosis complicating histoplasmosis. Medicine（Baltimore），1988，67（5）：295-310.

［11］Fender EA. Catheter based treatments for fibrosing mediastinitis. Catheter Cardiovasc Interv，2019，94（6）：878-885.

［12］曹云山. 纤维纵隔炎致肺血管狭窄的诊治进展. 中华心血管病杂志，

2019，48（10）：823-830.

［13］Peikert T. Fibrosing mediastinitis：clinical presentation，therapeutic out-comes，and adaptive immune response. Medicine（Baltimore），2011，90（6）：412-423.

［14］杨瑞金. 肺动脉狭窄的支架治疗及进展. 中国介入心脏病学杂志，2009，17（5）：295-298.

［15］Lynch W. Hybrid branch pulmonary artery stent placement in adults with con-genital heart disease. Interact Cardiovasc Thorac Surg，2015，20（4）：499-503.

［16］胡仁杰. 术中置入肺动脉分支血管支架的镶嵌技术治疗肺动脉分支狭窄. 中华胸心血管外科杂志，2016，33（1）：25-27.

［17］Mendelsohn AM. Intraoperative and percutaneous stenting of congenital pulmonary artery and vein stenosis. Circulation，1993，88（5 Pt 2）：I1210-I1217.

［18］高伟. 支架在先天性心脏病外科术后残余肺动脉狭窄中的应用. 中华全科医学，2010，8（12）：1498-1500.

第 13 章　经皮肺静脉介入治疗

一、概述

肺静脉狭窄（pulmonary vein stenosis，PVS）是由各种原因引起肺静脉管腔狭窄进而导致肺静脉回流受阻的一系列临床疾病。《2017 HRS/EHRA/ECAS/APHRS/SOLAECE 协会专家共识》将 PVS 定义为肺静脉或肺静脉分支的管腔直径减少，可分为轻度狭窄（管径减少＜ 50%）、中度狭窄（管径减少 50% ~ 70%）及重度狭窄（管径减少＞ 70%）。弥漫、多支血管狭窄视血流动力学受损情况、狭窄程度及临床结果叠加。PVS 根据病因可分为先天性肺静脉狭窄（或原发性肺静脉狭窄）和获得性肺静脉狭窄（或继发性肺静脉狭窄）。先天性肺静脉狭窄常见于先天性心脏病合并其他复杂畸形，也包括单发先天性肺静脉狭窄者，后者以儿童和青少年居多。获得性肺静脉狭窄多继发于房颤肺静脉隔离术后、纤维素性纵隔炎（FM）、外科肺静脉修复术后、结节病、胸部放疗、恶性肿瘤浸润、心包炎和肺移植术后。

1951 年澳洲悉尼儿童医院病理科 Dr Reye M.D 在尸检中首次发现 PVS，并于 1971 年由 Dr Kawashinma M.D 等在日本开展首例 PVS 外科手术。全世界第一例 PVS 介入治疗于 1980 年 4 月在美国休斯敦德克萨斯心脏中心 Luke's Episcopal 医院心导管室进行，由 Dr Massumi M.D 等五位医生组成的团队为一例 35 岁 FM 相关性多支重度 PVS 女性患者实施球囊扩张取得成功，患者血流动力学即刻改善，短期临床获益显著，从此开启了 PVS 的介入治疗时代。20 世纪 80 年代末期德克萨斯儿童医院和波士顿儿童医院组成团队开始尝试肺静脉内支架置入，并首次报道一例完全肺静脉异位引流外科术后吻合口狭窄患儿肺静脉内置入支架术。20 世纪 90 年代初美国密西根大学医院使用不锈钢 Palmaz 支架（Cordis Europa N.V，the Netherlands）为 3 例儿童 PVS 患者实施支架置入术。2010 年 3 月，上海胸科医院心内科潘欣教授成功开展国内首例 PVS 介入治疗术，为一例射频消融术后三支重度 PVS 的老年男性患者实施分期支架置入术。

PVS 介入治疗包括单纯球囊扩张成形术和支架置入术，是目前治疗 PVS 的主要手段，尤其对于影像学上单纯性肺静脉近端或近中端局限性狭窄或闭塞性病变疗效肯定，可早期改善症状，提高缺血肺灌注。一般而言，先天性或医源性 PVS 病变血管会出现类动脉样改变，表现为血管中膜平滑肌增厚、内膜增生及纤维化，血管病理学特征提示可采用与动脉狭窄类似的介入技术（普通或高压球囊扩张、置入大直径的球扩支架）处理 PVS。而自膨支架因支撑力较弱，无法有效扩张严重 PVS，且支架过长、易移位，因此临床实践中较少应用。FM 相关 PVS 为血管受压所致，狭窄处管壁基本正常或仅受压处外膜浸润，临床上可根据病变的影像学特点个体化选择球囊扩张或支架置入术。由于 FM 最常发生于肺门处，以该处血管累及多见，且肺静脉和肺动脉多同时受累，甚至累及支气管，对于严重狭窄病变可实施分期介入处理。

关于选择何种介入治疗方法（单纯球囊扩张成形术或支架置入术），各中心经验不同。单纯球囊成形术易出现血管弹性回缩和术后早期再狭窄，多应用于：①婴幼儿或低龄儿童先天性 PVS。②严重狭窄或闭塞的逐级球囊扩张，该类病变往往导致远端肺静脉相应萎缩，血管纤细。与冠状动脉病变不同，因无法根据周围参考血管直径置入支架，因此需逐级球囊扩张开通血管，即刻或者待血流恢复后再行支架置入术。③支架内再狭窄介入治疗，将高压球囊于狭窄处扩张，即刻改善血管形态和血流动力学。④肺静脉中远端狭窄、复杂性病变如分叉病变、非重度狭窄（管腔狭窄＜70%）的血管成形。⑤FM 压迫所致 PVS，使用小球囊充分扩张，以球囊充盈时影像学"腰征"判断周围组织硬度，避免过大直径球囊扩张和支架置入。

与单纯球囊扩张比较，支架置入手术成功率相对较高，再狭窄率低，出现再狭窄时间也更晚。因此，临床中应根据患者年龄、病变性质、狭窄程度、病变位置及术后再狭窄等综合因素决定介入治疗策略。由于 PVS 没有专用支架，目前临床应用最广泛的仍为裸金属支架（bare metal stent，BMS），即材质以不锈钢和镍铬/钴铬合金为主的球扩支架，直径范围 6 ~ 10mm，长 17 ~ 37mm，输送鞘管适用 6 ~ 8F。支架置入术一般用于初始球囊扩张无效、肺静脉管腔闭塞或球囊扩张术后再狭窄者。对于重度 PVS 患者建议早期行介入治疗，避免不可逆性肺动脉高压的发生，晚期干预既不利于肺缺血再灌注恢复，且病变血管易发展成肺静脉闭塞（pulmonary vein occlusion，PVO），不利于再血管化，远期再狭窄发生率增加。

二、适应证

依据临床和影像学特点将 PVS 介入治疗适应证归纳为：①单支 PVS 程度＞ 75%，伴临床症状。单支 PVS，程度 50% ~ 85%，无症状患者，可每 3 ~ 6 个月影像学定期随访。②虽无症状，但同侧二支肺静脉均出现狭窄，程度超过 60%，需要干预。③多支肺静脉重度狭窄，可同期或分期逐次干预。由于 PVS 病因不同，狭窄分布范围和位置存在个体差异，操作上优先处理肺静脉近心端及近中端狭窄或闭塞，远端狭窄或闭塞仅在必要时行小球囊扩张，建议 PVS 的介入治疗尽可能在有经验的中心进行。

三、禁忌证

PVS 介入治疗的禁忌证包括：近端肺静脉闭锁或重度先天性 PVS；双侧和（或）多支中度先天性 PVS；合并需手术治疗的其他先天性心脏病伴 PVS，如单心室合并 PVS 患儿生理矫正手术；严重肾功能不全；凝血功能障碍；碘过敏；发热及重度感染性疾病。

四、术前准备

在介入术之前，术者需要根据影像学检查评估 PVS 的严重程度（正常肺静脉开口的平均直径 10 ~ 15mm，直径狭窄至 4 ~ 6mm 引起症状）、PVS 的病因（先天性、医源性、FM 相关或肺部肿块的外在压迫等）、受累肺静脉的支数、狭窄或闭塞的位置（肺静脉 - 左心房交界处或弥漫性 PVS 延伸至肺实质内）、最窄段血管直径及上游血管的最宽直径（参考直径）。

如果遇到肺静脉分叉病变，则将分叉前的肺静脉直径作为参考直径。血管的参考直径是支架置入术后再狭窄的预测因素，与参考直径＞ 10mm 相比，参考直径＜ 10mm 时再狭窄发生率增加。因此，推荐的策略是基于参考血管直径而定，当参考直径＞ 5mm 时，直接置入较大直径支架（直径＞ 8mm）；而当远端直径＜ 5mm 时，进行序贯球囊扩张，分期置入较大直径支架。

五、操作流程及注意事项

1. 手术多在局部麻醉、深度镇静或全身麻醉状态下进行，介入治疗在心导管室单向或双向心血管造影 DSA 引导下进行。

2. 穿刺双侧股静脉，将短鞘分别置入左、右股静脉，完成基础心导管检查。

3. 经右侧股静脉置入 5F 或 6F 猪尾导管至左、右肺动脉分别造影，评估左、右肺动脉供血。根据远端肺小动脉显影，大致判断相应肺静脉回流并显影左心房（图 13-1A）。

4. 以端孔导管或球囊导管分别在左、右肺动脉上、下远端分别行肺小动脉楔入造影（图 13-1B），逐支显示四支肺静脉回流，评估血管管径、走形、血管分布范围和回流部位，对于 PVS 病变可显示其狭窄或闭塞段。

5. 明确诊断 PVS 并拟行介入者，沿左心房影穿刺房间隔（图 13-1C），在左心房留置 8.5F 斯瓦氏房间隔穿刺鞘。穿刺鞘通过房间隔困难时，可使用球囊扩张房间隔便于通过，记录左心房压力。肝素化并测定活化凝血时间（ACT），ACT 维持于 250 ~ 350s。

6. 保持左侧股静脉辅路行肺小动脉造影再循环显示病变侧 PVS 肺静脉途径，右侧股静脉为主路，在导丝引导下将端孔导管（如 Judkin 右冠状动脉造影导管、多功能导管、Cobra 端孔导管或各类冠状动脉大腔导管）经左心房通过狭窄段血管，到达肺静脉远端，测压并造影。对严重 PVS 或 PVO 病变，多使用穿透性强的 PTCA 导丝（如 Gaia 系列、Conquest pro 系列或 V-18 导丝），术中需 DSA 下反复定位，避免导丝"盲目"进入闭塞部位血管壁夹层或误入心包。术中透视体位选择，左上或右上肺静脉以正位显影更清晰，

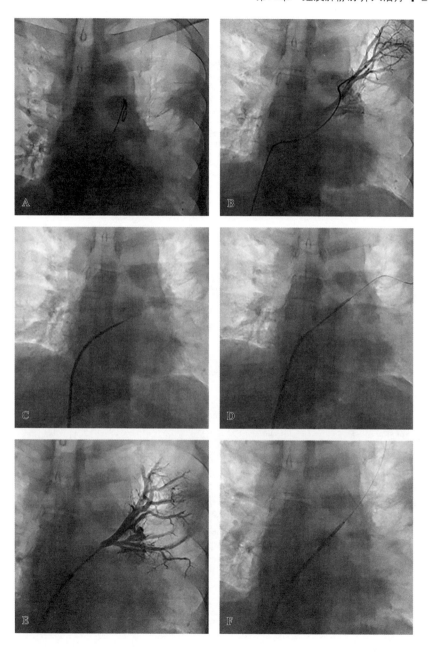

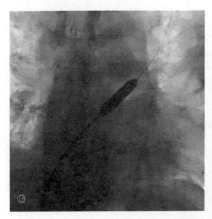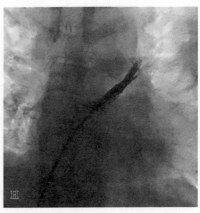

图13-1 经皮肺静脉介入治疗

A.选择性主肺动脉造影；B.选择性左上肺小动脉楔入造影；C.房间隔穿刺；D.左上肺静脉逐级球囊扩张；E.直接肺静脉造影（左上）；F.支架定位；G.支架扩张并释放；H.支架置入后左上肺静脉造影

左下肺静脉以左前斜位为佳，右下肺静脉以右前斜位更佳。

7.导丝通过狭窄段后一般采用小球囊起始，对狭窄处病变扩张行逐级球囊扩张（图13-1D），判断狭窄远端及近端血管直径（图13-1E），最后依据病变特点和需要行支架置入（图13-1F ~ H）。选择支架长度和直径的原则：覆盖所有狭窄病变，远端不影响分支，近端不过度突出于左心房。支架内径应参考病变附近相对正常的血管直径，在此基础上寻求更大直径支架置入（oversizing stent）。

8.介入治疗技术成功评价标准：①形态学上覆盖所有狭窄段，管腔残余狭窄＜10%；②狭窄远、近段肺静脉压差＜5mmHg 或流速＜1.5m/s；③无介入相关并发症。

六、并发症的观察、处理与预防

（一）并发症的观察

PVS 介入并发症的发生率为 3% ~ 4%，严重并发症包括心脏压塞、卒中和肺静脉撕裂。严格操作流程和规范，术中合理选择支架、球囊以及术后规律用药、定期随访，对于预防、避免和早期识别并发症非常重要。

1. 术中并发症

（1）术中咯血（多与导丝机械性损伤病变远端肺静脉、引起肺静脉穿孔有关）。

（2）心电图一过性 ST 段抬高（多与术中空气或者微血栓脱落至冠状动脉有关）。

（3）血管病变处血栓经左心系统脱落至重要脏器（肾栓塞、脑栓塞、肠系膜动脉栓塞等）。

（4）肺静脉撕裂导致血胸，置入过大直径支架致肺静脉夹层。

（5）肺静脉扩张致剧烈疼痛及内脏神经反射性晕厥。

（6）支架移位及栓塞。

（7）左心耳、左心房穿孔。

（8）肺静脉 - 左心房入口处破裂致急性心脏压塞等。

2. 术后并发症 主要包括支架内血栓、支架内再狭窄。

（二）处理与预防

1. 术中并发症的处理与预防 严格规范操作流程，穿刺房间隔后需肝素化，测定 ACT 使其维持于 250 ～ 350s。术中充分冲洗导管，避免空气或小血栓进入心腔或血管。术中反复多次造影，确认导丝位于肺静脉真腔，避免误入左心耳或血管腔外。操作中动作轻柔，防止硬质导丝损伤肺静脉远端导致咯血。对于严重狭窄或者闭塞的血管，术中应以小球囊逐级扩张，一方面可判断狭窄对球囊扩张的反应，另一方面可使狭窄血管逐步扩张，应避免直接使用大直径支架置入导致病变血管破裂和夹层。术中一旦发生心脏压塞或血胸，应尽快穿刺引流。如发生血管撕裂，应保留轨道导丝，尽快以球囊压迫破口并严密观察，如出血仍未控制应尽快转移至外科手术处理。

2. 术后并发症的处理与预防 关于支架置入术后抗栓方案，《2017 年 HRS/EHRA/ECAS/APHRS/SOLAECE 协会专家共识》中提到，对于具有抗凝指征的患者，抗凝联合应用氯吡格雷最为常见；对于无抗凝指征的患者，支架置入术后可应用华法林联合氯吡格雷，但抗栓时间目前没有明确规定。支架置入术后血管完全内皮化多于 1 年内发生，对于支架置入术后 1 ~ 2 年较为稳定且无抗凝指征的患者，可以停用氯吡格雷和华法林。新型口服抗凝血药证据暂缺乏。

支架内再狭窄（in-stent restenosis，ISR）大多发生在支架置入术后 3 个月以上，早期发生率约为 33%，笔者中心的研究发现随访期 1 年出现 ISR 比例约 23.7%，多出现在术后 6 个月，其发生与置入支架的大小、术后即刻支架内最小管腔的开放直径（即支架充分膨胀与否）、病程及狭窄远端血管直径等因素相关，而大直径支架置入后 ISR 发生率仅为 8%。因此，预防 ISR 最重要的是尽可能选用大直径支架。建议患者在支架置入术后 3、6、12 个月进行常规随访，询问相关症状，并在术后 6 ~ 12 个月复查肺静脉 CT 造影（CTA），术后 12 个月以上可疑 ISR 的患者仍需复查肺静脉 CTA。如形态学明确再狭窄并出现局部血流动力学改变，如压差 5mmHg 以上，建议再次介入干预。目前常用方法包括高压球囊扩张术和支架内再支架置入术（stent-in-stent）。由于 ISR 多存在支架贴壁不良、直径选择过小、支架未完全覆盖边缘部狭窄等缺点，目前采用更多的是球囊预扩张后在原支架内置入直径相同或更大直径的支架。

七、特殊病变

（一）肺静脉闭塞

肺静脉闭塞（pulmonary vein occlusion，PVO）是一类严重的 PVS，影像学定义为：①肺静脉 CTA 显示病变远端血管闭塞，但存在易高估病变严重程度和无法完全显示肺静脉远端闭塞性病变；②间接肺静脉造影（肺小动脉楔入造影延迟显像）可示肺静脉完全闭塞，对比剂回流受阻，无法进入该支肺静脉近端或左心房；③直接肺静脉造影，可显示该支肺静脉近中端或中远端闭塞。

PVO 在先天性 PVS 中较常见；医源性 PVS 患者如诊断和治疗延迟，

随着病变进展也可致 PVO; FM 等周围组织呈致密或大片团块样压迫可导致血管完全闭塞，还包括外科肺静脉成形术后急性血管闭塞或瘢痕性血管闭塞、肺静脉内血栓形成完全阻塞回流。

PVO 引起的临床症状因闭塞血管支数、同侧或对侧累及、闭塞位置、是否有侧支形成而表现不一。PVO 治疗相对复杂，部分近端或者近中端病变由于存在管腔内微通道或者微间隙，以及周围丰富侧支，仍可通过正向导丝或逆向导丝技术开通，短期疗效肯定，远期预后良好。文献报道 PVO 病变处置入支架无论短期和长期肺静脉管腔通畅率均优于单纯球囊扩张。对于肺静脉远端闭塞或已无成型管腔者，治疗困难，如出现肺高血压，一般需肺移植，如伴反复咯血，可做局部肺叶切除或行病变侧供血肺小动脉栓塞治疗。

（二）分叉病变

肺静脉存在解剖变异，同侧肺静脉于左心房开口处距离较近。若同侧两支肺静脉开口均重度狭窄，支架置入后会相互影响，介入策略往往选择短支架，并尽量减少突出于左心房的长度，一旦支架重叠干扰，需使用对吻球囊在交叉部支架进行扩张。对于单支肺静脉近端狭窄累及分叉，应判断分叉病变为均衡或非均衡性，首先处理主要血管，如分支较小，可仅处理主支；如分支较大，则在处理主支基础上保护分支并积极处理分叉病变，以保证分支血液回流。对于分叉病变的介入治疗首选单纯球囊扩张成形术，如疗效不佳，可尝试支架置入。操作中可应用双导丝保护分支，避免分支闭塞，必要时对分支予以球囊扩张或者支架置入。但需注意，无论 V 形或 Y 形支架技术，均可因置入支架处小梁重叠、管腔丢失，导致内膜增生、支架内再狭窄，此外，支架内急性 / 亚急性血栓形成概率增加。临床中对该部分患者需加强抗栓治疗，术后定期随访。

（三）肺静脉血栓形成

肺静脉血栓形成多见于肿瘤、外科肺叶切除后、肺移植术后、肺静脉重度狭窄或肺静脉瘤样曲张者。患者可表现为类二尖瓣狭窄症候群、反复肺水肿、移植肺衰竭、肺梗死、体循环栓塞等。肺静脉血栓形成的发病机制尚不明确，推测与远端肿瘤直接侵犯血管、血流淤滞、医源性损伤或炎症免疫损伤血管壁有关。肺静脉血栓的诊断需结合病史及肺静脉 CTA，如考虑介入治疗可行肺小动脉楔入造影，显示回流肺静脉内出现活动性"负性充盈影"。

已有华法林、新型口服抗凝药溶解肺静脉血栓的报道，因此肺静脉血栓的基础治疗为抗凝或急性期溶栓治疗，如合并肺部感染，应积极抗感染治疗；对于肺叶切除或肺移植术后的肺静脉血栓，首选外科病变切除、吻合端切除；合并大量咯血或肺梗死者，可考虑肺叶切除。对于 PVS 合并肺静脉血栓者，有病例报道在充分抗凝基础上，术中应用脑保护装置实施支架置入术。

八、进展

2003 年 Qureshi 等为 19 例房颤消融术后 PVS 患者实施经导管介入治疗。此后，PVS 介入治疗在全球多家中心相继开展，为临床应用积累了宝贵的经验。近年来，关于 PVS 介入治疗的研究主要聚焦于介入术后再狭窄、介入器械的选择。目前尚无针对肺静脉再狭窄的明确治疗方法，球囊扩张术或支架内再次支架置入术为一线方案。Cory 等提出，多次干预可提高 PVS 患者生存率、改善静脉通畅率，随着干预次数的增加，患者的 1 年生存率显著提高，因此在临床工作中应对该类患者定期检查、密切随访并及时干预。Fender 等对 56 例 PVS 介入术后再狭窄患者行介入治疗，随访结果显示球囊扩张组与支架置入组的术后再狭窄率并无明显差异。另有研究显示，相比于普通球囊扩张和 BMS 置入，药物洗脱支架（DES）能在一定程度上降低再狭窄发生率，但不能避免再狭窄，然而 DES 直径偏小（最大额定直径4mm）限制了其在 PVS 治疗中的应用。介入治疗被认为是儿童 PVS 患儿的一种姑息性治疗，但是 Cory 等通过评估 PVS 患儿介入治疗术后的存活率，证实 DES 置入术用于治疗 PVS 患儿的有效性。Rosenberg 等证实紫杉醇药物涂层球囊治疗肺静脉支架内再狭窄是有效的。Seale 等发现切割球囊血管成形术可以有效缓解儿童 PVS，但往往需要多次干预。

九、总结

介入治疗可即刻改善 PVS 患者血流动力学，降低肺动脉压，增加肺灌注，缓解临床症状，改善预后。PVS 介入术后再狭窄值得关注，大直径支架可降低术后再狭窄发生率，保持远期血管畅通。规范操作流程可避免并发症发生，提高血管开通率。尽管如此，介入治疗仍缺乏多中心注册研究，长期疗效有待进一步验证。用于 PVS 介入治疗的专用支架、球囊等介入器械仍较缺乏，需要进一步研究和开发长度适合、直径大的药物洗脱支架或药物涂层球囊等以降低介入术后再狭窄率。

（潘　欣）

参 考 文 献

[1] Calkins H，Hindricks G，Cappato R，et al. 2017 HRS/EHRA/ECAS/APHRS/ SOLAECE expert consensus statement on catheter and surgical ablation of atrial fibrillation：Executive summary. Europace，2018，20（1）：157-208.

[2] Fender EA，Widmer RJ，Hodge DO，et al. Severe pulmonary vein stenosis resulting from ablation for atrial fibrillation：presentation，management，and clinical outcomes. Circulation，2016，134（23）：1812-1821.

[3] Li YJ，Pan X，Wang C，et al. Stent implantation for severe pulmonary vein stenosis or occlusion secondary to atrial fibrillation ablation. Int J Cardiol，2020，301：85-89.

[4] Fender EA，Widmer RJ，Hodge DO，et al. Assessment and management of pulmonary vein occlusion after atrial fibrillation ablation. JACC Cardiovasc Interv，2018，11（16）：1633-1639.

[5] Chaaya G，Vishnubhotl AP. Pulmonary vein thrombosis：a recent systematic review. Cureus，2017，9（1）：e993.

[6] Cory MJ，Ooi YK，Kelleman MS，et al. Reintervention is associated with improved survival in pediatric patients with pulmonary vein stenosis. JACC Cardiovasc Interv，2017，10（17）：1788-1798.

[7] Fender EA，Widmer RJ，Mahowald MK，et al. Recurrent pulmonary vein

stenosis after successful intervention: Prognosis and management of restenosis. Catheter Cardiovasc Interv, 2020, 95（5）: 954-958.

[8] de Potter TJ, Schmidt B, Chun KR, et al. Drug-eluting stents for the treatment of pulmonary vein stenosis after atrial fibrillation ablation. Europace, 2011, 13（1）: 57-61.

[9] Rosenberg J, Fisher W G, Guerrero M, et al. Drug-coated balloon venoplasty for in-stent restenosis in a patient with recurrent pulmonary vein stenosis post ablation for atrial fibrillation: initial experience with a new treatment technique. J Invasive Cardiol, 2016, 28（5）: E44-E48.

[10] Seale AN, Daubeney PE, Magee AG, et al. Pulmonary vein stenosis: initial experience with cutting balloon angioplasty. Heart, 2006, 92（6）: 815-820.

第 14 章　房间隔造口术

　　动脉型肺动脉高压（pulmonary arterial hypertension，PAH）是肺动脉高压（pulmonary hypertension，PH）临床分类中的第一大类，由于临床表现缺乏特异性，在临床上常被误诊，患者就诊时往往已处于疾病的中晚期，表现为肺血管阻力（pulmonary vascular resistance，PVR）进行性升高，最终导致右心衰竭和死亡。未经特殊治疗的 PAH 患者中位生存期仅为 2.8 年，随着靶向药物的不断研发和应用，PAH 患者的生活质量和临床预后均得到明显改善。然而，靶向药物的可及性有限，部分患者治疗反应性不佳，尽管许多患者接受了最佳药物治疗，病情仍持续恶化，亟需替代的治疗策略，如房间隔造口术（atrial septostomy，AS）和肺移植等。

　　球囊房间隔造口术（balloon atrial septostomy，BAS）是一种介入治疗方法，主要通过特殊的球囊导管扩张、撕裂房间隔，造成或扩大心房间交通，从而达到治疗目的，最早用于发绀型先天性心脏病的姑息治疗。1966 年，Rashkind 和 Miller 首先应用头端带球囊的特制导管施行 BAS 代替外科开胸房间隔切开术治疗完全性大动脉转位的危重患儿，缓解了患儿发绀并纠正了血流动力学异常，使患儿存活至外科根治年龄，明显改善了疾病预后，但这项技术存在造口再狭窄的问题，对于房间隔增厚的老年患者手术操作较为困难。1975 年，Park 等采用尖端载有微型刀的切割球囊行房间隔造口术（blade balloon atrial septostomy，BBAS），以治疗因卵圆孔坚厚难以用球囊导管撕裂的患儿。随着技术的改进，高质量的球囊导管的研发，超声心动图技术的应用，AS 的操作流程得以简化，并发症得以降低，迄今 BAS 仍为婴幼儿先天性心脏病重要的介入疗法之一。1983 年 Rich 和 Lam 首次报道 BBAS 术成功应用于难治性 PAH 患者，后续研究也证实，BBAS 可在晚期 PAH 患者中成功施行，并显著改善临床和血流动力学，成功接受 BBAS 的重度 PAH 患者似乎有生存期改善的趋势，使用逐级球囊 AS 也获得了相似的结果。迄今为止，AS 应用于重症 PAH 患者的治疗至今已有 40 年的历史。多项回顾性研究证实，重度 PAH 患者行 AS 即刻血流动力学表现为：右心房压、右心室舒张末压下降，左心房压升高，心排血量增加；中长期随访 WHO 心功能分级改善并维持，NT-proBNP 持续下降。

一、背景和原理

PAH 患者的预后与右心功能密切相关，右心衰竭、反复晕厥提示预后不良。1965 年，Austen 等的早期动物研究发现，在肺动脉高压时，通过产生心房间的交通可缓解右心室高压并增加体循环血流量，在运动时尤其明显。临床研究表明，伴有卵圆孔未闭的特发性 PAH 患者临床预后优于无心内分流者。与特发性 PAH 患者相比，先天性心脏病合并艾森门格综合征的患者寿命更长，心力衰竭的发生率更低。

重度 PAH 患者肺循环压力和阻力较高，引起呼吸困难和缺氧，最终导致右心衰竭，右心压力升高可压迫左心，进一步导致左心衰竭；此外，缺氧导致交感神经过度兴奋，增加心肌耗氧，加重心力衰竭（图 14-1）。此时，如果能够建立经心房水平的右向左分流，则可使右心减压，并增加左心室前负荷，增加心排血量。AS 术后产生的病理生理学变化包括以下几个方面：通过建立心房间交通在心房水平形成右向左分流，可降低右心房压和右室舒张末压，改善右心功能，缓解体循环静脉淤血的临床体征；增加右冠状动脉的灌注压（主动脉压 - 右室舒张末压），改善右室心肌供血；右心减压可部分缓解心脏交感神经过度兴奋，降低心肌氧耗；血液经右向左分流进入左心房，同时室间隔受压左移程度减低，增加左心前负荷和心排血量，改善脑供血并减少晕厥发作，提高运动耐量；尽管体循环 SaO_2 因心内右向左分流而下降，但体循环氧运输量增加，术后慢性低氧红细胞代偿性增加，红细胞压积升高，仍可改善组织供氧和代谢（图 14-2）。

综上所述，在 AS 情况下，心房水平的右向左分流可使右心房和右心室减压，减轻右心衰竭的症状和体征。尽管体循环 SaO_2 下降，但缺损的存

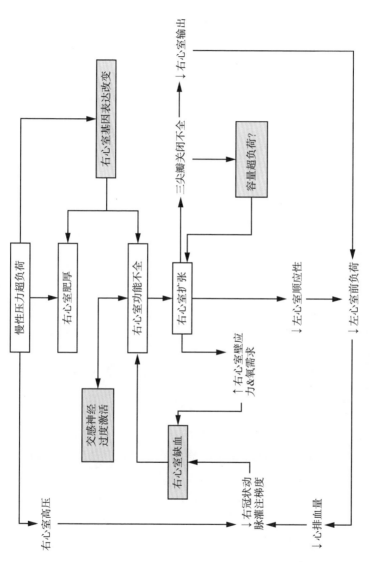

图14-1 慢性压力超负荷进展为右心衰竭的机制假说

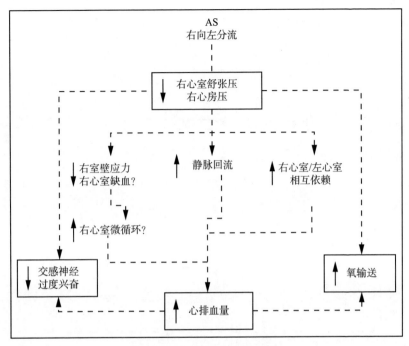

图14-2 AS术后生理学效应

在引起右向左分流，可以增加体循环输出量、提高体循环氧运输。

二、适应证与禁忌证

目前对于 AS 的适应证与禁忌证没有明确的共识，2018 年《中国肺高血压诊断和治疗指南》建议，在有经验的中心，BAS 可作为重症 PAH 姑息性治疗手段或肺移植前的过渡性治疗措施，但有一定风险，需谨慎选择临床适应证。BAS 禁忌证为：右心房压 > 20 mmHg，静息状态 SaO_2 < 85% 等。2021 年《中国肺动脉高压诊断与治疗指南》建议，BAS 可作为经充分内科治疗效果不佳等待肺移植的桥接治疗；术前细致的风险评估可降低死亡率，终末期患者右心房平均压 > 20mmHg 且在呼吸空气静息状态下 SaO_2 < 85% 时，则不能行 BAS。

笔者结合国内外文献，总结 AS 的临床指征如下：WHO 心功能 Ⅲ / Ⅳ 级、反复发生晕厥和（或）右心功能衰竭的晚期 PAH 患者；使用其他治疗方法无效的重度 PAH 患者；作为在等待肺移植前的重度 PAH 患者的过渡治疗方法（表 14-1）。

表14-1　AS的适应证和禁忌证

适应证	药物治疗失败伴持续的右心衰竭体征和（或）晕厥
	尽管快速及时的治疗升级，但仍临床恶化
	无替代或拒绝药物治疗
	桥接肺移植
禁忌证	右心房压＞20 mmHg 和（或）左心房压≥18 mmHg
	室内空气下 SaO_2＜85％
	肺血管阻力指数＞55WU·m^2
	血细胞比容＜35％（可考虑输血后再决定是否进行手术）
	重度失代偿和（或）不稳定型左、右心衰竭（特别是 LVEF＜50％）
	接受永久性正性肌力药物和（或）通气支持的患者
	预期寿命较短（＜6个月）的终末期疾病

三、指南推荐

2015 年《ESC/ERS 肺动脉高压诊断和治疗指南》推荐，对于 WHO 心功能 Ⅲ～Ⅳ 级 PAH 患者，如最大剂量药物治疗效果不佳，且有 BAS 的条件，可考虑 BAS 治疗。2021 年《中国肺动脉高压诊断与治疗指南》建议 BAS 可作为经充分内科治疗效果不佳等待肺移植的桥接治疗。尚无随机对照研究明确 BAS 对长期生存率的影响，2022 年《ESC/ERS 肺动脉高压诊断和治疗指南》认为 BAS 手术复杂且风险较高，可能导致手术相关死亡，因此很少在PAH患者中开展，未将其纳入治疗流程中。中国及欧美指南一致认为，只有经验丰富的中心才能施行 AS（表 14-2）。

表14-2 BAS应用于PAH患者的推荐级别和证据水平

指南/共识	推荐级别			证据水平
	I	II a	II b	
2004 ESC 指南		✓		C
2004 ACCP 指南				C
2009 ESC/ERS 指南	✓			C
2010年中国肺高血压诊治指南	✓			C
2015 ESC/ERS 指南			✓	C
2018 WSPH 共识		✓		C
2018 中国肺高血压诊断和治疗指南		✓		C
2019 EPPVDN 共识		✓		C

注：ESC. 欧洲心脏病学会；ACCP. 美国胸科医师学会；ERS. 欧洲呼吸学会；WSPH. 世界肺动脉高压研讨会；EPPVDN. 欧洲儿童肺血管疾病网

四、手术过程

（一）术前准备

1. 患者准备

（1）了解患者病史并进行细致的体格检查，评估心功能。

（2）实验室检查：包括三大常规、肝肾功能、血电解质、出凝血功能、动脉血气分析、血型等。

（3）辅助检查：心电图、X 线胸片、超声心动图等检查。

（4）术前维持正常体温，水、电解质及酸碱平衡，尽可能纠正或改善心功能不全。

（5）交代手术的目的及相关风险，取得患者知情同意，并签署知情同意书。

2. 器械及药物准备

（1）6 ～ 9F 血管鞘、6F 指引导管、猪尾导管、交换导丝。

（2）房间隔穿刺系统，压力监测系统。

（3）合适大小的球囊：如 2mm、4mm、6mm、8mm、10mm 等。

（4）血气分析仪和（或）无创血氧监护仪。

（5）超声心动图设备。

（6）急救药物：包括麻醉药、抢救用药等。

（二）操作步骤

1. 麻醉穿刺　常规消毒铺巾，经皮股静脉穿刺路径最为常用，于局部麻醉下穿刺右侧股静脉和右侧股动脉（建议同时进行左心导管检查），如下腔静脉肝段缺如或血栓形成等情况，可考虑采用颈静脉路径。

2. 左、右心导管术检查　测定相关血流动力学参数，包括心腔内各部位压力及血氧饱和度，尤其关注右心房平均压和左心室舒张末压（left ventricular end diastolic pressure，LVEDP），以评估 PVR 和心功能。

3. 穿刺房间隔，交换球囊导管入左心房　行房间隔穿刺，沿导丝送入房间隔穿刺鞘，左前斜位显示房间隔切线位，经胸 / 食管超声心动图及透视定位下确定房间隔的位置，使用房间隔穿刺针于卵圆窝处行房间隔穿刺，将交换导丝送入左上肺静脉或将导丝置于左心房内。球囊导管沿导丝送入左心房。

4. 充盈球囊，扩张房间隔造口　选择合适大小的球囊，将球囊中点定位于房间隔处扩张直至球囊 "腰征" 消失（图 14-3）。采用逐级球囊扩张法（从 2mm 球囊开始逐级加大球囊直径）反复扩张造口部位，选用不同直径球囊逐级扩张时，需间隔 2 ～ 3min 以上，操作期间注意密切监测患者生命体征尤其是外周氧饱和度及血压，并询问有无不适症状。

5. 重复左、右心导管检查　测量 LVEDP、左心房压和血氧饱和度等，超声心动图探查房间隔造口直径大小及分流方向，评估疗效。

6. 手术终点　LVEDP 升高接近 18mmHg 和（或）SaO_2 较基础值下降 10% 或绝对值低于 80% 时，应终止扩张。

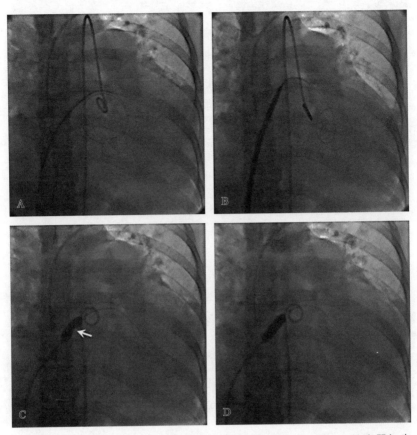

图14-3 BAS示意图。A.导丝末端位于左心房内；B.用4mm扩张器初步扩张房间隔，随后用6 mm球囊再次扩张（C，D）。对比剂充盈球囊，直至球囊"腰征"消失（白箭头），重复多次以对抗弹性回缩

7. 术后管理　术后30°～45°半卧位返回病房，监测生命体征，持续吸氧。

（三）注意事项

1. 房间隔穿刺　目前临床上房间隔穿刺技术多用于二尖瓣狭窄和心房颤动等疾病的介入治疗，此类患者左心房往往扩大，而重度PAH患者

的右心房往往增大并压迫左心房，左心房普遍较小，穿刺难度较大、风险较高。

2. 球囊导管位置的确认 球囊扩张前，需确认球囊导管的位置，正位和左前斜位透视下确保球囊导管游离于左心房腔内，防止误伤肺静脉和心房壁，避免急性心脏压塞的发生。

3. 实时监测血流动力学 每次扩张后均需重复测量 LVEDP 和血氧饱和度。

（四）术后处理

1. 密切监测血压、呼吸、心率、血氧饱和度等指标的变化。

2. 持续吸氧，确保 $SaO_2 > 90\%$。

3. 给予口服华法林抗凝治疗，维持 INR 在 2.0～3.0。

4. 优化基础治疗，继续给予 PAH 靶向药物治疗。

5. 建议常规预防感染，给予抗生素治疗。

五、疗效评价指标

（一）即刻和长期的血流动力学指标

主要表现为右心房压、右室舒张末压下降和心脏指数升高。上述指标的变化与术前右心房压升高程度有关，即右心房压越高者，术后变化越明显，但是右心房压 > 20mmHg，也是围手术期死亡的预测因子。

（二）临床症状/体征和心功能分级

术后晕厥发作减少、发绀改善、呼吸及心率减慢、肝脏缩小、心功能不全改善等。

（三）BNP/NT-proBNP 水平

研究报道 AS 术后，血浆 BNP 水平有不同程度的下降。若造口自发闭合，血浆 BNP 水平可能升高，可作为评判造口开放情况的间接指标。

（四）超声心动图

评估即刻及远期右心房室大小的变化和造口的开放情况。

（五）运动耐量

多项研究表明 BAS 术后 6min 步行距离可显著增加。

（六）远期生存

既往研究表明 BAS 术后平均生存时间为 63.1 个月。

六、并发症处理

随着手术经验的积累，术前、术中的密切监护，并发症已明显减少。文献报道 BAS 的并发症发生率为 0 ~ 5.5%，主要包括一过性心律失常，心脏压塞，房室瓣损伤和关闭不全，球囊破裂、回收困难、栓塞等，需及时诊断，必要时行开胸修补。早期报道偶见球囊扩张后无法回缩、球囊破裂碎片脱落，随着材料及工艺的改进，此类并发症已少见。

（一）死亡

术后 24h 内的死亡多与难以纠正的低氧血症有关。预测围手术期相关死亡的因素如右心房压 > 20mmHg、LVEDP > 18mmHg、肺血管阻力指数 > 55U·m^2 和静息（不吸氧）状态下 SaO$_2$ < 90%（表 14-3）。

（二）心脏压塞

左心房、肺静脉、右心房及下腔静脉撕裂可引起心脏压塞，可予心包穿刺，必要时外科处理。

（三）心律失常

通常为一过性心律失常，不需特殊处理。

表14-3 降低AS相关死亡风险的建议

仅在已建立晚期PAH患者随访记录、手术病死率低的专家中心实施

对于濒死和已接受最佳心肺支持仍重度右心衰竭的患者，不应施行AS。右心房压 > 20mmHg、肺血管阻力指数 > 55U·m^{2}及预期1年生存率 < 40%是手术相关死亡的重要预测因素

心导管检查术前，确保有可接受的基础体循环氧饱和度（吸空气时 > 90%），并优化心功能（合适的右心充盈压，必要时额外的正性肌力药物支持）

心导管检查术中，需要：

－给氧

－轻度、适当的镇静以防止焦虑

－仔细监测指标（左心房压、SaO$_2$及右心房压）

－逐步施行手术

优化氧气输送，根据需要输注浓缩红细胞或红细胞生成素（可在术前和术后进行）以增加氧含量

（四）低血压

补充血容量（低分子右旋糖酐、多巴胺等升压药物），输血。

（五）房室瓣损伤、关闭不全

中等程度以下反流者可暂予观察。

七、并发症的预防

（一）术前改善全身状况

保持体温，术时低温可引起严重循环障碍及心律失常。纠正低氧血症，水、电解质及酸碱平衡紊乱，改善心功能不全。

（二）避免BAS心内损伤

术时在经胸/食管超声引导下或配合X线透视进行BAS，以清晰显示心内结构，安全有效地引导BAS操作。为防止房室瓣损伤，术时应保持导管头端游离于左心房内，避免球囊跨于二尖瓣口。不能过度拉至下腔静脉，以免引起损伤。

（三）选择合适大小的球囊

球囊直径太小，不能达到撕裂房间隔的目的；球囊直径过大，并发症风险增加。首次造口球囊直径不易选择过大，根据血氧及压力改善等指标决定。国人的最佳房间隔造口直径有待探究，首次造口推荐球囊直径4 ~ 6mm，每次可递增2mm不等。

八、房间隔分流器

肺动脉高压患者AS术后分流自发闭合的发生率为18% ~ 50%，此外尽管心房交通促进右向左分流，增加了左心排血量，但会导致右心不饱和氧的血流与左心房含氧量高的动脉血流混合，导致SaO_2降低，分流量过大时会出现严重缺氧从而增加死亡的风险，较小的分流增加自发闭合的概率。因此个体化控制分流量从而限定右向左分流及长期维持有效分流至关重要，而BAS或BBAS均无法实现该目标，房间隔分流器应运而生，其中间存在一个可控和可预测的分流口，并由于分流口的内皮化而持续通畅，从而防止造口的自发或血栓性闭塞，目前国内外已有多款房间隔分流器正在开展动物或临床试验，其安全性和有效性有待进一步研究证实（表14-4）。

近年来随着对PAH的认识及诊断意识的不断提高，越来越多的PAH患者得到识别，合并严重右心衰竭的重症患者药物治疗效果不佳，成为临床治疗的难点。AS减轻右心高负荷，增加左心回心血量和心排血量，改善晕厥，提高患者活动耐量及心功能，是一种可以考虑的治疗选择。由于缺乏前瞻性随机对照研究，尚不确定AS在PAH中的远期疗效。因房间隔造

表 14-4 国内房间隔分流器研发进展

名称	唯柯医疗	诺生医疗	傲流医疗	乐普心泰
	D-Shunt	NoYa	FreeFlow	心房分流器Ⅰ代
材料	镍钛合金丝	镍钛支架	镍钛合金丝	镍钛合金丝
示意图				
分流孔径（mm）	4、6、8、10	4～12	5、7、9、11	4、6、8、10
输送系统（Fr）	8F、9F、10F	14F	8F、9F、10F	8F、9F、10F
高分子膜	×	×	√	×
组织热损伤	×	√	×	×
可回收	√	×	√	×
治疗方法	置入	手术消融	置入	置入
研究进展	CFDA注册临床	CFDA注册临床	FIM临床试验	FIM临床试验

口大小不能精确控制，造口易回缩或闭合，患者常需要接受多次 AS，既影响了其疗效，又增加了治疗费用。房间隔造口支架、房间隔分流器、冷冻球囊消融房间隔造口、射频消融房间隔造口等新方法正处于不断探索并持续性优化阶段，有望解决上述难题。心腔内超声可相对清晰地显示目标区域的可视化特征，准确定位房间隔穿刺点，安全、有效地指导实施 BAS，并用于评估房间隔造口的大小和分流情况，3D 可视化及 VR 技术可更好地显示心脏的空间结构，或可用于实时指导 BAS 的手术过程。与单独 BAS 治疗相比，BAS 联合 PAH 靶向药物治疗能改善患者的生存时间，围手术期联合 PAH 靶向药物等措施优化患者的全身状况，可能有助于降低手术风险，改善患者远期预后。

（管丽华　金　旗）

参 考 文 献

［1］Park SC，Zuberbuhler JR，Neches WH，et al. A new atrial septostomy technique. Cathet Cardiovasc Diagn，1975，1（2）：195-201.

［2］Rich S，Lam W. Atrial septostomy as palliative therapy for refractory primary pulmonary hypertension. Am J Cardiol，1983，51（9）：1560-1561.

［3］杨凯，胡海波，王晓建，等. 新型改良房间隔造口支架的初步动物实验研究. 中国分子心脏病学杂志，2018，18（05）：2626-2630.

［4］何建国. 肺血管病学. 北京：人民卫生出版社，2017.

［5］Humbert M，Souza R，Simonneau G. Pulmonary Vascular Disorders. Basel：Karger，2012，vol41：276-279.

［6］Rosenzweig EB，Abman SH，Adatia I，et al. Paediatric pulmonary arterial hypertension：updates on definition，classification，diagnostics and management. Eur Respir J，2019，53（1）：1801916.

［7］Humbert M，Kovacs G，Hoeper MM，et al. 2022 ESC/ERS Guidelines for the diagnosis and treatment of pulmonary hypertension. Eur Respir J，2023，61（1）：2200879.

［8］中华医学会呼吸病学分会肺损害与肺血管病学组. 中国肺动脉高压诊断与

治疗指南（2021版）. 中华医学杂志, 2021, 101（01）: 11-51.

[9] Yan CW, Wan LY, Li H, et al. First in-human modified atrial septostomy combining radiofrequency ablation and balloon dilation. Heart, 2022, 108(21): 1690-1698.

[10] Sandoval J, Gaspar J, Peña H, et al. Effect of atrial septostomy on the survival of patients with severe pulmonary arterial hypertension. Eur Respir J, 2011, 38（6）: 1343-1348.

第 15 章 肺动脉高压患者的护理

肺动脉高压是指由多种异源性疾病（病因）和不同发病机制所致肺血管结构或功能改变，引起肺血管阻力和肺动脉压力升高的临床和病理生理综合征。肺动脉高压病因复杂，患者发生右心衰竭和死亡风险高，需要进行详细评估和综合管理，训练有素且经验丰富的肺血管病专科护士团队对于协助医师进行诊断和评估、快速识别危重症患者及确保各项措施的正确执行必不可少。

第一节 肺动脉高压患者的护理评估

一、一般资料

收集患者性别、年龄、家族史、晕厥史、既往史、婚育史、过敏史、诊断、生活方式等。了解发病时间、治疗过程、患者自理能力以及对疼痛的耐受状态等，以取得患者配合。

二、临床表现

1. 呼吸困难评估：呼吸困难与活动的关系。

2. 晕厥发作时间、诱因、持续时间，血氧饱和度变化。

3. 疲劳、乏力程度，是否伴胸闷、心慌。

4. 咯血：评估咯血的量和是否存在窒息现象。

5. 右心衰竭征象：双下肢水肿、腹胀、恶心、食欲缺乏、颈静脉怒张、肝大、心包积液、胸腔积液等往往提示右心衰竭加重。

6. 心源性休克征象 血压低、脉压变小及肢体末端皮温降低。

7. 声音嘶哑。

三、辅助检查

1. 常规检查心电图、超声、X线胸片、心肺运动试验、6min步行试验、肺通气灌注扫描、胸部CT、睡眠呼吸、下肢静脉超声等。

2. 右心导管检查数据、急性肺血管试验结果。

3. 常规实验室检查情况,包括血生化全套、血常规、免疫全套、凝血因子、易栓三项、NT-ProBNP等。

四、心理状态

肺动脉高压的治疗比较复杂,费用较高,长期治疗造成家庭负担沉重,导致心理敏感、脆弱,焦虑。研究显示PAH对患者情绪产生重大影响,焦虑发生率20%~40%,抑郁发生率21%~55%,58%的PAH患者存在认知后遗症。尤其是皮下泵的使用及使用过程中的报警会使患者产生紧张、恐惧感,每日持续的输注导致的疼痛使患者抵触,产生消极情绪,影响患者对疾病治疗的信心。护士要根据患者主诉、表情、肢体语言等临床表现及时察觉心理状态的变化,给予患者及其家属充分的心理支持,必要时请专科进行干预和支持。

第二节 一般护理措施

1. **严密监测生命体征** 包括心率、血压、脉压、体温、血氧饱和度、中心静脉压等指标。综合观察末梢皮肤颜色和温度,外周动脉搏动、血气分析、尿量等反映全身循环灌注的指标,及时调整入量和速度。

2. **减轻右心负荷,优化体液管理** 肺动脉高压患者出现失代偿性右心衰竭时导致液体储留。护士要准确记录24h出入量,同时每日要监测体重变化,为医师提供利尿治疗的依据。告知患者及其家属避免单次大量喝水,坚持量出为入的原则。应用利尿剂治疗期间需要监测电解质、肾功能等血生化指标，避免低血容量和电解质紊乱。

3. 氧气治疗 遵医嘱给予氧气治疗，观察患者反应。

4. 防止窒息 评估患者咯血的颜色和量，是否出现窒息的现象。如果咯血量大要随时备好吸引器，防止发生窒息。

5. 防止外伤 晕厥是肺动脉高压常见症状之一，护士要嘱患者在体位改变时动作缓慢或有专人陪护。以防坠床或摔伤。

第三节　应用靶向药物护理

（一）口服药物

靶向药物根据不同作用机制分为三大类，表 15-1 中列出了国内常用靶向药物种类及每种药物的使用方法，医师会根据 PAH 危险分层制订靶向药物治疗方案。

口服药物的护理措施如下。

1. 护士要熟知每种靶向药物的服用时间、剂量、方法，是否需要随餐服用，如遇到医嘱有疑问时必须和主管医师核对无误后再执行。

2. 在初次服用靶向药物或调整靶向药物期间，护士要严密观察患者生命体征变化。为改善患者对药物的耐受性，调整的新剂量最好在晚上开始服用。

3. 如发现漏服或延迟服用，应尽快补服，除非距离下次服药时间小于 6h。

4. 常见不良反应及处理

（1）头痛：可能和脑血管扩张与关系，维持服用一段时间症状或缓解，也可以预防性服用镇痛药物，如果需要，可将滴定的靶向药物减缓滴定速度或下调剂量。

（2）面部潮红：可能和面部血管扩张有关，表现为面部灼热、皮肤发红，一般不需特殊处理，可以冷敷缓解症状。

（3）恶心、呕吐、腹泻：少时多餐或者药物随餐服用，调整饮食结构，增加膳食纤维的量，食用易消化的食物，必要时使用益生菌管理腹泻。

（4）下颌痛：通常发生在一顿饭的第一次咀嚼时，随着时间推移会好转，嘱患者慢慢张口，餐前可以小口吃饼干或咀嚼口香糖。

表15-1 国内常用靶向药物用法

靶向药物		用法
前列环素通路类	司来帕格	每次0.2mg，每日2次口服起始，逐渐上调至耐受剂量，最大剂量每次1.6mg，每日2次
	伊洛前列素	每次10~20μg，吸入6~9次／天
	曲前列尼尔	小剂量起始静脉或皮下注射，逐渐加到目标剂量
内皮素受体拮抗剂类	马昔腾坦	每次10mg，口服，每日1次
	安立生坦	每次5mg，口服，每日1次起始，目标剂量每次10mg，每日1次
	波生坦	每次62.5mg，口服，每日2次起始，目标剂量每次125mg，每日2次
一氧化氮通路类	西地那非	每次20mg，空腹口服，每日3次
	他达拉非	每次10~40mg，口服，每日1次起始，目标剂量40mg，每日1次
	利奥西呱	初始剂量为每次1mg，每日3次口服，逐渐上调至耐受剂量，最大剂量为2.5mg，每日3次口服

（二）静脉和皮下药物

曲前列尼尔注射液是治疗重症肺动脉高压患者的一线治疗药物。也是唯一一个经过CFDA批准用于静脉和皮下的治疗肺动脉高压的药物。曲前列尼尔注射液是无色至微黄色的澄明液体，在室温下化学性质稳定，半衰期长（2~4h），有静脉输注和皮下输注两种给药途径。储存条件：未开封（15~25℃；储存时间36个月）；开封后：（15~25℃，首次开封

30d 内使用）。

1. 静脉应用曲前列尼尔注射液的护理措施

（1）静脉输注途径包括经中心静脉导管、输液港、经外周置入中心静脉导管及外周静脉导管给药。

（2）初始输注速率为 1.25ng/（kg·min）。如果由于全身效应不能耐受初始剂量，应将注射速率降低至 0.625ng/（kg·min）。根据患者临床实际情况逐渐增加剂量。

（3）给药前测量体重，根据实际体重、应用剂量计算输注速率，这部分工作由护士完成。

（4）外周静脉输注数小时可能会增加血栓性静脉炎的风险，因此外周静脉首选粗直的上臂血管。静脉炎的主要表现为穿刺部位的疼痛，有红斑和（或）水肿，可外用喜辽妥或硫酸镁等药进行预防和治疗。

（5）当患者静脉炎改善不佳或皮下输注出现药物吸收不良，应积极寻求其他静脉通道解决患者实际问题。最常用的是经外周置入中心静脉导管（peripherally inserted central catheter，PICC），PICC 可有效避免曲前列尼尔与手臂静脉的直接接触，加上上腔静脉的血流速度很快，可以迅速稀释药物的浓度，有效保护上肢静脉，减少静脉炎的发生，减轻患者的疼痛，为患者提供了一条方便、安全、有效的、可长期使用的静脉通道。

2. 皮下应用曲前列尼尔注射液的护理

（1）向患者说明皮下泵治疗的目的和步骤。

（2）评估患者穿刺部位皮肤的情况，一般从腹部开始施行治疗，这也是最容易自行给药、监测输注部位和处理局部反应的部位。穿刺时应注意避开敏感部位：脐周 2.5cm 范围内以及妊娠纹、生长纹、肥胖纹、瘢痕、淤青、腰带和衣服常摩擦部位。有腹水的患者需避开腹部，选择上臂外侧或大腿外侧穿刺。

（3）物品准备齐全：美敦力专用皮下注射泵型号（MMT-712EWS）、储药器（3ml）、纽扣型软针（6mm/9mm）及输注导管、医用贴膜、75% 乙醇、棉签、无菌治疗盘、污物碗及利器桶等。

（4）穿刺过程：协助患者取舒适体位，暴露穿刺皮肤，75% 乙醇消毒

2次，充分待干，绷紧皮肤、垂直进针、拔除钢针、双重固定，标注穿刺时间。再次检查注射泵是否运转正常、核对输注剂量是否正确，妥善放置好机器，告知患者出现任何不适通知医务人员。

（5）加量原则：皮下输注起始速率一般为 1.25ng/（kg·min），根据患者临床实际情况逐渐滴定到治疗剂量。

（6）每日评估患者穿刺部位皮肤情况，有无疼痛、皮下硬结、漏液等，观察泵的使用是否正常，检查输注导管是否扭曲、弯折，提示患者穿脱衣服时要小心、不要用力牵拉，以免针头脱出。

（7）常见不良反应及处理

1）疼痛：积极主动与患者共同管理疼痛，可外用复方利多卡因软膏或口服镇痛药物。

2）局部皮肤发热、发红：最正常的表现，不需特殊处理，如有不适感，可冷敷；一般1周左右症状改善。

3）皮下隆起、硬结：多出现在长时间使用同一输注部位；可需更换输注部位；局部热敷，硬结消散需 1～2 个月。

4）穿刺部位出血：管路内可见少许血液是由于皮下压力大造成，不用处理，输注泵运行后会将这些液体注回体内；穿刺部位可见有血液流出贴膜外则立即更换输注部位。

5）局部皮肤感染或脓肿：立即更换输注部位，原穿刺处消毒、处理脓肿，必要时给予抗生素治疗。

6）全身不良反应：常见有腹泻、下颌疼痛、水肿、恶心、呕吐、低血压等，大部分事件是自限性的，在降低药物剂量或停止用药后症状消失。

3. 健康宣教

（1）穿刺部位保持无菌干燥、防撞、防抓挠、防水、防压、防脱管，并定期给予更换贴膜及导管。如穿刺部位无出血、渗液、感染、堵塞等情况，无须频繁更换输注位置。

（2）切勿将皮下泵暴露在强磁场环境中，以免引起意外。CT、X线、磁共振检查，皮下泵不能带进检查室。皮下泵可以耐受包括飞机安检系统在内的日常静电和电磁干扰。

（3）可以洗澡但不宜时间过长，淋浴即可。皮下泵调节到暂停模式，取下圆盘扣，泵不带入浴室，防止受潮湿，同时穿刺部位需要安装替代圆盘，用大的透明贴膜保护，防止进水受潮；洗澡结束后，皮下泵调回到正常输注模式，安装好圆盘，即可正常使用。

（4）携带 PICC 的患者每周到医院由专业的护理人员进行维护。如出现发热、穿刺处疼痛、发红、肢体肿胀或静脉条索样改变等，应积极寻求医生或护士的帮助。

（5）不可突然自行停药，否则会有肺动脉压力反弹，造成危险发生，务必遵医嘱停药，停药时要逐渐减少用量。

（6）如遇使用过程中出现问题，院外请及时联系患教管理专员指导并协助处理，切勿自行盲目调试，确保用药安全。

4. 出院指导

（1）按时服药，切不可自行停药或者改变剂量、服法，建议 3～6 个月定期复查。

（2）避免怀孕：肺动脉高压对于孕妇和胎儿都非常危险，同时多种肺动脉高压治疗药物存在致畸性。据统计肺动脉高压产妇的病死率高达 30%～50%，即便是那些存活下来的患者，在妊娠期间增高的肺动脉压力，在分娩后也不会改善。

（3）对于肺动脉高压患者，容易合并肺部感染，而肺部感染是加重心力衰竭甚至导致死亡的重要原因之一。因此鼓励患者在医师指导下注射流感疫苗及新型冠状病毒疫苗，避免引起肺炎或病情恶化。

（4）健康饮食。适当限制饮水；保持进食进水量与出量（主要是尿量、大便和出汗）平衡；根据医嘱必要时使用利尿剂；每天记录饮水量、尿量，同时监测体重。需要注意目前没有科学证据证明哪种食物可以治疗或缓解肺动脉高压疾病，因此患者和家属不要轻信各种"食疗""偏方"。

（5）与社会保持接触和交流，适当地参与社会活动；如果有明显的焦虑抑郁，积极寻求心理医生的帮助。

（6）活动指导。适度活动可以促进血管舒张，使身体放松、提升日常生活的能力，同时能减轻体重，减少心脏负担，但对于病情控制不佳、症状较严重的患者，日常活动会受到限制。肺动脉高压患者须避免激烈活动或运动，尽量采取温和的运动方式（如散步、练瑜伽、打太极拳等），以不出现呼吸困难、胸痛和晕厥为宜。

（安辰鸿）

参 考 文 献

［1］沈节艳，黄岚. 肺血管疾病病例解析. 上海：上海科学技术出版社，2018，5：181-187.

［2］何建国. 肺血管病学. 北京：人民卫生出版社，2017.

［3］中华医学会心血管病学分会. 中国肺动脉高压诊断与治疗指南（2021）. 中国医学杂志，2021，101（1）：15-51.

第 16 章　肺动脉高压患者的康复

尽管进行了优化的医学治疗，大多数肺动脉高压（PH）患者仍有症状，随着疾病的进展，运动能力和生活质量（QoL）下降。在大多数情况下，药物治疗不能完全阻止或逆转右心室功能障碍，也不能使肺血管阻力恢复正常。因此，对非药物性、高质量治疗的需求正在迅速增长。

在过去很长的一段时间里，PH 患者因为担心急性右心功能失代偿和症状加重而不参与身体活动。这种观念随着越来越多循证证据的出现而发生变化，目前认为作为药物治疗的补充严格监督和为患者量身定制的运动训练计划是安全的，并且可为患者带来长期受益。

第一节　运动训练对肺动脉高压患者的影响

运动训练已被证明可以提高 PH 患者的运动能力、肌肉功能、生活质量，并可能改善右心室功能和肺血流动力学等。

一、对生活质量的影响

多项系统性综述及指南证实，运动训练提高了患者的生活质量，在大多数研究中使用了 36 项简易健康调查（SF-36）问卷，其中心理健康、身体功能、社会功能等方面改善尤为显著。

二、对肌肉组织与肌肉力量的影响

股四头肌肌肉训练和耐力训练（骑自行车）已被证明可有效提高动脉型肺动脉高压患者的股四头肌强度和耐力能力。此外，股四头肌肌肉纤维的有氧能力得到了改善，其特征是毛细血管密度增加和氧化酶活性增加。

研究证实 PH 患者运动训练后，骨骼肌纤维可以由 II x 型肌纤维转变为更具有氧化代谢能力的 II a 型肌纤维，并增加 I 型肌纤维，提高 PH 患者的肌肉力量和耐力。同时，PH 患者通过吸气肌训练能够降低交感神经张力，进而改善心功能，降低呼吸阻力；吸气肌训练也能改善吸气肌线粒体浓度，提高吸气肌摄氧量，进而提高吸气肌力量，提高患者呼吸效率，减轻患者呼吸困难的程度，从而提高生活质量。

三、对运动耐力的影响

多项荟萃分析证实了运动训练对运动能力的影响，包括 6min 步行距离（6MWD）和峰值摄氧量（peak VO_2）的增加，且安全可行。对于世界卫生组织（WHO）心功能 II ～ IV 级的 PH 患者，运动治疗后 peak VO_2 较对照组提高近 25%。WHO 心功能 IV 级的患者的运动耐力改善较 II ～ III 级患者更明显。对于严重 PH 患者运动康复前瞻性随机对照试验表明：运动训练 15 周后，运动康复组 PH 患者 6MWD 较对照组明显提高。

四、对血流动力学的影响

迄今为止，在 PH 领域发表的大多数运动训练试验文章都集中在运动能力的变化上。一项旨在评估机体变化和有创测量休息和运动期间血流动力学的前瞻性、随机对照研究显示，接受运动训练的 PH 患者，心脏指数显著增加，平均肺动脉压和肺血管阻力显著降低，血流动力学的改善有助于提高患者的运动能力和生活质量。

第二节 肺动脉高压在运动中的生理学机制

在目前的研究中，任何类型的 PH 患者进行运动训练都能有所获益，包括症状改善，运动耐力生活质量（QoL）的提高，但其确切机制尚不清楚。PAH 的运动限制是多方面引起的，如右心室功能障碍、变时功能不全、通气异常和骨骼肌功能障碍。运动不耐受的机制比最初预期的要复杂，可能包括呼吸肌无力、动态过度充气、骨骼肌和脑氧合不良、过度换气和交感神经兴奋性增加。同样的是，运动训练可以改善各个身体器官的功能，例如心脏、肺和骨骼肌。主要调节 PAH 病理生理学中的几种机制，包括氧化应激、炎症、血管收缩、血管重塑和血栓形成机制。

一、血流动力学

运动训练对右心室功能的确切分子影响尚不清楚。在 PH 大鼠中，通过超声心动图和侵入性血流动力学的评估发现右心室功能有所改善。这些功能改变与右心室后负荷减少、心肌训练效应、抗炎、抗纤维化和抗凋亡作用有关。此外，氧化应激和 NT-proBNP 和内皮素 -1 心肌表达也有所减少。

一项磁共振成像评估运动训练对肺动脉高压患者肺灌注和血流影响的研究收集了运动训练后 PAH 患者血流动力学参数，包括峰值速度（cm/s）、到达峰值速度的时间（ms）、平均速度（cm/s）和每分钟平均血流量（L/min）等指标。结果显示训练组中患者的平均 6MWD 在 3 周后显著增加（91.4m±66.2m），MR 灌注也显著增加，为 7.4 ～ 9.6ml/100ml，而主肺动脉峰值速度显著降低。可能的机制是肺血管系统中内皮功能障碍的改善引起肺血管重塑，从而导致外周肺动脉血管系统中的血容量增加。

二、肌肉组织

根据相关研究报道，PH 患者在运动训练后运动能力提高可能是因为骨骼肌纤维由 Ⅱx 型肌纤维转变为更具有氧化代谢能力的 Ⅱa 型肌纤维和 Ⅰ型肌纤维的增加，在 PH 动物研究中，运动训练起到了预防骨骼肌萎缩和调节肌肉蛋白水解途径（Akt，哺乳动物雷帕霉素靶点）的作用。同时，PH 患者通过吸气肌训练能够降低交感神经张力，进而改善心功能，降低呼吸阻力；吸气肌训练也能改善吸气肌线粒体数量，提高吸气肌摄氧量，进而提高吸气肌力量，提高患者呼吸效率，减轻患者呼吸困难的程度。

第三节 肺动脉高压患者运动训练的实施

一、实施人员

同所有的心脏康复训练计划的制订与实施一样，PH患者的运动训练也需要具有PH专业知识的医疗团队参与训练计划的制订和实施，在住院期间PH中心进行运动训练时，多学科（心内科、呼吸科医师）和多专业（运动生理学家、物理治疗师、护士、心理学家、营养师）的方法可在不同角度进行干预。

二、康复训练

主要包括住院期间、门诊及居家的运动训练。

1. PH患者住院期间康复 住院期间的心脏康复师需要对运动时的状态密切监督，并进行心率和氧饱和度监测。在PH患者开始运动康复前，应优化指南推荐的药物治疗。对于行右心导管检查、经皮肺动脉腔内成形术、经皮肺静脉腔内成形术、球囊扩张房间隔造口术、肺动脉血栓内膜剥脱术等手术的PH患者，应注意穿刺肢体的制动和伤口情况，避免穿刺部位的肢体过度牵伸，待病情平稳后应尽早进行运动康复干预，减少卧床带来的并发症。

2. 康复评估 根据患者病情和就诊医疗机构的设备和技术，待患者病情稳定后选择合适的康复评估方法。其中病情平稳需满足以下所有条件：①无血流动力学不稳定；②无穿刺部位出血及血肿；③无严重心律失常；④无心绞痛发作；⑤无心力衰竭失代偿；⑥无用于生命支持的血管活性药物应用；⑦无活动性深静脉血栓形成；⑧无静息状态呼吸困难（表16-1）。

3. 启动和停止运动的指征 启动指征评估内容（以下每一项均满足才训练）如下。

（1）平均动脉压60～100 mmHg。

表16-1　PH患者康复评估内容参考

项目	内容
病史	心肺疾病史、深静脉血栓形成史、合并症及治疗史、其他系统病史、靶向药物应用情况及其他用药史、烟酒史
一般功能	①心电图、超声心动图、肺功能、血氧饱和度（SpO_2）、血压、BNP或NT-proBNP；②WHO心功能分级；③检查运动系统、神经系统等影响运动的因素；④脑、肾、肝等重要脏器的功能；⑤日常活动水平、兴趣爱好和运动习惯
日常生活能力	巴氏指数评定表（BI）或功能独立性评定（FIM）
体适能	①握力测试；②30s坐站试验；③计时起立行走测试（TUG）
心肺耐力	①mMRC呼吸困难量表；②Borg呼吸困难评分；③Duke活动状态指数；④6min步行试验；⑤心肺运动试验（依医院条件和患者情况选择）
虚弱	Frail问卷或Fried评估量表
营养	简易营养评估（MNA）
心理精神	PHQ-9/GAD-7或HADS
睡眠	匹兹堡睡眠质量指数（PSQI）
生活质量	①emPHasis-10肺高血压健康生活质量评分；②明尼苏达心衰质量量表

注：BNP.B型脑钠肽；NT-proBNP.N末端B型脑钠肽原；WHO.世界卫生组织；mMRC.呼吸困难量表，改良版英国医学研究学会呼吸困难量表；emPHasis-10.肺动脉高压健康生活质量评分；PHQ-9.抑郁症筛查量表；GAD-7.焦虑症筛查量表；HADS.医院焦虑抑郁量表

（2）收缩压 90 ～ 180 mmHg。

（3）静息心率 60 ～ 130 次 / 分。

（4）呼吸 5 ～ 40 次 / 分。

（5）SpO_2 ≥ 80%［低氧和（或）肺部疾病相关性 PH］或 SpO_2 ≥ 85%［非低氧和（或）肺部疾病相关性 PH］。

（6）氧浓度分数 ≤ 0.6，呼气末正压 ≤ 10cmH_2O（呼吸机治疗）。

（7）气道足够通畅和安全（呼吸机治疗）。

（8）神志清楚，可睁眼说话。

停止运动指征评估内容（以下任何一项满足即停止训练）如下。

（1）收缩压＜ 90 mmHg 或＞ 180 mmHg 或收缩压 / 舒张压下降＞ 20%。

（2）心率＜ 60 次 / 分或＞ 130 次 / 分或静息时增加＞ 30 次 / 分。

（3）呼吸＜ 5 次 / 分或＞ 40 次 / 分。

（4）SpO_2 ＜ 80%［低氧和（或）肺部疾病相关性 PH］或 SpO_2 ＜ 85% ［非低氧和（或）肺部疾病相关性 PH］。

（5）氧浓度分数＞ 0.6，呼气末正压＞ $10cmH_2O$（呼吸机治疗）。

（6）运动时新发心律失常。

（7）运动时出现 ST 段改变。

（8）运动时出现呼吸困难不耐受。

（9）运动时明显疲劳不耐受。

4. 住院期间的早期康复 PH 患者住院后经积极临床治疗且病情稳定者进行康复评估后，在患者能耐受运动并保证安全的前提下，应尽早开始运动康复。对住院的 PH 患者早期康复干预，目的是让患者建立运动康复治疗理念，为患者出院后持续康复做好充分准备。根据患者病情和相关评估，确定每天的运动康复训练内容，并逐渐增加运动量。

早期运动方案建议具体如下。

（1）1 ~ 2 METs 运动处方

1）要点：维持体位治疗、在床上做被动关节运动，踝背屈、跖屈，辅助转移训练等，维持简单的日常生活自我照顾活动。逐渐提高运动量，可床上主动肢体抗重力训练，床边站立和缓慢步行训练，平衡训练，屈膝抗重力训练和低负荷哑铃训练等。每日训练 1 ~ 2 次，每次 10 ~ 20 min。

2）注意事项：以患者耐受为宜；因手术穿刺的肢体需在制动解除后进行运动训练，注意伤口情况；运动中密切监测生命体征和血氧饱和度。

（2）2 ~ 3 METs 运动处方

1）要点：病房内步行训练，阶梯训练，低负荷肢体抗阻训练和心肺耐力训练，可进行太极拳和八段锦传统功操训练，每日训练 1～2 次，每次 10～20 min。

2）注意事项：可间歇低强度运动，以患者耐受为宜；运动中密切监测生命体征和血氧饱和度；出院前可以进行 6min 步行试验，制订运动处方和出院后运动康复计划。

（3）吸气肌训练

1）要点：指导患者使用呼吸训练器进行吸气肌力量训练和耐力训练，以及简易呼吸操训练。每日 1～2 次，每次 10～15min，吸气肌起始强度为最大吸气压的 30%。

2）注意事项：以患者耐受为宜，并监测患者的血压和症状。

5. PH 患者门诊康复 PH 患者门诊康复临床路径包括制订康复计划、健康教育、临床综合评估、危险分层、运动处方和监督与随访六个核心部分。

（1）康复计划：医师首次接诊 PH 患者，制订完善的康复治疗计划，可形成电子健康档案保存。进行 PH 相关健康教育，教育课程至少包括 PH 发病机制和预后，介绍和解释肺功能测试的意义和报告解读、吸气肌训练、呼吸模式训练、长期坚持康复训练的益处。

（2）临床综合评估：多学科团队合作对 PH 患者进行临床综合评估，其内容包括 PH 临床分型、症状体征、辅助检查、运动能力、心理评估、睡眠障碍评估和营养状态评估等（表 16-2）。运动耐力评估是 PH 患者运动康复的重要内容，是进行危险分层和制订个体化运动处方（表 16-2）的重要依据。

6. PH 患者居家运动康复治疗 PH 患者居家运动康复涉及预防、治疗、康复和社会心理等问题的全程综合管理。有证据表明，基于家庭的 PH 运动康复与在医院康复训练具有同样的效果。居家运动康复目标为帮助 PH 患者维持已建立的运动习惯，避免运动风险，恢复家庭生活和社会交往等日常活动，指导患者重返工作岗位。

建议患者以门诊康复的运动处方为依据，参照其运动强度（代谢当量，METs）选择合适的日常运动，将门诊康复的运动处方转化为家庭的日常活

表16-2 PH患者门诊运动康复处方建议

频率		有氧运动 每周3~5 d	抗阻运动 每周3 d	吸气肌训练 每周5~7 d
中等强度	低危患者	有氧运动强度在40%~70%peak VO₂或70%~80%HRR或功率车10~60W, 依评估逐渐增加强度, 最大强度不超过70% peak VO₂; 运动中保持Borg评分3~6分为宜(附件8B)	运动强度在50%~75% 1RM, 依评估逐渐增加强度; 在运动中保持Borg评分3~6分为宜	起始强度以最大吸气压的30%, 每天1~2次, 每次10~15min, 依患者耐受程度酌情增减
低强度	中危患者	有氧运动强度在40%~50%peak VO₂或60%~70%HRR或功率车10~40W, 依评估逐渐增加强度, 最大强度不超过50% peak VO₂; 运动中保持Borg评分3~6分为宜	运动强度在30%~50% 1RM, 依评估逐渐增加强度; 在运动中保持Borg评分3~6分为宜	起始强度以最大吸气压的30%, 每天1~2次, 每次10~15min, 依患者耐受程度酌情增减
低强度或恒定强度	高危患者	有氧运动强度在40%peak VO₂或40%~60%HRR或功率车10~20W维持低强度运动, 遵医师建议个体化调整运动量, 运动中保持Borg评分3~6分为宜	运动强度<30% 1RM或医师建议的低负荷运动, 运动中保持Borg评分3~6分为宜	起始强度以最大吸气压的30%, 每天1~2次, 每次10~15min, 依患者耐受程度酌情增减

续表

	有氧运动	抗阻运动	吸气肌训练
频率	每周3～5 d	每周3 d	每周5～7 d
时间	依患者耐受程度调整运动时间，建议间歇运动，总时间在10～30 min；高危患者酌情缩短训练时间	依患者耐受程度调整运动时间，建议抗阻训练10～20 min，间隔48 h重复；高危患者酌情缩短训练时间	依患者耐受程度调整运动时间，建议呼吸训练每次10～15min，高危患者酌情缩短训练时间
类型	有氧功率车、跑台、快步走、慢跑等	哑铃、弹力带、气阻训练设备等	徒手抗阻、呼吸训练器
注意事项	医学监护下运动	医学监护下运动，避免做Valsalva动作	徒手训练时注意预防肋骨骨折
医学监测和处置	呼吸系统疾病相关PH患者SpO₂＜80%[67]，或出现低血压、血氧饱和度、动中SpO₂下降＞5%，停止运动	其他类型PH患者SpO₂＜85%，或各种类型PH患者在运动过程中通过遥测系统对患者进行心电、血压监测、血氧饱和度，观察呼吸困难情况；给予吸氧治疗并调整运动处方	

注: peak VO_2. 峰值摄氧量；SpO_2. 血氧饱和度；1 RM. 指完成单次运动所能耐受的最大重量

动和职业活动，指导患者在社区和家庭进行相应强度的运动训练。患者居家进行运动训练时佩戴远程心电监测和血氧监测设备等医学监测设备，遵守门诊康复医师的康复指导和注意事项，自我控制运动强度，避免运动风险。太极拳和八段锦等传统运动可作为低中强度有氧运动，适合于 PH 患者在社区和家庭进行运动训练。

7. 随访　对 PH 患者应定期随访和管理，随访内容见表 16-3。

表 16-3　PH 患者随访时间和评估

项目	基线	每3～6个月[a]	每6～12个月[a]	调整治疗后3～6个月[a]	临床情况恶化时
医学评估和 WHO 心功能分级	+	+	+	+	+
心电图	+	+	+	+	+
6 MWT/Borg 呼吸困难评分	+	+	+	+	+
心肺运动试验	+	+	+	+	+[e]
心脏超声	+	+	+	+	+
基本化验[b]	+	+	+	+	+
其他化验[c]	+		+		+
血气分析[d]	+			+	+
右心导管	+		+[f]	+[e]	+[e]

注：6MWT．6min 步行试验；WHO．世界卫生组织。a. 根据患者需要调整间期；b. 基本化验包括血细胞计数、国际标准化比值（接受维生素 K 拮抗剂的患者）、血清肌酐、钠、钾、谷草转氨酶／谷丙转氨酶、胆红素、脑钠肽／N 末端 B 型脑钠肽前体、D- 二聚体；c. 其他化验包括促甲状腺素、肌钙蛋白、尿酸、铁状态（铁、铁蛋白、可溶性转铁蛋白受体）等；d. 如果不能行血气分析检查，稳定患者可以外周血氧饱和度替代动脉血气分析或动脉化毛细血管法血气分析；e. 应该考虑；f. 在一些中心随访期间必要时行右心导管术

（冯　雪）

参 考 文 献

[1] Keusch S, Turk A, Saxer S, et al. Rehabilitation in patients with pulmonary arterial hypertension. Swiss Med Wkly, 2017, 147: w14462.

[2] Grünig E, Eichstaedt C, Barberà JA, et al. ERS statement on exercise training and rehabilitation in patients with severe chronic pulmonary hypertension. Eur Respir J, 2019, 53 (2): 1800332.

[3] 成人肺高血压患者运动康复中国专家共识. 中国介入心脏病学杂志, 2021, 29 (08): 421-432.

[4] Glöckl R, Schneeberger T, Boeselt T, et al. Körperliches Training bei pulmonaler Hypertonie-ein systematisches Review mit Metaanalyse [Exercise Training in Patients with Pulmonary Hypertension: A Systematic Review and Meta-analysis]. Pneumologie, 2019, 73 (11): 677-685.

[5] Benavides-Cordoba V, Spruit MA. Muscle training in patients with pulmonary hypertension. a narrative review. Colomb Med (Cali), 2021, 52 (4): e2015163.

[6] Grünig E, MacKenzie A, Peacock AJ, et al. Standardized exercise training is feasible, safe, and effective in pulmonary arterial and chronic thromboembolic pulmonary hypertension: results from a large European multicentre randomized controlled trial. Eur Heart J, 2021, 42 (23): 2284-2295.

[7] Lunardi M, Wu S, Serruys PW, et al. Acute and chronic exercise training in patients with Class II pulmonary hypertension: effects on haemodynamics and symptoms. ESC Heart Fail, 2022, 9 (2): 791-799.

[8] Dong C, Li YX. Exercise Rehabilitation Training in Patients With Pulmonary Hypertension: A Review. Heart Lung Circ, 2022, 31 (10): 1341-1348.

[9] Humbert M, Kovacs G, Hoeper MM, et al. 2022 ESC/ERS Guidelines for the diagnosis and treatment of pulmonary hypertension. Eur Respir J, 2023, 61 (1): 2200879.